# Water

for Health, for Healing, for Life

**Water** : For Health, For Healing, For Life
Copyright ⓒ 2003 by Fereydoon Batmanghelidj, M.D.
The edition published by arrangement with warner Books, Inc., New York, New York, USA.
All rights reserved

Korean translation copyright ⓒ 2004 by Mulbyungjari Publishing Company
This translation is published by arrangement with Warner Books, Inc., New York, New York, USA.
through Imprima Korea Agency

이 책의 한국어판 저작권은 Imprima Korea Agency를 통해
Warner Books, Inc., New York, New York, USA.와의 독점계약으로 물병자리에 있습니다.
저작권법에 의해 한국 내에서 보호를 받는 저작물이므로
무단전재와 무단복제를 금합니다.

# 물, 치료의 핵심이다

F. 뱃맨겔리지(의학박사) 지음 | 김성미 옮김
전세일(포천중문의대 대체의학대학원 원장) 감수

물병자리

옮긴이 김성미

영문학과를 졸업한 후, 현재 건강·의학 관련 전문번역가로 활동 중이다. 옮긴 책으로는 《근육 관절 통증을 즉각 해소하는 브릴 운동법》《에코 에너지》 《아마추어 과학》 등이 있다.

# 물, 치료의 핵심이다

갈증을 몰라 고통받는 모든 이들에게

1판 1쇄 발행일 2004년 3월 29일
1판 10쇄 발행일 2007년 1월 20일

지은이 | F. 뱃맨겔리지
감　수 | 전세일
옮긴이 | 김성미

펴낸이 | 류희남
기획·편집 | 권미경, 최지니
펴낸곳 | 물병자리

출판등록일(번호) | 1997년 4월 14일(제2-2160호)
주소 | 110-070 서울시 종로구 내수동 4번지 옥빌딩 601호
대표전화 | (02) 735-8160 팩스 | (02) 735-8161
e-mail | mbpub@hanmail.net
홈페이지 | www.mbage.com
ISBN | 89-87480-62-3 03510

* 잘못된 책은 바꿔 드립니다.

"현재의 중요한 문제는,
문제가 일어났던 시점의 사고로는 해결할 수 없다."

― 앨버트 아인슈타인

## 추천의 말

흔히 21세기는 3D(Digital, DNA, Design)의 시대, 즉 "정보화, 생명과학, 기획구조의 시대"라고 한다. 그러나 홍수처럼 쏟아지는 정보(Digital), 방향 잡기 어려운 생명(DNA) 관리의 지침, 무형과 문명까지도 구조화(Design)시키려는 복잡성 등이 우리를 헷갈리게 만든다.

우리의 건강을 해치는 데는 3가지 요소가 있다. 첫째는, 해야 될 것을 하지 않는 일이요, 둘째는 해서는 안 될 것을 하는 일이며, 셋째는 하기는 하는데 제대로 하지 않는 일이다.

하는 것도 제대로 해야 하고, 안 하는 것도 제대로 안 해야 한다. 여기서 강조하는 중심 개념은 '제대로'이다. 건강을 유지하고 증진하기 위한 5가지 '제대로 건강법'은 제대로 먹고 마시기(正食), 제대로 움직이기(正動), 제대로 잠자기(正眠), 제대로 숨쉬기(正息), 제대로 마음먹기(正心)이다. 이 중에서 가장 중요한 것은 먹고 마시기이다. 특히 마시는 일이 무엇보다도 중요하다는 사실은 상식 이상의 상식이다. 그러나 문제는 대부분의 사람들에게는 무엇(What)을, 왜(Why), 어떻게(How) 마셔야 되는지를 제대로 모르는 일은 무식 이상의 무식으로 남는다는 점이다.

좋은 책이란 아직까지 몰랐던 새로운 지식을 제공해주는 책, 산만하게 알고 있던 지식을 잘 정리해주는 책, 잘못 알고 있던 지식을 바로잡아주는 책이라 할 수 있다. 여기에 '갈증'을 풀어주는 '갈증'에 대한 책이 새롭게 소개되는 것은 참으로 반가운 일이다.

런던대학 세인트메리병원에서 의학 공부를 한 뱃맨겔리지 박사가 자신의 개인적 경험, 실습, 그리고 광범위한 연구와 "사람이 아픈 것은 병들어서 그런 것이 아니라 탈수와 갈증 때문이다"라는 생각을 토대로, "건강을 위한 물, 치유를 위한 물, 생명을 위한 물"에 대해 알기 쉽게 정리한 것이 바로 이 저서이다. 저자는 22년 전에 이란에서 정치범으로 수감되어 있을 당시, 스트레스로 인한 소화성 궤양에 시달리고 있는 약 3천 명의 동료 수감자들에게 물을 사용하여 성공적으로 치료해준 경험이 계기가 되어 물과 건강에 대한 연구에 몰입하게 된 것이다.

뱃맨겔리지 박사는 기존 정통의학의 허점을 지적함과 동시에 제도권 의학을 좀 다른 시각에서 보는 새로운 사고체계(paradigm)를 제시하고 있다. 물에 대한 새로운 이해와 갈증에 대한 새로운 인식을 강조하며, 우리 몸의 다양한 갈증 신호와 만성 탈수 현상을 생리·병리학적으로 명쾌하게 설명해주고, 물 치유법을 통하여 각종 질병의 치료와 다양한 증상의 관리법을 구체적으로 제시하여 준다.

예를 들면, 천식, 알레르기, 고혈압, 비만 등을 치료하는 방법이라든가, 심장질환, 뇌졸중, 치매, 수전증, 암 등을 예방하는 방법이라든가, 커피나 탄산음료수 같은 다른 음료들이 물을 대신할 수 없는 이유라든가, 하루에 물과 소금을 얼마나 섭취하는 게 좋은지 등의 구체적인 정보가 정리되어 있다.

의사와 의료인들에게는 환자들을 올바르게 지도하고 충고해주기 위한 자문정보로, 의과학 연구가들에게는 물과 인체 생리·병리에 대한 연구의 기초 자료로, 일반인들에게는 자신의 불건강 상태를 관리하는 데 도움이 되는 지침서로, 이 책은 모든 사람이 한 번 탐독하고 항상 옆에 놔두고 싶은 훌륭한 참고서가 될 것이다.

2004년 3월
전세일

●

삼가 창조주께 외경과 겸양과 헌신, 그리고 사랑을 드리며,
과거 우리의 의료 지식의 한계로 인해 고통받은 모든 이들에게
이 책을 바친다.

●

"같은 인간에 대한 최악의 죄는 미움이 아니라 무관심이다.
그것이야말로 가장 본질적인 잔학 행위이다."

1897년, 조지 버나드 쇼

●

이타주의와 이기주의는 모두 자기 방어의 특색이며 메커니즘이다. 이기주의의 특성은 자신의 편익을 위해 다른 사람들을 희생하도록 하는 것이다. 대다수 사회 구성원들이 그러한 이기적 사고를 가지게 될 때 혼돈의 악순환이 시작된다. 반면 이타주의는 이기심이 없다는 것이 그 특징이며, 이기심을 버릴 때 비로소 다시 태어나게 된다. 이는 사회와 인류, 그리고 또 다른 이타주의자들에게 이바지할 생존과 진보에 이로움을 주도록 노력하게 한다.

우리 사회와, 우리 사회의 통합과 전진, 건강과 복지, 그리고 번영에 이바지하는 선량한 이웃들에게 도움이 되고자 이 책을 출간한다.

## 감사의 말

소신 있는 의료인이자 예일대학의 명예교수인 하워드 스피로 박사(Howard Spiro, M.D.)에게 감사드린다. 스피로 박사는 나의 임상 연구의 가치를 인정하고, 그 연구 내용을 서양 의학에 도입한 최초의 의학자이다. 그는 나의 기고 논문인 〈위궤양 질환에 대한 새로운 천연 치료 방법(A New and Natural Method of Treatment of Peptic Ulcer Disease)〉을 1983년 6월 자신의 〈임상 위장병학 저널(Journal of Clinical Gastroenterology)〉을 통해 발표했다. 그분의 관심과 격려가 있었기에, 오늘날까지 연구에 진력할 수 있었으며, 그 결과를 이 책으로 전할 수 있게 되었다.

## 저자의 말

이 책의 물에 관한 정보와 권고안은 실습과 개인적 경험, 광범위한 연구 및 신체의 수분 대사를 주제로 한 나의 다른 출판물 등에 근거한 것이다. 나는 담당의사의 직접 혹은 간접적인 조언 없이, 어떠한 형태의 치료 약품에 대해서도 의학적인 조언을 하거나 그에 대한 사용이나 중단을 권하지 않는다.

나의 의도는 미시해부학과 분자생리학에 관한 최근의 지식에 근거하여, 오로지 인체에 대한 물의 중요성과 노소를 막론한 만성 탈수의 손상 효과를 널리 알리고자 하는 데에 있다.

이 책은 의사의 견실한 의학적 조언을 대신하기 위한 것이 아니다. 그보다는 이 책의 정보를 담당의사와 함께 공유하기를 진심으로 권유하고자 한다. 이 정보와 권고안들을 적용하는 것은 개개인의 책임에 맡긴다. 또한 정보를 채택하여 시행할 경우에는 제시된 지시사항을 엄격하게 준수해야만 한다.

특히 주요 질병의 병력이 있거나 전문가의 관리를 받고 있는 환자, 혹은 심각한 신장 질환을 앓고 있는 환자는 주치의의 관리 및 동의 없이 이 책의 정보를 실행에 옮겨서는 안 된다.

## 차례
c o n t e n t s

추천의 말(전세일 박사) · 6
감사의 말 · 9
저자의 말 · 10
머리말 _ 의학의 새 시대를 열며 · 17

### 제 1 장
현대의학, 무엇이 잘못되었는가? · 21
새로운 수준의 의학적 사고 · 28
새로운 의학적 진실의 탄생 · 31
의료 현실의 참모습 · 34

### 제 2 장
어렵고도 단순한 물 · 37
우리는 여전히 물에 의존하고 있다 · 38
계속되고 있는 나의 투쟁 · 45

### 제 3 장
향후 수천 년을 위한 새로운 의학의 기초 · 57

날마다 물을 마셔야 하는 46가지 이유 · 58
체내 수분의 주요 특성과 기능 · 62

### 제 4 장
태아와 유아의 수분 조절 · 67
아동기와 청소년기의 수분 조절 · 76
성인기의 수분 조절 · 78
갈증 감각의 감퇴 · 80

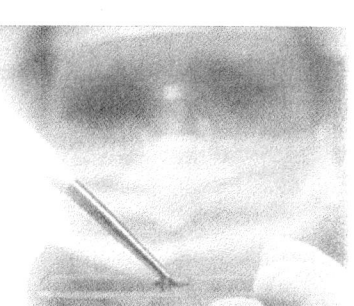

### 제 5 장
만성 탈수란 무엇인가? · 85
탈수의 정체 · 86

### 제 6 장
갈증에 대한 새로운 인식 · 91

### 제 7 장
고갈관리와 자원관리를 위한 주요 프로그램 · 101
천식과 알레르기 · 102
알레르기와 면역체계 · 105
혈압과 탈수 · 128
당뇨 · 145
변비와 그 합병증 · 155
자가 면역 질환들 · 158

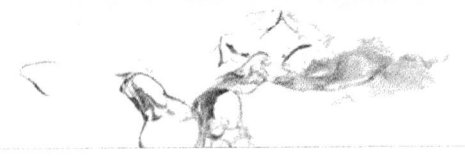

## 제 8 장

물을 원하는 신체의 위기 신호 · 161

통증 · 163

흉통 혹은 소화불량 통증 · 166

식도 열공 탈장과 흉통 · 172

대장염 통증 · 183

두통과 편두통 · 184

류머티스 관절염 · 185

요통 · 191

골관절염 · 192

## 제 9 장

탈수와 질병 · 195

비만 · 197

## 제 10 장

탈수와 뇌 손상 · 207

뇌혈관 장벽 · 209

신경전달 물질과 탈수 · 212

모든 신경전달 물질의 총책임자, 세로토닌 · 217

우리 몸의 최고 신경전달 물질, 히스타민 · 219

뇌의 에너지원, 물 · 221

뇌졸중의 원인, 탈수 · 227

## 제 11 장

호르몬과 탈수 · 233

우울증과 만성 피로 증후군 · 241

눈이 건조하고 따가운 증상 · 245

혈중 콜레스테롤 · 245

관상 심장 질환 · 250

열감 · 251

통풍 · 252

신장 결석 · 253

피부와 탈수 · 254

골다공증 · 256

암의 형성 · 261

## 제 12 장

물 치유법, 얼마나 많은 물을 얼마나 자주 마셔야 하는가? · 269

물과 그 외의 액체 음료 · 271

음료 속의 카페인 · 272

음료 속의 알코올 · 275

주스와 우유 · 277

## 제 13 장

건강의 핵심 요소, 미네랄 · 283

영원한 의약품, 소금 · 286

소금 속에 감추어진 기적 · 289

## 제 14 장

그 밖의 필수 요소들 · *301*

단백질 · *301*

스트레스와 아미노산 · *303*

필수 지방산 · *313*

과일, 야채 그리고 햇빛 · *316*

운동 · *320*

결론 _ 활기찬 건강을 위한 4가지 지침 · *325*

찾아보기 · *326*

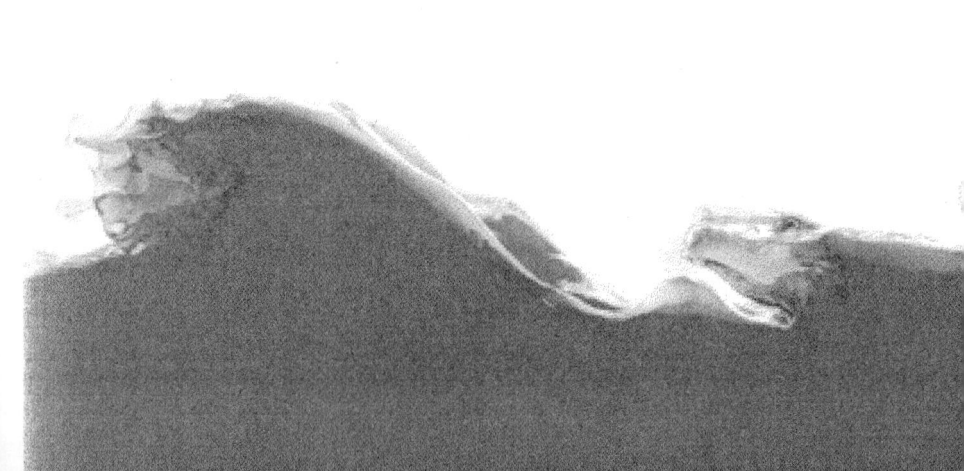

# 머리말

## 의학의 새 시대를 열며

우리는 건강 문제로 고통을 당하게 되어서야 비로소 그에 대한 설명과 해결책을 백방으로 찾기 시작한다. 그러한 질병들은 어쩌면 우리를 죽음에 이르게 할지도 모른다. 자신에게 그러한 문제가 닥치기 전까지는, 심각한 질병을 알리는 의사의 진단과 선고가 한 사람의 삶과 영혼에 얼마나 막대한 영향을 끼치는지 결코 실감하지 못한다. 부디 나 자신과 주변의 소중한 누군가가 그런 상황에 처하지 않기를 빌도록 하자. 오늘 하루도 수천의 사람들이 질병을 선고받고 있을 것이다.

오늘날 미국의 건강관리가 위기에 처한 이유는 여러 가지 질병으로 인해 수백만 인구가 젊은 나이에 건강을 유린당하고 죽음에 이르기 때문이다. 더불어 2001년 한 해의 건강관리 위기 비용은 약 1조 2천억 달러에 달했으며, 그 비용은 매년 11%씩 상승할 것으로 예측되고 있다.

　미국이 전세계에서 가장 진보된 과학 선진국이며, 의료 연구에 매년 수십억 달러를 쏟아붓고 있는 것은 사실이다. 그럼에도 불구하고, 최근 출판된 의학 교재에도 죽음에 이르는 질병 이야기는 페이지마다 빠지지 않고 이어진다. 하지만 책의 저자는 막상 그러한 질병들의 원인을 밝혀야 하는 대목에 이르면, '병인 불명'이라고 고백한다. 다시 말해, 대다수 의사들이 인체의 주요 질병의 원인을 모르고 있다는 뜻이며, 그럼에도 다양한 치료를 시행하도록 면허를 부여받고 있다는 뜻이다. 그러나 그러한 치료는 환자에게 도움이 되기보다는 서서히 때이른 죽음으로 몰고 가기 일쑤다. 반가운 소식은 그 면허가 이제 곧 취소될 것이라는 사실이다.

　이 책을 통해 접하게 될 새로운 지식은 생리학 내의 새로운 시각을 대표하는 것이다. 생리학은 제약업체들이 사용하는 방식의 과학이 아니다. 인체 내의 살아 있는 조직과 기관이 '자연 그대로' 작용하는 방식을 정의하는 과학이다. 이 책은 일부 중요한 건강 문제와 그에 대한 원인과 자연적인 교정(치료)을 다루고 있다. 모든 건강 문제의 원인과 치유가 분명해질 것이며, 요점 없는 장황한 말들과 발음조차 힘든 전문 용어들이 사라지게 될 것이다.

　이 책의 내용은 광범위한 임상 및 과학적 연구에 바탕을 두고 있다. 나는 1950년, 런던대학의 세인트메리병원 의과대학(St. Mary's Hospital Medical School of London University)에 입학하면서 시작한 의료 수련과정 외에도, 22년이 넘는 기간 동안 이 책에 담긴 정보에 대해 조사하고 연구했으며, 또한 논문을 썼다.

이 책의 주제는 생리학적인 지류와, 많은 심각한 질병의 주요 원인인 비자의적(非自意的) 만성 탈수의 여러 대사 합병증에 관한 것이다. 일부에서는 현대의학 사상 가장 위대한 획기적 발견이라고 말하기도 한다.

현대사회의 몇몇 건강 문제에 대한 이 간단한 발표는 과학 및 논리에 근거한 전세계 의학의 궁극적 전환을 위한 입문이라 할 수 있다. 나는 사회에, 특히 1,500만 어린이 천식환자들에게 즉각적인 '도움의 손길'이 필요함을 염두에 두고 이 일을 시작했다. 천식 어린이의 부모는 한시 바삐 천식의 원인을 깨달아야 한다. 더불어 간단할 뿐 아니라 아무런 비용도 들지 않는 그 예방과 치료법을 이해함으로써, 잠재된 죽음으로부터 아이의 생명을 구해야 할 것이다.

# 1

## 현대의학, 무엇이 잘못되었는가?

의학사상 최대의 비극은 입안이 마르는 증상(구강 건조)을 체내 수분 부족의 유일한 신호로 가정했다는 사실이다. 그러한 잘못된 가정에 근거하여 현대의학이 범한 오류로 인해, 사회는 지금 값비싼 대가를 치르고 있다. 이들 4가지의 잘못된 가정을 살펴본다.

1. 현대의학의 전체적 체계는 '구강 건조가 단지 탈수 신호' 라는 지극히 잘못된 전제 위에 수립되었다. 이러한 잘못된 전제로 인해 다양한 질병에 대한 올바른 이해가 불가능하게 되었고, 그에 따라 수백만의 사람들이 때이른 죽음을 맞이하고 있다. 이들 수백만 인구가 고통당하고 있는 이유는 심각한 목마름 때문이다. '과학에 근거한' 현대의학의 체계는 오래 전에 확립된 잘

못된 구강 건조 이론에 기초하고 있다.

1764년, 구강 건조를 갈증의 신호라고 처음 주장한 사람은 독일인 앨버트 본 할러(A. B. Haller)였다. 그 뒤 1918년 영국인 의사 월터 브래드포드 캐넌(W. B. Cannon)이 할러의 견해를 지지했다. 의학계의 권위자였던 캐넌의 이름 덕분에 그 견해는 크게 호응을 얻었고, 오늘날까지도 정평 있는 과학 학술문헌들이 그의 영향을 벗어나지 못하고 있다.

그러나 1867년, 프랑스 출신의 모리쯔 쉬프(Moritz Schiff)는 다음과 같이 말하면서 갈증이 일반적 감각이라고 주장했다. "갈증은 배고픔과 같은 하나의 국부적인 감각에 지나지 않는다." 할러와 캐넌의 주장이 옳지 않다는 것은 이제 잘 알려진 사실이다. 하지만 그들의 견해가 의학의 기초 체계에 뿌리내리고 있기 때문에, 현대에 이르기까지 수세대에 걸친 의과대학생들에게 똑같은 오류가 대물림되어 오고 있다. 의학의 진로가 왜곡된 것은 인체의 수분 조정에 대한 과학적 해석에 있어서의 이 전통적인 결함 탓이다. 인체를 제대로 이해했던 사람은 쉬프였다.

사실, 구강 건조는 믿을 만한 신호가 아니다. 인체는 각기 다른 논리를 사용한다. 이를테면, 음식을 씹고 삼키기 위해, 그리고 그 기능을 촉진하거나 원활하게 하기 위해서는 체내 다른 부분에 수분이 부족할 경우에도 다량의 타액을 생성해낸다. 요컨대, 물은 너무도 중요한 요소여서 단지 입안이 마르는 증상만으로는 인체에 수분 부족을 알리지 못한다는 결론이다.

인체에는 수분 부족을 나타내주는 그 밖의 많은 정밀한 신호들이 있다. 따라서 몸은 심한 탈수로 고통당하고 있는데도 입안은 전혀 마르지 않는 경우도 있다. 탈수는 심지어 생명을 위협할 정도로 극심한 증상들을 수반하기도 한다. 현대의학은 그러한 국부적 체내 수분 고갈 증상들을 혼동해 왔을 뿐 아니라, 각기 다른 질병들로 간주하고 있다. 그 결과, 탈수가 아닌 '질병'을 치료하기 위해 독성의 약제들을 처방하고 있는 것이다.

입안이 마르는 현상은 탈수를 나타내는 가장 마지막 증상 가운데 하나다. 입안이 마름으로써 수분 부족을 알 수 있을 즈음에는 여러 정밀한 기능들이 이미 제 역할을 하지 못하고 완전히 소실될 기로에 놓인 상태이다. 바로 이렇게 노화가 시작되는 것이다! 효소 기능이 상실된 탓이다. 탈수 상태의 인체는 기능상의 정밀성과 다양성을 잃게 된다. 그에 따르는 예로 소아당뇨를 들 수 있다. 소아당뇨는 지속적인 탈수로 췌장 내의 인슐린 분비 세포가 손상되면서 발병하게 된다.

2. 기초 의학의 두 번째 중대 오류는 '물은 단순히 다른 물질들을 용해하고 순환시키는 물질일 뿐'이라고 생각하는 점이다. 물은 단순한 비활성 물질이 아니다. 물은 체내에서 2가지 주요 기능을 한다. 먼저 생명 유지 기능을 하며, 보다 중요한 다른 한 가지 특성으로 생명을 주는 기능을 한다. 현대의학은 단지 생명

유지 기능만을 인정하고 있다. 바로 이러한 이유에서 비자의적 만성 탈수는 인정되지 않은, 궁극적인 생명 위협의 요소라고 할 수 있다. 건강과 생명을 지키고자 한다면 탈수로 인해 생명이 위협될 수 있다는 것을 당연히 인정하고 이해해야만 한다.

3. 세 번째의 심각한 의학적 오류는 '인체가 일평생 내내 수분 섭취를 효율적으로 조절할 수 있다'는 전제이다. 그렇지 않다. 나이가 들어감에 따라 갈증을 깨닫지 못하고 적당량의 물을 마시지 못하게 되면서, 주요 인체 기관 내의 싱싱한 햇자두와도 같던 세포들은 말린 자두처럼 변하고 더 이상 생명을 유지할 수 없게 된다. 그러므로 탈수의 침습과 표면적 증상을 인지하여, 돌이킬 수 없는 상태로 진행되지 않도록 막아야 한다.

4. 금세기 의학의 종말을 알리는 네 번째 쐐기는 '어떠한 액체도 인체의 수분 결핍을 대체할 수 있다'는 오해이다. 이것이야말로 당면한 가장 큰 문제이다. 흔히 음용되고 있는 일부 제조음료들의 기능은 물이 체내에서 하는 기능과는 다르다. 일부 생산업체들이 카페인, 혹은 심지어 코카인까지도 제조하는 이유에 생각이 미친다면, 문제를 인식할 수 있을 것이다.

이 책은 건강과 관련된 전세계의 모든 발견을 통틀어 가장 위대한 발견 가운데 하나를 소개하고 있다. 의학사의 중대한 비극, 즉

구강 건조 증세가 인체의 수분 부족을 나타내는 유일한 신호라는 잘못된 가정을 밝히고 있기 때문이다.

한마디로 '인체 내의 비자의적 만성 탈수가 스스로를 드러내는 방법은 의료계가 만들어낸 질병만큼이나 다양하다' 는 것이 새로운 과학적 해석이다. 의료계 종사자들은 사람들의 소중한 생명과 자원을 희생시켜 제약산업이 번창할 수 있는 기회를 만들어냈으며, 또한 현재의 '간병' 의료 체제를 탄생시켰다. 간병 체제가 살아남아 번창하기 위해서는 사람들이 계속 병을 앓아야 한다. 그것이 바로 지금의 현실이다.

탈수는 대다수 건강문제의 근원이라 할 수 있다. 의학의 새로운 지평을 여는 이러한 발견이 미국의 상업 지향적 건강관리 체제를 뚫지 못하여, 일반 대중들에게 알려지지 않고 있다는 사실은 비극이 아닐 수 없다. 이러한 발견이 일반인에게 알려진다는 것은 현재의 간병 및 건강관리 체제의 급격한 붕괴를 의미한다. 하지만 기존 의료체제의 붕괴를 막기 위해 미국 내 수천만에 이르는 사람들이 탈수로 고통받으면서 엉뚱한 약물치료를 받아야 한다는 것은 전혀 이치에 맞지 않는다.

이 책의 첫머리를 시작하면서 간병 체제 시설에서 헌신적으로 근무하고 있는 직원들에 대해 나쁜 인식을 주려는 의도는 전혀 없다. 그들은 날마다 온정어린 손길로 불우한 환자들을 보살피고 있을 뿐, 표준 치료 지침의 근본적인 과실에 대한 비난의 대상이 될 수 없다. 비난받아야 할 사람들은 영향력 있는 위치에 있는 의료 전문가들과, 문제를 바로잡을 권한이 있음에도 그 힘을 행사하지 않는 국가 단체들이다.

주요 의약업체와 그들의 기금 공모자들은 자신들의 조제의약품 협정을 저버리지 않을 것이다. 당연한 일이다. 사회의 건강 문제에 대한 자연적인 해결책이 그 틈을 뚫고 일반에게 알려지기를 바라지 않기 때문이다. 이 책을 구상하게 된 것은 그렇듯 자기 잇속만을 챙기는 일반적인 추세를 뒤엎기 위해서다. 이런 추세 하에서 선진사회의 사람들을 희생하여 혜택을 얻는 것은 상업적인 보건의료 업체들뿐이다.

인체가 여러 가지 다른 방식으로 일반적이거나 국부적인 수분 부족을 나타낸다는 것은 이제 거울을 들여다보는 것만큼이나 확실한 사실이다. 현대의학은 이렇듯 다양한 방식으로 나타나는 체내의 수분 고갈 현상을 이런저런 여러 질병의 징후로 여겨왔다. 이러한 무지와 조제의약업계의 비호 아래, 주요 의약업체들은 탈수로 인한 다양한 합병증을 각양각색의 '질병'으로 분류했다. 이런 잘못된 가정을 기반으로 계속 늘어만 가는 보건의료비는 모두 국민들이 부담해야 한다. 그들은 아무런 의심도 없이 건강과 힘들여 번 돈을 헌납하고 있다.

탈수가 상습적으로 지속될 경우에는, 체내의 화학적 상태가 끊임없이 변하게 된다는 사실을 알아야만 한다. 탈수를 유발하는 새로운 화학 상태가 완전히 확립되고 나면 그로 인해 많은 구조적 변화가 일어나게 되며, 심지어 인체의 유전자 청사진까지 변할 수도 있다. 바로 그 때문에 탈수 예방이 그토록 중요한 것이다. 그것은 또한 내가 소아 천식과 더불어 젖먹이 아기들의 비감염성 귀앓이를 주로 연구하는 이유이기도 하다. 아이의 탈수가 천식을 유발할 정도로 진행된 경우에는, 훗날 유전자 손상이나 자가 면역 질환, 심지어 암의 원인이 될 수도 있기 때문이다.

만성 탈수를 이해하게 되면, 보다 인간 친화적인 건강의료 체제를 개발할 수 있는 길이 눈앞에 펼쳐진다. 추정하건대, 현재 보건의료비의 30%만으로도 보다 건강하고 생산적인 국가로 거듭날 수 있다고 확신한다. 보다시피, 나는 돈벌이가 되는 제품을 판촉하고 있는 것이 아니다. 단지 독창적인 의학적 통찰과 오랜 세월에 걸친 연구조사의 성과를 함께 나누고자 할 뿐이다. 또한 이를 통해 의료 전문가와 일반인들이 그토록 많은 건강 문제의 근본 원인을 이해하는 데 도움을 주고자 한다.

우리는 지금 21세기를 살고 있다. 그러나 오늘날의 진보된 상황에서도 의료계 종사자들은 국부적 탈수로 인한 외부 증상을 이해하지 못하고 있다. 그들은 언제나 약을 던져주는 것으로 사람들의 건강 문제를 해결하려 해왔다. 그러나 문제는 조금도 완화되지 않았을 뿐 아니라, 오히려 끊임없이 더해만 가고 있으며, 이제 더 많아진 질병에 대해 더 많은 약을 던져주고 있을 뿐이다.

우리는 현대의학이라는 명목 하에 값비싼 혼돈을 야기해 왔으며, 그 혼돈의 끝은 보이지 않고 있다. 우리에게는 지금 당장 해결하지 않으면 안 되는 중대한 문제가 있다. 그러나 아인슈타인이 언급한 바 있듯이, "현재의 중대한 문제는, 문제가 일어났던 시점의 사고로는 해결할 수 없다." 지금의 건강 문제를 해결하기 위해서는 전혀 새로운 방법으로 의학에 접근하지 않으면 안 된다.

현재의 사회적인 건강 문제들은 제약업계의 비호와 더불어 인간 자신이 만들어 낸 것이다. 이에 대한 해결책은 오직 생리학에 근거한 방법만이 있을 뿐이다.

탈수의 분자생리학을 이해하게 되면 임상병원들의 미래 판도가 재구성될 것이며, 의학의 패러다임 또한 근본적으로 변하게 될 것이다. 생리학의 규율 내에서 인체의 자연 치유력을 강화하기 위한 방법을 보여줌으로써 현재의 약학적 접근방식을 완전히 대체하게 될 것이다. 그에 따라, 치료 지침에 치중하면서 오랜 치료로 의료비용을 높여온 제약업계는 그 기본적인 초점을 '질병 예방'에 두게 될 것이다.

## 새로운 수준의 의학적 사고

패러다임이란 무엇이며, 그것은 임상의학에서 어떻게 바뀔 수 있는가? 패러다임은 기초 근간을 이루는 정보나 가정, 혹은 사고의 규율 내에서 지식에 의해 전개되는 해석이다.

일례로, 모든 지도와 지구본들은 지구가 구체라는 근본적인 이해에 근거하여 지구의 둥근 형태를 반영하고 있다. 이러한 이해는 모든 지리 지도를 도안하기 위한 기본 패러다임이라고 할 수 있다. 원래의 인식과는 달리 지구가 평평하지 않다는 것을 깨닫게 되면서 극적인 변화가 야기되었으며, 그러한 극적 변화 덕분에 오늘날 우주 구조에 관한 지식 대변혁이 일어나게 되었다.

하나의 패러다임에 의해 사고의 규율이 막다른 길(지구는 평평하다는 패러다임에서처럼)로 치닫게 되면, 뒤로 물러서서 지식의 기본 근간을 공정하게 재평가할 수 있는 사람들에게 종종 새로운 패러다임이 부상하곤 한다. 거기에 필요한 것은 오직 생각을 유발하는 연상이나 관찰뿐이다.

주요한 사고 규율의 기초가 되는 타당한 패러다임이 떠오르게 되면, 그 패러다임은 마치 밤의 어둠 속에서 모든 것을 드러내주는 번개의 섬광과도 같이, 새롭고 광대한 지식의 영역으로 향하는 길을 비추어준다. 새로운 패러다임은 제약과 장애를 없애고 가능한 사고 규율 내에서 미래의 진보를 이끌어낸다.

특정한 필요와 목적이 있어 해답을 찾고자 하는 경우에는, 새로운 패러다임이 보다 쉽게 탄생된다. 새로운 해답의 필요성이 확실하게 인정되지 않는 한, 그 해답의 의의는 확립되지 못한다. 다음의 이야기를 통해 그러한 사고를 보다 쉽게 설명하고자 한다.

알렉산더 플레밍 경(Sir Alexander Fleming)은 페니실린의 발견을 인정받아 노벨상을 수상한 인물이다. 스코틀랜드 출신의 과학자였던 그가 런던대학의 세인트메리병원 의과대학 라이트플레밍 연구소(Wright-Fleming Institute)에 근무 중이던 1950년대에 나는 그곳에서 의학 공부를 하고 있었다. 많은 의학도들에게는 뭔가 발견하고자 하는 마음이 간절했다. 나 역시 예외는 아니었다. 나는 어린 시절부터 줄곧 의학을 공부해서 아픈 사람들의 삶에 희망을 줄 수 있는 인물이 되라는 가르침 속에 자라왔다.

세균학 기초 과정에서 학생들은 소그룹으로 나뉘어져 각기 다른 지도 교수에게 배정되었다. 나는 운 좋게도 플레밍 경의 지도를 받을 수 있게 되었다. 개별지도가 끝날 무렵 나는 크게 용기를 내어 한 가지 질문을 했고, 당시 그의 대답은 내 평생 어느 누구의 말보다도 내게 큰 영향을 끼치게 되었다.

나는 그에게 물었다.

"선생님, 의학적 발견을 할 수 있는 특별한 방법이 있습니까?"

그는 나를 바라보면서 순진하기 짝이 없는 내 질문에 대해 곰곰이 생각했다. 잠시 생각에 잠겼던 그는 몹시 품위 있는 스코틀랜드 방언으로 이렇게 대답했다.

"필요와 목적이라네."

그는 의료 행위에 갖가지 외과적 치료 조처의 도입이 늘어나고 있으며, 그와 더불어 치명적인 세균 합병증의 발생률 또한 계속 증가하고 있다고 설명했다. 무엇보다도 시급히 필요한 일은 인체 내의 세균 감염을 저지할 수 있는 병원체를 찾아내는 것이었다. 그것은 세균을 연구하는 사람들의 목적과 결의를 확립해주는 일이기도 했다. 그가 말한 '필요'는 페니실린 발견의 어머니였으며, '목적'은 페니실린을 인체에 적용할 수 있게 한 개발의 추진력이었다.

## 새로운 의학적 진실의 탄생

우리는 때때로 역사를 통해, 자연의 응용 기술에 대한 기본적 발견에 힘입어 도약적인 진보를 이루어낼 수 있다는 것을 배우곤 한다. 이러한 예기치 않은 우연한 일과 번뜩이는 통찰력 덕분에 인류는 자신의 창조에 사용된 많은 비밀을 풀어왔다.

1979년, 내게 일어난 일도 그러한 우연이 아니었을까 한다. 당시 나는 이슬람 혁명의 정치범이 되어 이란의 에빈교도소에 수감되어 있었다. 처형될 수도 있는 상황에 직면한 가운데, 어느 날 밤늦게 나는 두 잔의 물이 소화성 궤양으로 인한 격심한 복부 통증까지도 가라앉힐 수 있다는 사실을 알게 되었다.

한 수감자가 궤양으로 인한 참을 수 없는 통증 때문에 몸을 웅크린 채, 혼자서는 걸을 수도 없는 상태에서 치료를 요구했다. 두 명의 친구가 그를 부축했다. 그러나 경비는 죄수 병원으로 데려다 달라고 거듭 간청하는 그에게 아무런 대꾸도 하지 않았다.

두 친구가 그를 나에게 데려온 것은 밤 11시가 넘어서였다. 나 자신도 수감되어 있는 상태여서 그에게 줄 약이 아무것도 없었지만, 그는 너무도 고통스러워하고 있었다. 나는 그에게 약이 없다고 설명했다. 그의 얼굴은 조금 전보다도 훨씬 고통스러워 보였다. 나는 약 대신에 두 잔의 물을 주었다. 몇 분도 지나지 않아 궤양으로 인한 그의 심한 통증이 누그러지기 시작했다.

8분 만에 통증은 완전히 사라졌다. 나는 그 일을 통해 '질병' 상태의 복부 통증을 해소시키는 물의 효능을 확인할 수 있었다(나 역시 독방에 감금되었던 기간 중, 며칠간의 식사를 거부한 데에 따른 복부 통증에 대해 물의 효과를 이미 경험한 바 있었다). 그 후, 나는 더러 약을 구할 수 있는 경우에도, 똑같은 통증을 겪는 동료 수감자들 한 명 한 명에게 약 대신에 물을 마시도록 권했다.

그 뒤로 이어진 2년 반 동안의 수감 기간 동안 나는 3천 건이 넘는 스트레스로 인한 소화성 궤양을 단지 수돗물만으로 훌륭히 치료해낼 수 있었다. 나는 그 사람들이 실제로는 단지 목이 말랐을 뿐이라고 생각을 굳히게 되었다. 그들의 탈수 증상은 의학계에서 '질병'으로 분류하고 있는 고통스러운 위기 상태를 보이고 있었다.

나는 훗날 출판물로 발간하고자 하는 과학 논문을 재판(수감된 지 약 15개월 후)의 최후 답변서로 제출했다. 재판장에게 그 글을 건네면서 나에게 총살형을 내릴지라도 부디 그 정보만은 잃어버리지 말아달라고 말했다.

"역사상 가장 위대한 의학적 발견이거든요."

그 무렵 나는 이미 내가 갇혀 있던 교도소의 한정된 구획 내에서 수백 명 동료 수감자들을 치료한 바 있었다.

그 판사는 나중에 나를 찾아와 말했다.

"정말 놀라운 발견을 했군요. 당신의 미래에 행운이 있길 빕니다."

그 말을 통해 처음으로 내가 살아남아 계속 연구할 수 있을 것이라는 사실을 알 수 있었다.

연구 성과를 인정받아 처형은 면했지만 3년형이 선고되었다. 수감 중에 발견한 사실 덕분에 생명을 구한 것이었다. 그러나 나의 개인 자산은 모두 몰수되었다. 23개월 후 교도소장이 나를 부르더니, 내가 "나쁜 사람이 아니라는 것을 당국에서 알게 되었다"면서 조기 석방을 고려하고 있다고 했다.

나는 그에게 고맙다고 한 뒤, 하지만 한동안 교도소에 더 머물고 싶다고 말했다. 출혈을 동반한 소화성 궤양 상태를 포함하여 스트레스로 인한 다양한 질환의 치료법으로서, 물의 효능에 대해 한참 임상진찰을 진행하는 중이었기 때문이다.

나는 교도소장에게 일종의 스트레스 실험실로서 에빈교도소만큼 적합한 곳은 없다고 설명했다. 소장이 놀란 것은 말할 필요도 없다. 형기도 마치기 전에 나를 방면하고자 함으로써, 내게 큰 호의를 베푼다고 생각했기 때문이다. 그는 나의 연구가 중요하다는 것과 어떻게든 기회를 주어 내가 하고 있는 일을 완수하도록 해야 한다는 것에 동의했다.

한동안 교도소에 수감된 것이 우연한 일이 아니라는 생각도 들었다. 스트레스를 받아 탈수될 경우에 물의 필요를 알리는 정교한 위기 신호장치가 우리 몸속에 있다는 사실을 알리는 것, 그것이 나의 운명이었다. 나는 교도소에 4개월을 더 머무르면서 확실한 임상 결과를 얻을 수 있었으며, 이제 남은 것은 그러한 사실을 과학적으로 설명하는 일뿐이었다. 2년 7개월간의 수감생활 후, 나는 연구 성과에 대한 공식적 인정과 더불어 출감할 수 있게 되었다.

수감 기간 동안에 나는 물의 생리학적 효능에 대해, 그리고 물과 여러 질병과의 관계에 대해 많은 것들을 새롭게 이해하게 되었다. 그 모두가 한낱 복부 통증에서 비롯된 결과였다. 아직 수감상태에 있던 중에, 나는 〈이란 의학협회 저널(Iranian Medical Association Journal)〉을 통해 그러한 연구 결과를 처음으로 발표했다. 또한 논문의 영문 원고를 미국으로 보내 재구성한 끝에, 마침내 1983년 6월 〈임상 위장병학 저널〉에 특별 기고로 발표하게 되었다.

## 의료 현실의 참모습

다음은 세계 최악의 스트레스 실험실 가운데 한 곳에서 행한 임상 진찰에 바탕을 둔 설명이다 임상 진찰을 시작한 것은 인체에 질병이 생기는 과정을 생리학적 기반에서 새롭게 설명하기 위해서였다. 내가 밝혀낸 사실들은 여러 국제적인 과학자 회합을 통해 발표되었으며, 그러한 사실을 뒷받침하는 상세한 과학적 설명들 또한 제시된 바 있다.

  탈수로 인한 질병을 예방하거나 치료하기 위해 물을 사용해야 한다는 사실을 이해하는 데에는 상세한 과학 지식이 필요 없다. 또한 물을 '약품'으로 사용하기 위해 식약청(FDA)의 승인을 받을 필요도 없다. 물은 생명의 주요 원천이며, 그것은 누구나 다 아는 사실이다. 그러나 물을 충분히 마시지 않을 경우 건강이 위태로워진다는 사실에 대해서는 부끄러울 정도로 무지하다. 다행히 인체 스스로 물의 역할을 잘 이해하고 있다는 점이 우리의 체면을 살려준다.

물은 인체가 생리적으로나 신체적으로 평안한 상태를 유지하는 데에 있어 주요 의약품들도 하지 못하는 중요한 역할을 한다. 우리 의사들은 물이 체내에서 작용하는 다양한 함수 관계에 대해 제대로 배운 적이 없다. 그들은 어느 때보다도 당황스러운 처지에 놓여 있다. 몸이 진정으로 갈증을 느끼는 때가 언제인지 아직도 모르고 있으며, 또한 규칙적으로 적당한 양의 수분을 공급받지 못할 경우, 인체에 어떤 일이 생기게 되는지도 이해하지 못하고 있다.

오늘날 임상병원의 진료는 인체에 약리화학을 적용하는 것을 기본으로 한다. 의과대학에서는 총 600교시가 넘는 시간을 조제의약품 사용법을 강의하는 데에 배정하고 있다. 식이요법과 음식물에 대한 강의에는 겨우 몇 시간 정도만을 배정하고 있을 뿐이다. 의대 교수나 강사들은 대다수 '질병'에 대해, 인체에 시험관을 집어넣어 억지로 화학을 이해시키려 하는 듯하다.

문제는 이러한 조제의약품이나 화학약품들이 대부분의 질병을 치유하지 못한다는 점이다. 뿐만 아니라 장기적으로 사용할 경우에는 대부분 부작용이 수반되기 마련이다. 이들 약품은 단지 병의 외부적인 증상만을 일시적으로 가리거나 잠재울 뿐이다.

화학약품을 사용하는 것이 외관상으로는 과학적이고 정교하고 그럴 듯하게 보일 수도 있다. 하지만 감염 치료를 위해 항생제를 사용하는 것 외에는 많은 경우 의학적 문제에서 벗어나지 못한다. 예컨대, 혈압이 지나치게 높은 사람들은 이뇨제나 화학약품으로 치료를 시작하지만, 병이 치유되지는 않는다. 그들은 의사로부터 평생 동안 치료를 계속해야 한다는 말을 듣게 되며, 종종 이뇨제와 다른 약품을 동시에 보충해야 하는 경우도 있다.

또한 류머티스 관절염 환자들은 시판중인 어떠한 진통제로도 평생 병을 완치하지 못한다. 그들은 남은 평생 내내 고통에 시달리면서 진통제를 사용해야 한다. 마찬가지로 당뇨병도, 중증 근무력증도, 근육 영양실조도 평생 치유되지 않는다. 그뿐인가? 그토록 광범위한 연구조사에도 불구하고 흉통이나, 소화불량, 요통, 편두통, 천식 등과 같은 흔한 질병들 가운데 어느 것 하나도 치유하지 못하는 실정이다. 이해하기 힘든 일이다.

탈수가 계속되면 결국은 몇몇 기능 상실이 야기되고 손상(병인)이 유발되기에 이른다. 심한 탈수가 지속적으로 진행되면서 일어나는 다양한 징후와 증상에 대해 의사들은 원인 불명의 다양한 질병으로 해석한다. 하지만 그러한 징후들은 사실상 수분 부족을 나타내는 것이며, 국부적 손상은 바로 이 수분 부족에 기인하는 것이다.

의사들은 만성 탈수를 질병의 근본 원인으로 인정하지 않는다. 그 때문에, 그러한 '질병'들에 온갖 종류의 설명과 이름을 갖다 붙이며, 또한 그 모두에 대해 한결같이 원인 불명이라고 말한다. 이것이 바로 의학의 진실을 왜곡하고, 건강을 위해 전문가의 조언과 지도를 찾는 사람들을 괴롭혀온 근본적인 오류이다. 이런 함정으로 인해 일부 질병의 근원에 대한 과거의 연구는 매번 오답에 이르렀던 것이다.

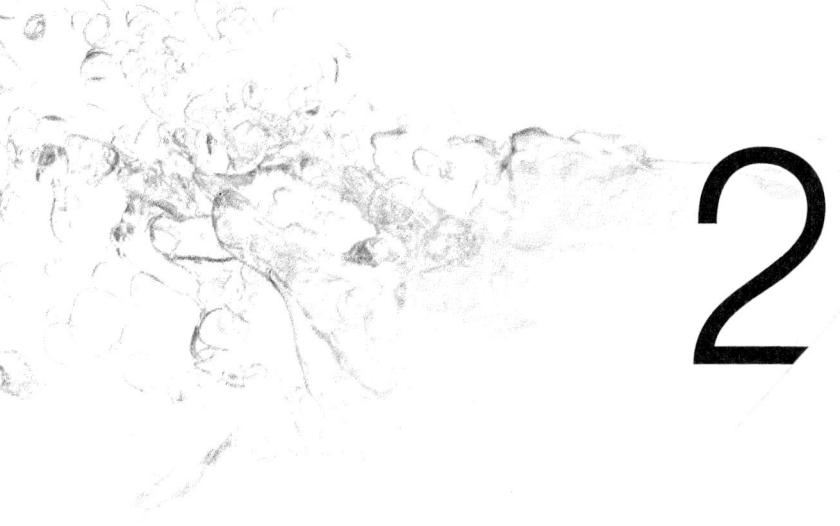

## 어렵고도 단순한 물

인체는 75%의 물과 25%의 염분으로 이루어져 있다. 특히 뇌는 그 85%가 물이며, 극미한 탈수나 수분 결핍에도 극도로 민감하게 반응한다. 뇌는 언제나 염분기가 있는 뇌척수액(cerebrospinal fluid) 속에 잠겨 있다.

인체를 이루고 있는 물 성분은 용제(solvent)라고 하며, 용제 속에 용해되어 있는 고형 성분은 용질(solute)이라고 한다. 인체를 화학적으로 이해하기 위해서는 상세한 분자 구성과 체내 고형 물질의 미세한 파동을 파헤치는 연구조사에 거의 전념하다시피 해야 한다.

인체에 대한 약리화학적 인식이 구체화되면서, '의료 산업계'의 발전도 함께 이루어졌다. 인체의 온갖 기능을 담당하는 것은 주로 체내의 고형 성분이라는 생각에 매달린 결과, 많은 잘못된 정보와 더불어 오늘날 의학의 혼돈 상황을 야기하게 되었다.

인류가 축적해온 모든 지식에도 불구하고, 인체의 화학 구조에 대해서는 여전히 거의 알려진 바가 없다. 이러한 사실로 미루어 볼 때, 용질 위주의 접근방식으로 인체를 이해하려 하는 생각이 얼마나 잘못된 것인지 잘 알 수 있다. 실제로, 인체의 기능과 화학적 통합에 대해 우리가 알고 있는 것은 겨우 10%에 지나지 않는다.

오늘날 임상병원들은 보건의료 체제의 제조판매업자들을 위한 자선단체나 마찬가지이다. 무지를 조장하며 돈을 벌어들이는 용질 위주의 정책이 철저히 보호받는 가운데, 강력하게 시행되고 있다. 결국 인체 생리학 지식의 진보에도 불구하고, 임상병원들은 그러한 진보로부터 아무런 혜택도 받지 못하고 있는 실정이다.

### 우리는 여전히 물에 의존하고 있다

최초의 수중 생물이 생겨난 이래로, 인간을 포함한 모든 생물체의 체내에서 물의 역할은 변하지 않고 있다.

육상 생활을 목표로 하게 되면서(잘 알고 있던 범위를 벗어나 물에서 먼 곳으로 모험을 떠나는 스트레스 상황), 점차 체내에 정밀한 수분 보존 체계와 수분 고갈 관리 체계가 필요하게 되었다. 즉, 신체가 순간적인 탈수에 적응하기 시작한 것이다. 시간이 더해가

면서, 이런 수분 고갈 관리 공정은 그대로 영속하게 되었고, 오늘날 현대적 인간의 몸속에도 존재하고 있다.

심지어 지금도 인간이 스트레스를 받거나, 스트레스로 인식될 만한 상황에 마주할 경우에는, 수분 조절 공정이 스트레스의 생리적 변환에 영향을 끼친다. 마치 물이 공급되지 않는 곳으로 모험을 떠났던 최초의 수중 생물과 전혀 다를 바가 없는 것 같다. 그와 유사한 공정, 즉 보유하고 있는 물을 배급하고 미래의 한정된 공급에 대비하기 위한 공정은 체내의 복잡한 시스템이 책임지게 된다. 이 복합 시스템의 수분 보급 공정은 몸에 다시 한 번 적당한 물이 공급되었다는 명백한 신호가 있을 때까지 계속 작동하게 된다.

몸에 물을 분배하는 단계에서 빼놓을 수 없는 공정 가운데 하나는 몸의 기능을 속속들이 감독하는 것이다. 분배되는 물의 양은 각 조직의 기능적 중요도를 토대로 미리 정해지게 되며, 어떠한 조직도 할당량 이상의 물을 받을 수는 없다. 이 과정에서 다른 어떠한 기관보다도 절대적 우선권을 차지하는 조직은 바로 뇌이다.

신체가 수분을 필요로 할 때, 차나 커피, 술, 제조음료 등으로 순수한 천연의 물을 대신할 수 있다는 생각은 가장 초보적인 오해이다. 특히 일상적인 문제들에 맞서 몸이 스트레스를 받고 있는 경우에는 더욱 경계해야 할 생각이다. 물론 그러한 음료들 속에 물이 함유되어 있는 것은 사실이지만, 대부분 카페인과 같은 탈수 물질도 함께 들어 있다는 것이 문제이다. 이러한 물질들은 자신이 용해되어 있는 음료 속의 물은 물론, 그와 동시에 몸에 비축되어 있는 물까지도 함께 배출한다.

즉, 커피나 차, 맥주를 마시게 되면 우리 몸은 그들 음료 자체에 포함된 물보다 더 많은 물을 빼앗기게 되는 것이다. 음료를 마시고 난 후에 소변량을 측정해보면, 음료수 자체의 양보다 더 많은 양의 소변이 배설된다는 사실을 알 수 있게 된다. 더구나 뜨거운 음료를 섭취할 경우 우리 몸은 또 다른 방법으로 수분을 빼앗기게 된다. 내부로부터 덥혀진 몸을 식히기 위해 피부의 모공을 통해 발한 작용이 일어나기 때문이다.

사회에서 적용되는 경제 원리는 체내에서도 똑같이 적용된다. 따라서 수요와 공급의 법칙이 절대적인 힘을 발휘한다. 상대적으로 부족한 물질이 있을 경우에는, 엄격한 배급 시스템이 철권을 휘두르며 체내의 시장을 지배한다.

탈수 상태가 되면 인체는 여유분의 물을 다시 배급하고 조절한다. 몸속에서는 해당 부분에 수분 공급이 부족하다는 것을 알리기 위해 경고 신호가 울린다. 마치 달리는 자동차에 휘발유나 오일이 부족할 때에, 경고등이 들어오는 것과 유사하다. 경고 신호가 울리면 여유분의 물이 배급되어 필요한 곳에 사용된다. 고갈이 생긴 부분 내의 생산 메커니즘이 근본적으로 조절될 수 있는 것은 바로 물이 있기에 가능한 것이다.

만성 탈수가 일어나기 시작할 경우에도 일정 수준까지는 수분의 보존 기능이 폐쇄되지 않고 유지된다. 비축 용량이 있어 어느 정도 견딜 수 있기 때문이다. 시간이 지나면서 몸은 점점 더 탈수되어가지만, 시스템이 몸의 이런저런 기능들에 대해 맡은 책임을 제대로 할 수 없을 지경에 이르러서야 반응이 시작된다. 즉, 수요 유형에 따라 해당 기관과 일선의 활동 기관들이 수분 부족을 나타내는 특유의 신호를 보내기 시작하는 것이다.

물 분배 기관과 고갈 관리 기관은 다양한 신호를 보내 지엽적인 체내 갈증을 알리게 된다. 그러한 갈증은 물을 좀더 많이 섭취함으로써 자연스럽고 간단하게 풀 수 있다. 그러나 물을 마시는 대신에, 강력 화학약품들을 복용하여 부적절하고 무지하게 대처하는 경우가 허다하다.

사실 많은 의사들이 탈수 증상과 체액의 중요성에 대해 교육받지 못하고 있기 때문에 종종 문제를 잘못 진단하곤 한다. 많은 내과의들은 탈수를 이런저런 다른 질병으로 오해하고, 그러한 증상들을 물보다는 약으로 치료한다. 그 결과, 제약회사들은 돈을 벌게 되지만, 환자들의 병은 치유되지 않는다. 또한 툭하면 병이 재발하는 가운데, 의사들은 아무런 도움도 주지 못한다.

체내의 다양한 물 부족 신호 시스템들이 화학약품으로 인해 침묵하게 되면, 유전 장치(apparatus)를 포함한 환자의 체세포들은 곧바로 해를 입게 된다. 바꾸어 말하면, 만성 탈수로 인해 그 사람의 후손까지도 영구적인 손상을 입을 수 있다는 뜻이다.

인체는 자신의 생존을 위하여 물의 여러 가지 복잡한 기능에 전적으로 의존하고 있음에도 불구하고, 지방 저장 시스템을 가지고 있는 것과는 달리, 물 저장 시스템은 개발해놓지 않았다. 탈수로 인한 부모 세대의 신체 기능 상실과, 그에 따른 화학작용 능력 및 기능의 상실이 자식 세대에 그대로 반영될 수 있다.

질병의 근원이 탈수인 경우, 체내의 탈수 상태를 감지하지 못하는 감지 시스템의 기능부전이 끝내는 일부 자손들에게 유전되기에 이른다. 바로 이것이 천식이나 알레르기, 흉통 등이 어떠한 경우에도 완전 수화(水和, 체내에서 물의 순환이 충분히 이루어지고 있는 상태-옮긴이)를 통해 반드시 예방되어야만 하는 심각한 질환인 이유이다. 중요한 것은 노소를 막론하고 물이 체내에서 어떤 기능을 하는지 알아야 한다는 점이다. 물의 기능을 깨닫게 되면, 자신과 후손을 질병으로부터 보호할 수 있게 된다.

탈수의 여러 증상을 깨닫고, 또한 그 치료가 단순하다는 사실을 이해하기 위해서는 공부가 필요하다. 해답은 물이다. 물이야말로 건강의 원천이다.

패디 필립스(P. Phillips) 박사와 7명의 동료들은 1984년 9월 20일자 〈뉴잉글랜드 의학 저널(New England Journal of Medicine)〉의 기사를 통해, 노년기 남성들이 동일한 실험 환경 내의 젊은 남성들보다 훨씬 더 신체의 갈증을 인식하지 못한다고 밝힌 바 있다. 그들의 실험에 의하면, 노인들은 탈수 상태에서도 목마름을 느끼지 않는 듯했다. 심지어 테스트의 가차없는 결과에 의해 명백한 수분 결핍이 입증된 상황에서 물이 얼마든지 있는 데도 불구하고, 물 마실 의사를 보이지 않는 사람들도 있었다. 그들은 그대로 탈수 상태를 유지했다.

1984년 11월 3일자 〈란셋(The Lancet)〉의 논설은 필립스와 동료들의 실험 결과에 대해 이야기하면서, 그 결과를 뒷받침하는 그 밖의 연구 사실들을 언급하고 있다. 노인들에게는 갈증 메커니즘이 점차적으로 소실된다는 내용이다. 또한, 스틴(Steen)과 런드그렌(Lundgren), 아이작슨(Isaksson) 세 사람은 1985년 1월 12일자 〈란셋〉에서, 오랜 기간에 걸친 관찰을 통해 노인들에게서 10년 동안 $3.5\, l$ 에서 $6\, l$ 에 이르는 간과할 수 없는 인체 수분 소실이 있음을 발견했다고 보고했다. 이것은 인체 내 액체 함량의 막대한 소실로서, 대부분 세포 내에서 소실되는 것이다.

새로운 패러다임을 한 번 더 뒷받침하기 위해 와이즈만연구소(Weizmann Institute)의 이프라임 카잘스키 카찌르(Ephraim Katchalski-Katzir) 과학 논문 가운데 가장 중요한 내용을 간단하게 언급할까 한다.

논문의 요지 가운데 아주 중대한 의미를 갖는 사실은, 단백질과 효소는 점성이 낮은 용제 속에서, 즉 용제가 묽을수록 보다 효율적으로 작용한다는 점이다. 단백질과 효소가 효과적으로 '확산' 되고 작용하기 위해서는 주변에 적당한 물이 필요하다. 다시 말해, 용제의 점성이 높아서 끈적끈적한 경우에는 세포 내 효소 시스템의 효율이 떨어지게 되는 것이다.

쉽게 비유하면, 아이들이 가득한 수영장에 유능한 수영선수가 연습할 만한 공간이 있겠는가? 당연히 없다. 체내의 세포 속에 있는 효소에게도 자신의 화학적 파트너와 접촉하여 바람직한 결과를 얻기 위한 '세포 물 속에서의 수영'이라는, 그와 동일한 논리가 적용된다고 본다.

체내의 감각이 점차적으로 상실되는 것은 모든 면의 감각 메커니즘과 다 관련되어 있다고 보아야 한다. 나이가 들어감에 따라 서서히 시각의 예리함을 잃게 되고 안경에 의지하게 된다. 성적 욕구 또한 잃게 된다. 웬만큼 떨어진 거리의 소리를 들을 수 있는 청력도 서서히 잃게 되며, 촉감도 둔해지고 주의력도 떨어진다. 심지어 정서적인 자극에도 무디어지며 만족감조차도 덜해지는 등, 그 외의 여러 증세가 있다. 이 모두가 감각의 자극을 구별하고 그에 반응하는 능력을 점진적으로 상실하게 됨에 따라, 언젠가는 어느 누구의 삶에서나 외면적으로 분명하게 드러나게 되는 증상들이다.

언제 어떻게 몸의 감각이 무디어지기 시작할지는 알 수 없다. 하지만, 나 자신의 관찰과 위와 같은 과학적 실험을 통한 논리적 해석에 따르면, 갈증 감각에 의지하여 목이 마를 때까지 기다려 물을 마시는 것이 바로 문제의 근본이라는 생각에 이르게 된다. 탈수에 수반되는 가장 중대하고도 주요한 문제는 신경전달 물질을 만드는 데 사용되는 다량의 필수 아미노산을 잃게 되는 것이다.

체내에 수분이 충분할 경우의 보이지 않는 가장 큰 이점은 수많은 단백질과 효소의 효율성이 증대되는 것이라 할 수 있다. 그럼에도 불구하고 이들의 생리적 임무는 아직도 인정받지 못하고 있다. 또한 단백질과 효소가 보다 효과적으로 합성될 수 있는 것은 주변의 넉넉한 물에 영향을 받아 편히 움직일 수 있기 때문이다. 따라서 체내에 충분한 수분을 유지하는 것은 조기 사망과 다양한 감각 시스템의 조기 소실에 대비한 최고의 보험이라 할 수 있다.

### 계속되고 있는 나의 투쟁

시대는 21세기의 새벽을 열고 있음에도, 의료 행위는 점점 더 퇴보하고 있는 것 같다. 그렇다. 사람들은 이제 목마를 때까지 기다리지 않는 것이 더 낫다는 것을 알게 되었으며, 자신의 몸이 탈수에 이르지 않도록 예방 조치를 취하고 있다. 그 결과 기분이 더 좋아지고 체력이 증진되는 것을 알게 되었다.

이제 사람들은 외출시에 물을 가지고 다니며, 운동하면서 물을 마신다. 대다수의 사람들이 제조음료나 알코올 음료보다 물을 마시고 있으며 물을 더 선호한다. 학교는 이제 탄산음료가 아이들에게 해롭다는 것을 자각하고 자판기를 없애기 시작하고 있다. 캘리포니아 주를 필두로 시작된 이러한 강령은 다른 주들로 이어지고 있다. 몇몇 연구가들의 조사결과에 의하면, 늘 마시던 탄산음료 대신 물을 마시게 되면서, 아이들의 학업 성과가 급격히 향상되었다고 한다.

이러한 상황에도 불구하고, 돌연 다트마우스 의과대학(Dartmouth Medical School)의 한 명예교수가 〈아메리칸 생리학 저널(American Journal of Physiology)〉을 통해, 목이 마르지 않는 이상 물을 마셔야 할 아무런 과학적 이유도 찾지 못했다는 기사를 발표했다. 흥미로운 점은 기사의 신속한 유포를 위해 먼저 인터넷에 게재했다가, 그 뒤에 통신사에 발표하고, 그 다음에야 위의 학술지 지면을 통해 같은 해 말에 발표했다는 사실이다. 이러한 사전 광고 덕분에, 이 공공 관련 안건을 취재하기 위해 전세계에서 언론 매체들이 몰려들었다.

나는 정보의 출처에 대한 공신력만을 믿고 그러한 견해를 그대로 받아들일 경우, 전세계 수백만의 사람들이 잠재적인 해를 입을 수도 있다는 사실을 깨달았다. 그래서 그 발표 내용에 대해 짤막한 과학적 반증 기사를 써서 유포하기 시작했다. 나는 그 기사를 인터넷에 발표했고, 이제 다른 사람들의 검토가 가능하다. 또한 내가 보낸 반증 기사를 받았을 의학 학술지들로부터 (기사를 실어주겠다는) 답장이 오기를 기다리고 있는 중이다.

감히 말하지만, 나의 입장이 간병의료 체제의 상업적 이익과는 대조를 보이고 있기 때문에, 어떠한 공식적 반응도 쉽게 오지는 않을 것이다. 혹시 나의 논리에 관심이 있을지도 모를 사람들을 위해 그 기사를 여기에 소개한다. 이 글은 이제 다들 이해하고 있는 탈수에 대한 분자생리학의 새로운 연구 결과를 근거로 하고 있다.

이 책에 담긴 물에 관한 정보가 왜 소중한지 다음 기사를 통해 알게 될 것이다. 미국의 기존 의료 권위기관들을 통해서는 단시일 내에 이 기사를 접하기는 힘들 것이라고 생각한다.

## 목마르기를 기다린다면 일찍,
## 그리고 매우 고통스럽게 죽게 될 것이다.

다트마우스 의과대학의 명예교수인 하인츠 발틴 박사(Heinz Valtin, M.D.)는 하루에 8온스 컵 8잔의 물(240$ml$씩, 총 1.9$l$ -옮긴이)을 목마르기를 기다리지 말고 마셔야 탈수를 바로잡는다는 것에 대해 과학적으로 어떠한 효과도 없다는 의견을 위험을 무릅쓰고 피력했다. 2002년 8월, 〈아메리칸 생리학 저널〉을 통해 발표된 이러한 견해는 현대의학의 모든 잘못된 점의 근간이다. 그로 인한 미국 내의 의료비용은 한 해 1조 7천억 달러에 달하며, 매년 12%의 성장률을 보이고 있다. 발틴 박사의 견해는 감염이 최종 단계에 이르러 환자가 죽게 되고 나서야 적절한 항생제를 주는 것만큼이나 터무니없는 것이라고 생각한다. 그의 견해는 구강 건조가 탈수의 정확한 신호라는 잘못된 가정에 근거를 두고 있다.

그가 조언을 구한 바 있다고 말한 동료들과 마찬가지로, 발틴 박사는 의학계의 중요한 패러다임 변화를 자각하지 못하고 있는 것 같다. 지난날, 의학계의 모든 견해들은 체내의 용질이 모든 기능을 조절하며, 용제는 인체의 어떠한 생리적 기능에서도 직접적인 역할을 하지 않는다고 하는 잘못된 가정에 근거를 두었었다. 의과대학생들은 물은 단지 용제로서, 충전물이고 운송수단일 뿐, 그 자체의 어떠한 신진대사 기능도 없다고 배운다. 나는 또 다른 아이비리그 의과대학의 저명한 생리학 교수에게서 물의 기본적 생리적 역할에 대해 이 만큼이나 무지한 경우를 경험한 바 있다. 그 역시 발틴 박사처럼, 신장의 물 조절 메커니즘을 연구하면서, 의과대학생들과 박사들을 가르치고 있었다. 내가 가수분해(물분자의 작용으로 인해 일어나는 분해 반응—옮긴이)가 무엇인지에 대해 간단히 묻자, 그는 바로 백기를 들고, 물이 영양소이며 인체의 모든 생리학적 기능에서 실제로 지배적인 물질 대사 역할을 맡고 있다는 과학적 사실을 인정했다.

발틴 박사는 신장의 물 조절 역할만을 강조하고 있기 때문에, 인체에 체내 수분 부족에 대해 '결핍을 관리하는' 메커니즘이 있다고는 생각하지 못하고 있다. 인체의 갈증 관리에 대한 그의 견해는 바소프레신(신경 뇌하수체 호르몬의 일종으로 혈압상승, 항 이뇨 작용을 한다—옮긴이)과 항 이뇨 호르몬, 레닌-앤지오텐신(신장에서 분비되는 고혈압의 원인 물질—옮긴이) 계 등에 근거하고 있는 것으로 보인다. 이들 물질은 몸이 이미 탈수된 상태에서 체내 고갈 관리 프로그램에 착수하게 되는 요소들이다. 실제로 그는 체내의 수분 함량이 5% 소실된 상태를 탈수라고 생각한다. 그리고 그러한 수분 손실이 일정 수준에 이르러, 몸이 '액체' 류를 마시도록 재촉할 때까지 기다린 후에 체내의 수분 결핍을 바로잡아야 한다고 생각한다. 25년 전이라면 그러한 견해를 그럴듯하게 여겼을지도 모른다. 그러나 오늘날, 그 견해는 미국의 유명 의과대학에서 통용되고 있는 인체 생리학 지식의 비극적인 한계를 보여줄 뿐이다.

최근 발틴 박사가 발표하여 널리 보도된 언설을 살펴보면, 물이 영양소라는 사실이 고려되지 않고 있다. 그러나 그 사실을 배제할 경우, 물의 '자유로운' 삼투성으로 인한 수분 부족에 영향을 받게 될 모든 생리학적 기능에 대해 물의 핵심적인 '가수분해' 역할은 그 근거를 상실하게 될 것이다. 또 한 가지 간과하고 있는 것은, 격렬한 탈수가 이루어지는 곳이 인체의 세포 내부라는 사실이다. 탈수에 있어서, 수분 소실의 66%는 세포 내부로부터 생기는 것이며, 26%는 세포 외의 액체 분량이다. 수분 소실의 8%만이 혈관계 내의 혈액 조직에서 발생한다. 혈관계는 모세혈관 조직망 내에서 수축하며 순환계를 완전무결한 상태로 유지해준다.

필립파 M. 위긴(P. M. Wiggin)은 양이온 펌프의 효과적인 기능을 유발하거나 조절하는 메커니즘은 물(용제)의 에너지를 변환 특성을 활용하는 것임을 이렇게 입증하고 있다. "양이온 수송이나 아데노신3인산(ATP) 합성은, 인이 함유된 2가지 중간물질이 높이 구축해놓은 계면 수양액 상태에서 작은 양이온과 다인산염 음이온의 수화가 늘어나면서 화학 전위가 증가하는 데에 따르는 것이다."

체액이 농축되고 나서야 갈증이 일어나는 데도, 목이 마를 때까지 기다려서 물을 마신다면, 몸은 탈수된 세포 내에서 물의 에너지 생성 특성을 상실하게 된다. 이러한 이유로 탈수를 기다렸다가 바로잡기보다는, 미리 막아야 하는 것이다. 이러한 양이온 교환에서의 물의 역할에 대한 새로운 이해에 따라, 인체 내에 잉여 수분에 대한 신중한 관리 기능이 있다는 견해는 그 정당성을 인정받기에 충분하다. 이와 관련하여, 몸을 억지로 고갈시키고 부족한 수분을 관리하게 하는 발틴 박사의 견해는 옳지 않다고 할 수 있다.

와이즈만연구소의 이프라임 카잘스키 카찌르는 '생체 고분자 내의 배좌 변화(conformational change in biological macromolecules)'에 관한 연구를 통해, "체내의 단백질과 효소는 점성이 낮은 용제 속에서 더욱 효율적으로 작용한다"는 것을 입증한 바 있다. 따라서 세포 내부로부터의 수분 소실은 단백질과 효소의 효율적인 기능을 저해하는 악영향을 미치게 될 것이다. 이 한 가지 연구 결과만으로도 탈수가 일어난 뒤에 물을 마셔야 한다는 발틴 박사의 견해는 인정될 수 없다. 체내의 모든 세포는 자신의 생리적 역할 내에서 효율적으로 기능하는 것이 바람직하다. 그러므로 고갈 관리 프로그램에 의해 갈증이 야기되기를 기다리는 것보다는 몸을 최적 상태로 수화시키는 것이 더 분별 있는 태도일 것이다. 더구나, 물이 모자라 고통받는 가운데, 주요 핵심 기관들에 물을 배급하고 할당하느라 그 외의 기관들을 희생하는 것보다는 다소

물이 남아도는 상황을 처리하는 것이 한결 수월하다. 농축된 혈액이 혈관계 내를 끊임없이 순환하게 될 경우, 그 결과는 오로지 재앙뿐이다.

나이가 들어 갈증에 대한 예리한 감각이 서서히 사라진다는 것을 깨닫게 됨으로써, 목마르기를 기다린 비극이 급소를 찌르게 된다. 필립스와 동료들은 24시간 동안 물을 마시지 않은 뒤에도 노인들이 여전히 목마름을 깨닫지 못한다는 것을 보여준 바 있다. "연구 결과 밝혀진 중요한 사실은 실험에 참여한 노인들이 명백한 생리적 요구에도 불구하고 별로 목말라 하지 않는다는 점이다." 브루스와 동료들은 20세와 70세라는 나이 사이에, 세포 외부와 세포 내의 수분 비율이 1:1.1에서 1:0.8로 크게 변한다는 사실을 입증하고 있다. 만약 삼투적인 밀고 당기기가 체내 어디에서나 초당 0.001cm의 비율로 세포막을 통한 수분 확산에 유리하게 작용한다면, 세포질 내 수분 균형이 이렇게 현저하게 변하지는 않을 것이다. 그러한 심한 변화가 생길 수 있는 것은 바소프레신과 레닌-앤지오텐신-앨도스테론 계의 작용에 의해 핵심 세포 내로 '고정되지 않은' 물을 여과하고 주입하도록 하는(신체 생리 작용이 고갈 관리 프로그램에 의존하도록 끊임없이 강요당할 때) 역삼투 공정에 의존할 경우에만 가능하다. 역삼투 공정은 세포 외부의 물 함량을 증대시키기 때문이다.

그 외에도 목이 마를 때까지 기다렸다가 물을 마셔야 한다는 발틴 박사의 권고는 2가지의 과학적 사실을 무시하고 있다. 그 하나는 갈증 메커니즘을 야기하는 것은 바소프레신과 레닌-앤지오텐신 계가 아니라는 점이다. 그 체계는 단지 세포의 수분 보존과 수화에만 관련되어 있을 뿐이다. 갈증은 Na+ K+ -ATPase 효소(ATP 분해 촉진 효소—옮긴이) 펌프가 충분히 수화되지 않았을 때에 시작된다. 신경전달계 내의 펌프 단백질을 충분히 수화시킴으로써 전압 변화를 일으키는 것은 물이다. 바로 이 때문에 뇌 조직의 85%가 물로 이루어져 있는 것이며, '갈증을 야기' 할 정도의 탈수에 뇌가 견디지 못하는 것이다. 그럼에도 발틴 박사는 그러한 탈수 상태를 안전한 것으로 간주하고 있다.

  발틴 박사와 그의 동료들이 알아야 하는 나머지 한 가지 사실은 인체의 수분 조절 메커니즘에서 과학적 수수께끼로 남아 있던 부분으로, 1987년 이후 밝혀지기 시작했다. 그것은 몸이 점점 더 탈수되어 가면서, 양이온의 교환과, 고갈 관리 프로그램을 시작하는 데에 있어서의 양이온의 역할, 그리고 이화 공정에 있어서의 양이온의 역할에서 신경전달 물질인 히스타민(위액분비 촉진, 혈압 저하, 자궁 수축 작용 등을 하는 물질—옮긴이)이 그 효능을 높이도록 함께 활동한다는 점이다.

  히스타민의 주요 수분 조절 기능과 인체 생리와 대사 기능에 있어서의 물의 작용에 근거하건대, 목마른 증상은 과도한 히스타민 활동과 몸의 고갈관리 프로그램과 관련된 히스타민의 부수적 메커니즘에 의해 일어나는 것이다. 히스타민의 이러한 부수적 메커니즘에는 천식과 알레르기 외에도, 흉통이나 장염 통증, 류머티스 관절염, 요통, 편두통, 섬유근막 통증, 심지어 협심증통 등의 주요 신체 통증을 들 수 있다. 또한 체내의 바소프레신과 레닌-앤지오텐신-앨도스테론의 작용 역시 히스타민의 활성화에 부수적으로 따르는 것이기 때문에, 혈압을 올리는 데에 있어서 그러한 물질들의 역할도 고갈관리 프로그램의 일부이다. 그들이 핵심 세포 내로 강제로 물을 전달하려는 목적을 이루기 위해서는, 탈수 상태의 체세포 내부에서 물을 당기는 삼투 방향에 맞설 수 있는 강력한 주입 압력이 요구된다.

 나는 22년에 걸친 탈수의 분자생리학에 관한 나의 임상과 학적인 연구와 동료들이 검토한 의학의 패러다임 교체 도입을 통한 새로운 시각에서, 히스타민을 체내 수분 조절을 책임지는 신경전달 물질로 인정하고 있다. 그에 따라, 미국 내 6,000만 명의 고혈압 인구와, 1억 1,000만 명의 만성 통증 인구, 1,500만 당뇨 환자들, 170만 천식환자들, 500만 알레르기 환자들, 거의 1억에 달하는 비만 인구들과, 또 그 외의 많은 사람들이 모두 발틴 박사가 권하는 바와 같은 방식으로 물을 마셔왔다고 장담할 수 있다. 그들은 모두 목마르기를 기다렸던 것이다. 물이 천연의 항히스타민제이며 보다 효과적인 이뇨제라는 것을 깨달았더라면, 그들은 질병의 역경에서 구원 받을 수 있었을 것이다.

## 참고 문헌

Batmanghelidj, F., M. D., "Pain: A Need for Paradigm Change" *Anticancer Research* 7, no. 5B(1987. 9~10) : 971~990. www.watercure.com에 전문 게재.

같은 저자, "Neurotransmitter Histamine: An Alternative View" *Book of Abstracts*, Third Interscience World Conference on Inflammation, Analgesics and Immunomodulators, Monte-Carlo (1989. 3) : 37. www.watercure.com에 요약 및 전문 게재.

같은 저자, *Your Body's Many Cries for Water*, Vienna, Va.: Global Health Solutions, Inc., 1995.

같은 저자, *ABC of Asthma, Allergies and Lupus*, Vienna, Va.: Global Health Solutions, Inc., 2000.

Bruce A., M. Anderson, B. Arvidsson, and B. Isacksson., "Body Composition, Predictions of Normal Body Potassium, Body Water and Body Fat in Adults on the Basis of Body Height, Body Weight and Age", *Scand. J Clin. Lab. Invest 40* (1980) : 461~473.

Katchalski-Katzir, Ephraim, Conformational Changes in Biological Macromolecules", *Biorheology 21*(1984) : 57~74.

Phillips, P. A., B. J. Rolls, J. G. G. Ledingham, M.L. Forsling, J. J. Morton, M. J. Crowe, and L. Wollner, "Reduced Thirst After Water Deprivation in Healthy

Elderly Men", *The New England Journal of Medicine 311, no. 12*(1985. 9) : 753~759.

Wiggins, P. M., "A Mechanism of ATP-Driven Cation Pumps", in *Biophysics of Water*, Felix Franks, Sheila F. Mathis 편집. West Sussex: John Wiley and Sons, Ltd., 1982.

# 3

## 향후 수천 년을 위한 새로운 의학의 기초

앞서 설명한 바 있듯이, 물이 지니고 있는 '고형 성분(용질)'의 작용을 비롯하여 몸의 온갖 기능을 조절하는 것은 '물(용제)'이다. 그러한 패러다임의 교체는 의학의 기초에 새로운 지평이 되고 있으며, 그러한 관심의 교체가 있을 때, 의학과 생화학을 포함한 미래의 모든 과학 분야에 근본적으로 달리 접근할 수 있는 길이 열린다. 또한 그러한 새로운 초점과 더불어, 어떠한 과학 분야의 연구에 있어서도 궁극적인 사고(思考) 구조의 변화가 있을 것이다.

다음은 의학에서의 이러한 패러다임 교체에 대한 과학적 중요성을 검토하는 조감도이다. 그 심오한 결과가 일반 대중에게 미치기까지는 여러 해가 걸릴 수도 있지만, 이제 변화는 피할 수 없는 현실이다. 새로운 패러다임은 많은 '질병 상태'의 원인을 설명할 수 있으며, 또한 그 치료법을 입증할 수 있다. 그에 따라 2003년 현재 의학계의 주류를 이루는 사고는 그 타당성을 잃게 될 것이다.

물의 일일 섭취량에 대해 심각한 관심을 보여야 하는 데에는 많은 이유가 있다. 여기 몇 가지 이유를 소개한다.


날마다 물을 마셔야 하는 46가지 이유

1. 어떠한 것도 물 없이는 살 수 없다.
2. 상대적으로 물이 부족할 경우, 처음에는 압박을 받던 일부 기관들이 끝내는 기능을 잃게 된다.
3. 물은 에너지의 주 원천이다. 말하자면, 인체의 '현금 자금'이다.
4. 물은 체내 모든 세포의 내부에 전기적 에너지와 자기적 에너지를 생성하며, 인체는 그로부터 살아갈 힘을 공급받는다.
5. 물은 세포 구조의 건축 설계에 있어서 강력 접착제 역할을 한다.
6. 물은 DNA의 손상을 예방할 뿐만 아니라, 손상된 DNA의 회복 메커니즘을 보다 효율적으로 작용시킨다. 따라서 DNA의 변형을 줄여준다.
7. 물은 골수 내 면역체계의 효능을 크게 증강시키며, 여기에는 암에 저항하는 효능도 포함된다. 골수는 면역체계가(그것의 모든 메커니즘이) 형성되는 곳이다.
8. 물은 모든 음식과 비타민, 미네랄을 용해시키는 주요 용제이다.

음식물을 잘게 부수어줌으로써, 결과적으로 음식물의 대사와 소화 흡수에 이바지한다.

9. 물은 음식물을 에너지로 바꾸게 되며, 그 뒤 잘게 부서진 음식물 조각들이 소화를 통해 이러한 에너지를 몸에 공급할 수 있게 된다. 이런 이유에서 수분이 없는 음식은 인체에 전혀 에너지를 공급할 수 없다.
10. 물은 음식물에 함유된 필수 물질들의 체내 흡수율을 증가시킨다.
11. 물은 체내의 모든 물질을 수송하는 데에 사용된다.
12. 물은 폐 속에 산소를 모으는 데에 있어 적혈구의 효능을 증강시킨다.
13. 물은 세포에 산소를 가져다주면서 배기가스들을 수거한 뒤, 그것을 폐로 보내어 처리하게 한다.
14. 물은 체내 각 부분에서 나온 독성 폐기물들을 깨끗이 수거하여, 간과 신장으로 보내어 처리한다.
15. 물은 관절 간극(joint spaces)의 주요 윤활유이며, 관절염과 요통을 예방한다.
16. 물은 척추 디스크에서 '충격 흡수 완충제'로서 사용된다.
17. 물은 배변을 원활하게 해주는 최고의 완하제로서, 변비를 예방한다.
18. 물은 심장마비와 뇌졸중의 위험을 줄여준다.
19. 물은 심장 동맥과 뇌동맥에 폐색이 생기는 것을 막아준다.
20. 물은 몸의 냉방(땀) 및 난방(전기적인) 시스템에 필수적이다.

21. 물은 뇌의 모든 기능에, 특히 생각하는 데에 힘과 전기적 에너지를 제공한다.
22. 물은 세로토닌(혈청이나 혈소판, 뇌 속의 혈관 수축 물질－옮긴이)을 비롯한 모든 신경전달 물질을 효율적으로 만들어내는 데에 직접적으로 필요하다.
23. 물은 멜라토닌(생체 리듬에 관여하는 호르몬－옮긴이)을 비롯해 뇌에 의해 만들어지는 모든 호르몬의 생산에 직접적으로 필요하다.
24. 물은 어린이나 어른의 주의력 결핍증을 예방하는 데에 도움이 될 수 있다.
25. 물은 주의력을 신장시킴으로써 일의 능률을 높여준다.
26. 물은 세상의 어떠한 음료수보다도 훌륭한 피로 회복제로서, 아무런 부작용도 없다.
27. 물은 스트레스와 불안, 우울함을 줄이는 데 도움이 된다.
28. 물은 정상적인 수면 리듬을 되찾아준다.
29. 물은 피로를 줄이는 데에 도움을 주어 젊음의 에너지를 느끼게 한다.
30. 물은 피부를 매끄럽게 해주며, 노화를 늦추는 데에 도움을 준다.
31. 물은 눈을 맑고 빛나게 한다.
32. 물은 녹내장을 예방한다.
33. 물은 골수 내의 혈액 생산 시스템을 정상화시켜, 결과적으로 백혈병과 림프종의 예방에 도움을 준다.

34. 물은 감염과 암세포에 대항할 수 있도록 각 부분에서 면역체계의 효능을 높이는 데에 절대적으로 중요한 역할을 한다.
35. 물은 혈액을 묽게 하고, 혈액이 순환하는 동안 응고하지 않도록 예방해준다.
36. 물은 월경 전의 통증과 폐경기의 열감을 완화시켜 준다.
37. 물과 심장박동은 혈액을 묽게 하고 출렁이게 함으로써 혈류의 침전을 막아준다.
38. 인체는 물을 저장하지 않으므로 탈수가 일어나는 동안 물을 끌어올 수 없다. 따라서 아침부터 수면 전까지 정기적으로 물을 마셔야 한다.
39. 탈수는 성 호르몬의 생성을 방해하며, 조루와 성욕 상실의 주요 원인 가운데 하나이다.
40. 물을 마시면 갈증 감각과 공복감이 구분된다.
41. 체중을 줄이는 데에는 물 이상의 방법이 없다. 시간에 맞추어 물을 마시면 대단한 식이요법이 없이도 체중을 줄일 수 있다. 또한, 배고픔을 느끼지만 사실상 단지 목이 마른 것일 뿐인 경우에 과식을 피할 수 있게 된다.
42. 탈수는 조직 간극에 독성 침전물이 가라앉게 되는 원인이 된다.
43. 물은 임신중에 입덧이 생기는 것을 줄여준다.
44. 물은 마음과 몸의 기능을 통합시킨다. 그로 인해 목표와 목적을 실현하기 위한 능력이 증강된다.
45. 물은 노화에 따른 기억력 상실의 예방을 도와주며, 알츠하이머

병과 다발 경화증, 파킨슨병, 루게릭병 등의 위험을 줄이는 데에 도움이 된다.
46. 물은 카페인이나, 알코올, 일부 약물에 대한 충동 등의 중독성 충동을 물리치도록 도와준다.


## 체내 수분의 주요 특성과 기능

1. 물은 체내의 빈 공간을 채우는 주요 대량 요소이다.
2. 물은 혈구 순환을 위한 수송 수단이다.
3. 물은 산소를 비롯하여, 그 속에 용해되어 있는 물질들의 용제이다.
4. 물은 세포의 고형 부분들을 함께 붙여주는 접착제이다. 얼음이 점착성 효능을 가지고 있듯, 물도 세포막에서 끈끈해지는 경향이 있다. 물은 물체들을 결합하여 세포 주변에 막이나 보호벽을 형성하는 책임을 맡고 있다.
5. 뇌와 신경의 신경전달 시스템은 신경 전체를 따라 길게 형성된, 막 안팎에서 빠르게 움직이고 있는 나트륨과 칼륨에 의존하고 있다. 고정되지 않고 자유로운 물은 세포막을 가로질러 마음대로 이동하면서, 그러한 원소들의 작동 펌프를 돌릴 수 있다.
6. 일부 원소의 작동 펌프는 전압 생성 펌프이다. 그러므로 신경전달계의 효능은 신경 조직 내의 자유롭고 매인 곳 없는 물의 능

력에 의존한다. 물은 세포 속으로 들어가려 하는 삼투성 충동 속에서, 칼륨을 세포 속으로 억지로 집어넣고, 나트륨을 밖으로 밀어내는 펌프 장치를 돌림으로써 에너지를 생성한다. 수력 댐에서 전기를 생산하기 위해 물이 터빈을 돌리는 것과 같은 이치이다. 하지만, 지금까지는 아데노신3인산(ATP) 내의 모든 에너지 저장은 음식물 섭취를 통해 얻어지는 것이라고 생각해왔다(ATP는 세포의 작용에 요구되는 모든 화학반응을 '조리' 하기 위해 '열' 을 발산하고 태우는 물질이다). 그 때문에 물이 체내 에너지 생성 시스템 내의 에너지 원천으로서 크게 주목받지 못했던 것이다.

7. 물은 체내의 에너지와 삼투 평형을 조절하는 중앙 통제 장치이다. 물이 펌프 단백질을 회전시키면, 나트륨과 칼륨은 펌프의 단백질에 붙어 '발전기의 자석' 역할을 한다. 이들 양이온 펌프의 급속한 회전에 의해 에너지가 생성되면, 그 에너지는 서로 다른 3가지 에너지 풀(energy pool) 내의 여기저기에 각각 저장된다.

그러한 에너지 풀 가운데 하나가 ATP이다. 또 하나의 에너지 풀은 구아노신3인산(GTP)이다. 세 번째 시스템은 세포질 세망(endoplasmic reticulum) 내에 있으며, 칼슘을 포획하여 가두어 둔다. 갇혀 있는 칼슘 두 단위씩에 대해, ATP 한 단위에 상당하는 에너지가 칼슘 원자 2개의 결합 속에 저장된다. 서로 분리되어 방출되는 칼슘 두 단위씩에 대해 에너지 한 단위가 또한 방출된다. 에너지 저장 수단으로 칼슘을 가둬두는 이러한 메커니즘에 의해 인체의 뼈 구조가 이루어진다. 뼈는 몸의 기초 발판인 동시에 금괴 보관소(현금으로 금을 사서 보관하듯이)인 셈이다. 따라서 (결과적으로 수력전기 에너지의 공급이 감소되는) 극심한 탈수가 있을 경우, 몸은 저축해둔 에너지를 쓰기 위해 뼈라는 금고를 침탈하게 된다. 내가 지속적인 탈수를 골다공증의 주요 원인이라고 생각하는 것은 바로 이런 이유 때문이다.

8. 우리가 먹는 음식물은 애초에 물이 지닌 전기 에너지 생산 특성에 의해 생겨난 에너지 전환의 생성물이다. 인간을 포함하여 살아서 성장하는 모든 생물은 물을 통한 에너지 생성의 결과로서 살아 있는 것이다. 인체에 대한 과학적 평가의 한 가지 주요 문제점은 수력 발전 에너지에 대한 인체의 막대한 의존도를 제대로 이해하지 못하고 있다는 점이다.

9. 세포막에서 생산된 전기는 주변의 단백질들에게 힘을 행사하여 화학적 반응에 대비하도록 정렬시킨다.

몸이 완전히 수화되어 있을 경우, 혈액의 물 성분은 보통 94% 정도이다(사실 적혈구는 유색의 헤모글로빈을 담고 있는 '물주머니'이다). 가장 바람직한 상태가 되기 위해서는 인체의 세포 내부에 75% 정도의 물이 있어야 한다. 이러한 세포 내부와 외부의 수분 양의 차이로 인해, 세포 내로의 물의 삼투 유입이 일어나는 것이다. 세포막에는 수십만 개의 전압 생성 펌프 장치가 있으며, 그것들은 수력 발전 댐에서 사용되는 터빈과 같은 역할을 한다. 세포막을 통과하여 흐르는 물은 이러한 펌프들을 회전시킨다. 이때 쏟아져 들어오는 물에 의해 수력 에너지가 생성된다. 동시에, 같은 공정의 일부로 나트륨이나 칼륨과 같은 원소들의 교환도 이루어진다.

오직 자유롭게 이리 저리 이동할 수 있는 물만이, 바로 우리가 마시는 그 물만이 세포막에서 수력 에너지를 생성해낼 수 있다. 한편 먼저 공급된 물은 원래 다른 일들을 하느라 바쁘기 때문에, 현재 묶여 있는 위치를 떠나 다른 곳으로 달려갈 수 없다. 이것이 바로 물만을 가장 적합한 피로 회복(수력 에너지를 생산함으로써) 음료로 여겨야 하는 이유이며, 날마다 규칙적인 간격으로 물을 마셔야 하는 이유이다.

에너지 원천으로서의 물의 장점은 아무리 많은 양이 남는다 해도 모두 몸 밖으로 배출된다는 점이다. 물은 세포 내의 비축고를 가득 채우는 데에 필요한 에너지를 만들고 나면, 세포의 독성 폐기물들을 가지고 몸 밖으로 나온다. 결코 체내에 저장되지 않는다.

물을 충분히 마시지 않은 탓으로 탈수가 일어나게 되면, 세포는 자신의 준비 에너지를 빼내어 소모하게 된다. 그리고 나면 물 대신 음식물을 통한 에너지 생성에 더욱 의존해야 한다. 이 상황에서 몸은 지방을 저장하는 한편, 단백질과 전분 보유량을 사용할 수밖에 없게 된다. 저장되어 있는 지방보다는 이러한 성분들을 분해하기가 더 쉽기 때문이다. 37%의 미국인들이 심각한 과체중을 보이는 것은 바로 이 때문이다. 그들의 몸은 지속적인 탈수 위기관리 상태에 처해 있다.

'가수분해(물이 참여한 작용에 의해 풀어 주고, 용해하고, 분쇄하고, 나누는 것)'라는 말은 물이 다른 물질의 대사에 관여하게 될 때 사용된다. 가수분해에 의존하는 활동에는, 커다란 지방 분자를 작은 지방산 단위로 쪼개고, 단백질을 각각의 아미노산으로 쪼개는 활동도 포함된다. 이들 아미노산은 개개의 단백질을 이루는 데 사용된 것들이다. 이러한 가수분해는 물이 있어야만 가능하다. 그들에 대한 가수분해가 끝나고 나면, 물의 가수분해 기능은 물 자체의 대사에 이바지하게 된다.

다시 말해, 몸이 음식물에 들어 있는 다양한 성분들을 사용하기 위해서는, 그에 앞서 물 자체를 먼저 가수분해해야 한다는 뜻이다. 바로 이런 이유에서, 고형의 음식들을 먹기에 앞서 먼저 몸속에 물부터 공급해야 하는 것이다.

# 4

## 태아와 유아의 수분 조절

아버지의 정자와 어머니의 난자가 융합하여 생명의 단일 세포를 형성하는 잉태의 그 순간부터, 세포는 분열에 분열을 거듭하고 또다시 수백만 번을 거듭 분열한 끝에 자궁벽에 자신을 단단히 착상시킬 수 있는 형태로 발전한다. 그 세포가 만삭의 태아로 자랄 무렵에는 약 1조 번에 가까운 세포 분열이 일어나게 된다. 그러한 세포 분열이 가능하려면 태아는 자신에게 필요한 수분 조절 패턴을 위해 엄마의 수분 섭취 시스템에 편승해야만 한다.

  새롭게 형성되는 하나하나의 세포가 주로 물로 채워져야 한다는 것을 잊어서는 안 된다. 그에 따라 엄마는 갑자기 더 많은 물을 섭취하여 아기의 늘어나는 수요에 맞추어 물을 공급해야 한다. 심지어 아기가 태어난 후에도, 엄마는 모유 제조 시스템을 통해 아기에

**나이에 따른 인체의 수분 조절**

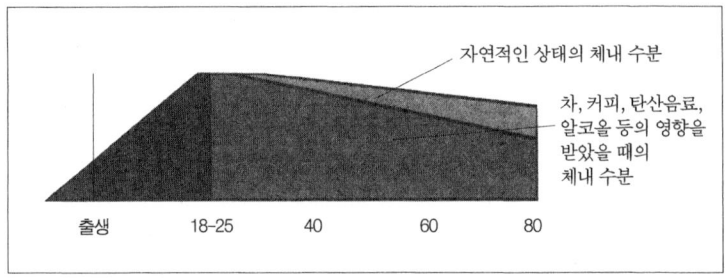

그림 4.1 생의 주요 세 단계에서의 물 조절 그래픽 모형. 태아기, 성장기, 성장이 완성된 이후의 시기, 탈수 유발 음료 섭취 여부에 따른 수분의 정도를 비교하여 보여주고 있다.

게 필요한 물을 제공해야 한다. 엄마의 유방은 아기가 먹을 물과 음식의 원천인 것이다.

## 임신 초기의 아침 입덧

앞서 소개한 정보에 비추어볼 때, 임신한 여성은 자신에게 필요한 물의 양을 어떻게 새로이 조정해야만 하는가? 나는 지금까지 세상에 알려진 바 없는 사실을 모든 사람들과 함께 공유하고자 한다.

임신 초기에 일어나는 식전 아침의 입덧은 가장 의미심장한 탈수 신호라는 사실이다. 더 정확히 말하면, 엄마와 태아가 함께 겪는 바로 최초의 탈수 신호로서, 히스타민의 수분 조절 활동으로 인해 야기된다.

성장중인 태아가 엄마의 감각 시스템을 통해 그런 식으로 물을 요구하는 것은 자신에게 필요한 물을 위해 엄마의 수분 조절 메커니즘에 자신의 감각 시스템을 연결하는 중요한 신호이다. 임신 3개월 무렵이면 대부분의 임산부가 수분 섭취량을 조정하게 되고, 그에 따라 아침 입덧은 사라진다. 하지만, 일부의 경우는 그러한 수분 조정을 제대로 하지 못함에 따라, 임신 기간 내내 자신은 물론 태아까지도 탈수에 시달리게 하며 살게 된다. 그로 인해 치명적인 결과가 야기될 수도 있다.

아기를 임신한 엄마가 계속 커피나 차, 알코올 등을 마시면서 충분한 물을 섭취하지 않을 경우에는, 뱃속에서 성장 중인 아기의 생리 패턴에 영향을 미치게 된다. 아기는 엄마의 자원 저장고로부터 성장에 필요한 요소들을 빨아들인다. 그 가운데 특히 없어서는 안 될 요소는 물과 산소, 그리고 엄마의 순환에 이용되는 아미노산 등이다. 따라서 태아기 동안의 수분 섭취 정도와 아미노산의 구성이 성장 중인 태아의 발달을 위한 천부적인 자산을 결정하게 된다. 그들 요소는 미래에 있을 아기의 성장과 발달을 조절하는 공급 측정 시스템을 차례차례 설치해 나가게 된다.

태아의 생리기능이 발달하는 동안, 엄마의 생활방식이 얼마나 중요한 역할을 하는지 잘 깨닫지 못하고 있는 경우가 많다. 엄마는 태아가 착상된 그 순간부터 태어날 때까지, 모든 필수적인 발달 단계를 거쳐 성장할 수 있도록 건강한 자연적 화학 환경을 만들어 줄 책임을 가지고 있다.

뒤에서 다루겠지만, 탈수가 예측될 경우에는 체내 스트레스의 생리기능과 화학작용 지휘부는 즉시 탈수에 적응하고 대처하는 공정을 실행시킨다. 탈수는 그 자체가 심한 스트레스를 유발하며, 그에 따라 인체는 스트레스에 대한 일정한 생리적 반응 및 호르몬 반응을 확립하게 된다. 이 경우, 태아는 엄마의 스트레스로 인한 생리적 징후들로부터 스스로를 보호하지 못한다. 따라서 엄마의 생리기능에 영향을 끼치고, 엄마의 적응 행위의 근본이 되는 스트레스 징후가 아기에게도 역시 나타난다.

엄마의 생리기능에 대한 모든 기록들이 화학적 전달 시스템에 의해 결정된다는 것을 잊어서는 안 된다. 엄마의 스트레스 극복 공정에 참여하게 되는 이런저런 전달 시스템이 태아에게 영향을 미칠 수 있기 때문이다. 그에 따라 엄마의 몸에 자리잡도록 설계된 것과 유사한 화학 측정치가 아기에게 생기게 될 수 있게 된다.

간단히 말해서, 태내에서 자라고 있는 아기의 발달과 안위, 미래의 정상적 행동을 위한 화학적 환경을 마련해주는 데에 있어서 엄마의 영향과 책임을 과소평가해서는 안 된다는 것이다. 엄마의 뱃속은 인생의 예비 학교이기 때문이다. 아기가 태내의 '학창 시절'을 통해 배우는 것들이 인생의 성년기에 있어 행동과 심성의 바탕을 이루는 기틀이 될 수 있다.

모든 형태의 행동과 사고는 화학 전달 시스템의 화합물을 방출하게 된다. 화학적 화합물의 방출은 또한 뱃속에서 자라고 있는 태아의 뇌에 유전 정보를 입력할 수 있다. 이렇게 임산부의 생활방식은 발달 중인 태아의 화학적 기능에 영향을 미치게 된다. 임산부의 화학 기능이 평형을 잃게 되면 태아 또한 그러한 불균형을 극복해야 하는 것이다. 태반이 둘 사이의 분리 벽으로 작용하는 것은 사실이다. 하지만 몸속의 어떤 타고난 화학적 성질들은 엄마에게 그러한 성질들이 존재할 경우, 심지어 양적으로 불균형하다 해도 그 벽을 뛰어 넘는다.

한마디로, 엄마의 화학적 성질의 범위는 아기의 발달을 위한 복제용 원판인 셈이다.

유사한 예로, 임신중에 지나치게 알코올을 섭취할 경우에는 태어날 아기에게 불치의 정신 분열이 생기기도 한다. 알다시피 뇌가 발달하고 있는 동안에는 많은 물이 필요하다. 세포벽을 통과하여 물을 얻는 방법 가운데 하나는 조그마한 '샤워꼭지' 구멍을 만들어 물만을 통과하게 하는 것이다. 이를 통해 세포 속으로 물이 주입될 때, 혈청 속에 용해되어 있는 그 밖의 다른 고형 물질들은 함께 들어가지 못한다. 세포벽에 이렇게 아주 작은 구멍들을 만들어 물이 들어오게 하는 일은 바소프레신이라는 호르몬이 관장하고 있다. 바소프레신은 체내의 고갈 관리 프로그램에 관여하는 호르몬이다.

알코올은 바소프레신의 형성과 작용을 방해하는 것으로 알려져 있다. 엄마가 알코올을 섭취함으로써 바소프레신의 분비와 작용이 방해받게 되면, 태아에게도 똑같은 결과가 생기게 된다. 엄마의 뇌 구조는 이미 형성되었지만, 태아의 뇌는 그렇지 못하다. 결과적으로 바소프레신 부족으로 인해 아기의 뇌가 정상적으로 발달하지

### 세포막을 통과하는 물 여과장치

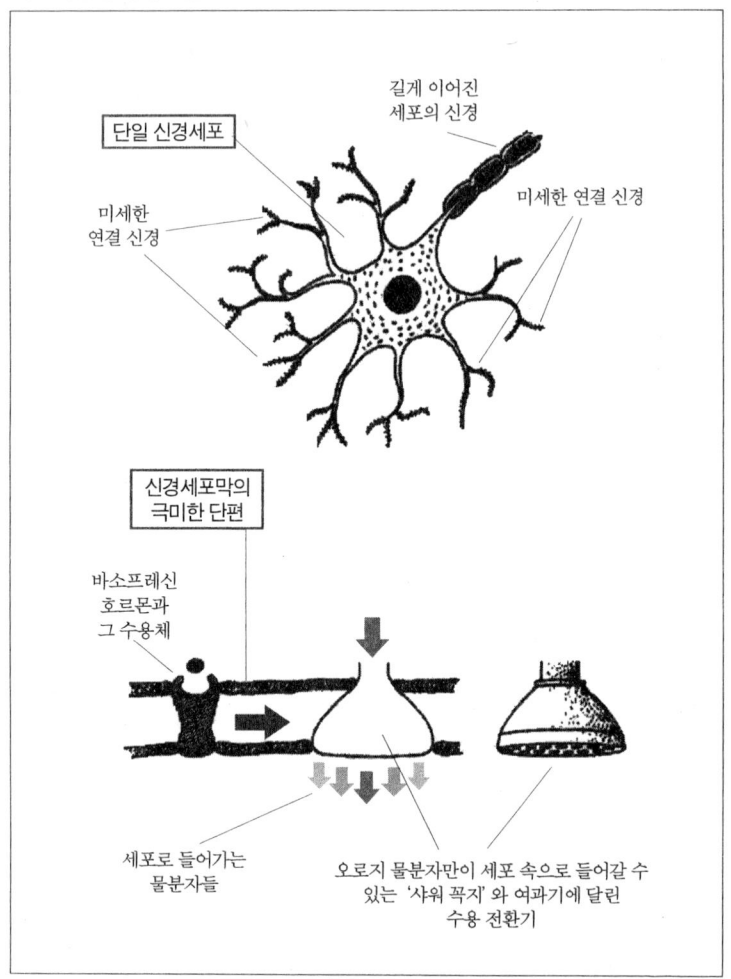

그림 4.2 신경세포의 도식적 모형과 그 세포막 벽, 샤워 꼭지 방식으로 전환되어 작은 구멍들로 물만을 통과시키는 바소프레신 수용체. 이것은 몸이 주요 세포들 속으로 물을 여과시켜 전달하기 위해 사용하는 역삼투 메커니즘의 일부이다.

못하게 될 수도 있는 것이다. 또한 아기의 폐도 비정상적으로 발달하게 되어 낭성 기형(cystic deformation)을 유발할 수 있다.

물은 몸의 모든 기능을 조절하는 데에 있어서 핵심적인 역할을 한다. 따라서 지금까지의 관례대로 대다수 발달상의 비정상에 대해 전적으로 DNA 기형만을 탓하는 것은 정확한 판단이 아니다. 탈수도 그러한 비정상의 한 요인으로 작용할 수 있을 것이다.

## 유아의 돌연사

유아 돌연사(CD, Crib death / Cot death) 혹은 영아 돌연사 증후군(SIDS)은 잠자던 아기의 불가해하고 예기치 못한 죽음을 일컫는 말이다. 잠자고 있던 아기를 잃는 것은 상상할 수 있는 가장 참혹한 비극 가운데 하나이다. 매년 7,000~8,000명에 달하는 생후 1년 미만의 아기들이 수면 중에 납득할 수 없는 죽음을 당한다. 돌연사가 가장 잦은 월령은 2개월에서 6개월 사이이다. 그에 대한 진단은 다른 원인을 배제한 채 부검을 근거로 한다.

우유를 토하고 그로 인해 쇼크를 일으킨다고 해서 돌연사가 야기되지는 않는다. 감염이나 감기가 돌연사를 유발하지도 않는다. 또한 전염병으로 인해 돌연사에 이르는 것도 아니다. 유아 돌연사의 주요 원인은 사실상 밝혀지지 않고 있다.

나는 생리적인 일들 가운데 수면 중인 영유아의 사망 원인이 될 만한 것들에 대해 많은 생각을 거듭해왔다. 새로운 패러다임의 관점에서 볼 때, 유일하게 납득할 만한 원인은 아기의 세(細)기관지 수축이라고 생각한다. 부연하면, 적정 온도보다 더운 방안에서 아기를 너무 두텁게 감싸서 재울 경우, 탈수와 몸의 열 관리 프로그램으로 인해 아기의 세기관지가 수축되기 때문이라는 것이다.

이러한 증상은 소위 '유아기 천식' 이라고 할 수 있다. 치료가 가능한 소아기 천식의 경우에도 해마다 수천 명의 어린이 사망자를 내는 상황이다. 하물며 깊이 잠든 표현 능력도 없는 젖먹이 아기들의 경우, 그 주요 사망 원인으로 천식을 고려할 만한 이유는 충분하다.

아기들이 마시는 조제우유 또한 유아 돌연사의 원인이 될 수도 있다. 모유와 우유 사이에는 뚜렷한 차이가 있다. 우유는 모유에 비해 훨씬 진하며, 지방과 단백질도 더 많이 들어 있다. 우유는 생후 한 시간 정도 후면 일어서서 이리저리 움직이고 뛰기 시작하는 송아지에게 맞도록 만들어진 것이다. 그러나 갓 태어난 아기는 생후 몇 개월간은 혼자 앉거나 기지도 못한다. 바로 이러한 점에서 모유와 우유는 자연적인 농도와 설계에서 서로 차이가 있기 마련이다.

아기에게 오로지 제조된 우유만을 먹이고 그 외에는 달리 물을 먹이지 않을 경우(부모들은 아기에게 물을 주지 말라는 이야기를 흔히 듣곤 한다), 젖먹이의 대사 시스템은 농축된 우유를 소화하느라 부담을 받게 된다. 결국 농축 우유로 인해 해로운 결과가 초래될 수 있다.

나는 어느 의학 학회를 통해, 자동차 사고로 사망한 아기들의 부검결과 제조우유를 먹인 아기들에게서는 모유를 수유한 아기들과 달리 관상동맥의 부분적 장애가 발견되었다는 이야기를 들었다. 그 이야기는 아주 중대한 사실을 폭로하고 있음에도 공개적으로 솔직하게 다루어지지 않고 있다. 제조 우유를 먹인 아기에게 관상동맥 폐색이 생기게 된 원인은 제조우유의 성분이 모유보다 진하게 농축된 때문이라고 생각된다.

젖먹이 아기가 농축 우유를 먹고 잘 감싸인 채 자는 것은 일반적인 일이다. 잠자는 동안에 아기의 몸무게에 비해 비교적 많은 수분이 호흡 과정의 숨을 내쉬는 상태에서 폐를 통해 소실된다. 우유에 함유된 물이 단지 우유 자체의 소화에 필요한 정도일 것이라는 사실을 감안하면, 폐로부터의 이러한 수분 소실은 아기의 몸에 수분 부족을 야기하고, 고갈 관리를 위한 생리 작용들을 강요하게 된다. 이러한 생리적 일들 가운데에는 히스타민 분비량의 증가도 포함된다. 히스타민은 아기에게는 성장호르몬이기도 하며 여러모로 유용한 물질이다. 하지만 히스타민은 기관지 수축을 일으키기도 한다. 이 사실로 미루어 볼 때, 우유 섭취, 이롭지 못한 환경적 상황, 스스로 더위를 쫓을 수 없는 상태 등이 특정한 조합을 이루면서 아기의 기관지 수축에 결정적 영향을 미치게 되어, 수면 중의 조용한 죽음을 야기할 수도 있는 것이다.

놀라운 것은 영유아들의 몸이 뛰어난 회복력과 적응력을 가지고 있어서, 이러한 문제가 그나마 흔히 일어나지는 않는다는 점이다.

아기들의 소화 공정은 아주 왕성한 활동력을 지니고 있다. 오로지 그 덕분에 대사 공정에서 우유 속의 고형 성분을 분해하여 약간의 물을 만들어냄으로써 동일한 우유 섭취 과정에서 그 공정을 돕는다고 생각할 수 있을 뿐이다. 이러한 상황이라면, 아기에게 맞서 그 균형을 무너뜨리고 유아 돌연사를 일으킬 만한 원인은 난방을 너무 덥게 하고 아기를 너무 두텁게 감싸는 데서 비롯되는 이롭지 못한 환경 요인이라고 할 수 있다.

내 소견으로는 아기의 식단에, 특히 수면 중 돌연사가 가장 잦은 생후 2개월에서 6개월에 있어서의 식단에 물을 도입해야 한다고 본다. 이 시기의 아기들에게 물을 너무 많이 주어서도 안 되지만, 우유를 먹일 때, 혹은 먹이고 난 뒤에는 항상 적당한 양의 물을 먹여야 한다. 이러한 습관을 들이게 되면, 유아기부터 물에 대한 미각을 촉진시키고, 훗날 노년기에 이르러서 더욱 강한 갈증 감각을 확립하는 데에 (그리고, 사실 단지 목마를 뿐인 것에 과민반응하지 않게) 도움이 될지도 모른다.


## 아동기와 청소년기의 수분 조절

아기가 태어나면, 처음에는 자신이 마시는 우유 속의 수분을 섭취함으로써, 그 다음에는 물 자체를 마심으로써 건강한 성장 발달에 필요한 수분을 공급받게 된다. 성장호르몬과 그 밖의 수분 조절 물질들이 갈증 메커니즘과 몸의 수분 요구를 조종하는 한편, 몸은 어떻게 해서라도 물을 보유한다. 신장은 소변을 집결시키기 시작하여, 소변 형성의 마지막 단계에 이르기까지 가능한 한 많은 물을 끌어들인다. 수분 조절을 조종하는 성장 추진 세력들은 성장호르몬과 그 외 관련 호르몬 및 히스타민과 같은 신경전달 물질들이다.

성장 단계에 있다는 사실 때문에 아이들은 끊임없이 그리고 당연하게 탈수 상태에 처하기 마련이다. 세포의 확장과 분열 과정에 엄청난 물이 쓰이기 때문이다. 각각의 세포는 그 75%가 물로 이루어져 있다. 성장 중인 어린이의 몸은 끊임없이 물을 필요로 하고 요구한다. 물이 없다면 성장은 불가능할 것이다. 몸의 이러한 당연한 물 요구를 화학물질이나 당이 함유된 제조음료 등으로 채운다면, (물 자체가 시작하는 일인) 건강한 성장과 발달이 효율적으로 이루어지지 않을 수도 있으며, 천식이나 알레르기 같은 위태로운 결과가 생길 수도 있다.

어린이와 청소년들은 물을 그 자체 그대로 마시는 법을 배워야 하며, 다른 음료로 대신하지 말아야 한다. 뇌의 민활한 기능과 학습 능력은 개개인의 물 섭취에 비례하여 좌우된다. 민첩하고 생기에 가득 차야 할 10대 청소년들이 옆에는 탄산음료 깡통이 놓인 채 수업 중에 머리를 책상에 대고 잠들어 있다면, 그것은 몸속에 물이 부족하다는 표시이다. 뇌기능을 향상시키기 위해서는 몸이 언제나 완전한 수화 상태를 유지할 수 있도록 물 섭취를 늘려야 한다.

언젠가 어느 지방 고등학교의 세 학급에서 과학 강의를 할 기회가 있었다. 나는 남학생들이 아침에 배설한 소변의 색깔을 살피기 위해 소변 용기를 확인했다. 모든 용기마다 진하고 눈에 띌 정도로 농축된, 심한 탈수를 나타내는 소변이 담겨 있었다. 부모들은 자신의 자녀가 물을 얼마나 마시는지 알고 있어야 한다. 자녀에게 물의 중요성에 대해 교육하고, 유색의 제조음료들에 중독되지 않도록 하는 것이 부모의 책임이다. 청교도적인 이야기가 아니라, 과학적 해석에 근거를 둔 중요한 사실이다.

## 성인기의 수분 조절

육체적인 성장이 완전히 이루어지고 몸이 육체적 발달의 성장 단계를 멈추고 나면, 성장호르몬의 효력은 더 이상 몸의 수분 섭취를 조절하는 지배적인 요소가 되지 못한다. 성인기에 있어서 몸의 수분 조절을 주로 관장하게 되는 것은 히스타민을 화학 전달 물질로 사용하는 뇌의 신경 중추이다.

갈증 감각이 수분 섭취를 제대로 조절하지 못하게 되는 것도 이 단계이다. 갈증을 감지하지 못하게 되는 이유는 상당히 미묘한 것 같으면서도 간단하다. 비록 물에서 나와 육지로 험난한 여정을 시작했던 최초의 생물체로부터 수백만 년의 발달 경로를 거쳐 왔다 해도, 우리의 몸은 여전히 물속에 살던 선조가 개발해낸 똑같은 적응 공정에 의존하고 있다. 그들은 물 밖에서 점점 더 오래 머물 수 있도록 강력한 물 관리 체계를 형성했다. 지방을 저장하는 것과는 달리, 인체는 초과되는 여분의 물을 보유할 어떠한 수단도 갖고 있지 않다. 그럼에도 불구하고, 우리 몸은 고갈 기간을 견뎌내야만 하는 것이다.

몸의 생리 작용은 언제나 물에 의해 좌우된다. 고갈을 관리한다는 것은 체세포들이 물의 의존에서 벗어난다는 의미가 아니다. 단지 자주 사용하지 않고 중요성이 떨어지는 신체의 어떤 부분이 겨우 생존할 정도의 물만을 할당받게 된다는 의미이다. 이들 세포에게는 물이 자유롭게 흘러들어가는 것이 아니라, 활동해야 한다는 명령에 이어 들어가게 된다. 수분 섭취가 조절되는 것은 활동이 적은 부분으로 순환되는 흐름이 감소하는 데에 따르는 것이다. 그러다가 그 부분이 억지로 활동하게 되면 혈관의 (순환) 시스템이 활짝 열리면서 물이 흘러 들어가게 된다.

18세에서 25세 정도까지는 키와 체격이 완성에 이르는 시기로서, 갈증 감각과 그 감각을 채워주는 반응에 의해 수분 섭취가 조절된다. 불행하게도 오늘날 이해하고 있는 것(구강 건조)과는 달리, 갈증 감각은 몸이 실제로 물을 요구하는 정확한 징후가 아니다. 목마름을 느끼지 않는 경우에는 여간해서 물을 마시지 않게 된다. 목마를 때까지 기다리고 나서야 겨우 물 마실 생각이 들기 시작한다.

건강을 저하시키는 모든 문제는 수분 섭취에 대한 바로 이러한 태도(단지 수분 결핍을 관리하는 태도)에서 비롯되는 것으로, 그것은 단지 미봉책에 지나지 않는다. 몸이 갈증 감각에 호소함으로써 목마름을 나타낼 무렵에는, 몸속에 2~3잔 정도의 물이 부족한 상태이다. 그런데도 어쩌면 1잔만을 마시고, 더 필요한 2잔 분의 물은 부족한 채로 그냥 둘 수도 있다. 안타깝게도, 이러한 차이는 나이가 들어갈수록 더 커지게 된다.

## 갈증 감각의 감퇴

우리 몸은 다소간의 고난에 적응할 수 있는 능력을 가지고 있다. 음식 섭취량의 부족이나 일시적인 체내의 수분 부족은 적응 공정을 자극하는 것으로 보인다. 따라서 음식이나 물을 섭취하게 될 때까지는 몸의 필수 기능들이 통제되는데, 이러한 공정에서는 갈증 감각과 배고픔의 느낌이 혼동될 수 있다. 2가지 감각 모두 체내에 유사한 방식으로 입력되어 있기 때문이며, 모두 뇌 속의 에너지가 낮은 상태에서 비롯된다. 바로 이것이 노소를 불문하고 비만을 야기하는 주 요인 가운데 하나이다. 갈증 감각을 배고픔으로 잘못 인식하여 갈증을 채우기 위해 음식을 먹게 되기 때문이다.

사람들은 갈증과 배고픔, 두 감각의 요구에 대해 늘 배고픔의 요구로 받아들여 반응하는 것 같다. 따라서 시스템 내에 고형 음식이 더 추가되어 들어오면서 그 결과로 갈증 감각이 보다 강하게 느껴질 때까지 먹게 되며, 그런 다음 물은 겨우 조금만 마신다. 이런 식의 갈증 해소는 몸의 다급한 요구에 충분한 것이 아니라, 단지 물 부족에 대한 몸의 일시적인 적응 한도를 넘기지 않을 뿐이다. 이렇게 해서 체내의 수분 부족은 꾸준히 만성적인 상태로 발전되어 가며, 계속 새로운 적응 역치(감각을 느끼기 시작하는 최소한의 자극 정도-옮긴이)를 인체에 강요하게 된다. 이러한 공정은 결국 서서히 갈증 감각을 떨어뜨려 상실시키게 되며, 점차 감각이 잊혀져감에 따라 규칙적인 수분 섭취에 대한 필요 또한 그만큼 잊혀지게 되고 만다.

히스타민은 극히 예민한 몸의 일부 기능을 위해 에너지를 방출함으로써, 일시적으로 물을 대체하는 역할을 할 수 있다. 탈수 상태가 심하지 않을 경우, 인체는 이 방법을 통해 살아남게 된다. 이러한 히스타민의 응급 기능에 의존하여 몸은 탈수가 계속되는 것을 그냥 방치하기 시작하는 것으로 보인다. 그러나 이러한 응급 세력이 얼마나 유용하든지 간에, 용도가 적은 신체 기능들은 탈수로 인해 해를 입게 된다. 만성 탈수가 점차적으로 자리를 잡아감에 따라, 처음에는 생리작용에서 시작하여 결국에는 화학작용까지 지속적인 변화가 일어나게 된다. 따라서 몸은 계속해서 아슬아슬한 상태로 그 기능을 유지하기 시작한다.

히스타민이 관리하는 뇌의 중추는 몸으로 유입되는 수분 양을 감지하는 것으로 보인다. 몸에 물이 충분히 들어오고 나면, 활동적인 히스타민 중추는 서서히 물 조절 물질로서의 책임에서 물러나게 된다. 히스타민의 고갈 관리 참여 역할과 물을 대신하여 약간의 에너지를 변환시키는 역할은 차츰 줄어들기 시작하여, 마침내 단계적으로 없어진다. 몸은 물이 부족하지 않다는 것을 깨닫기 시작하면서 물의 필요를 보다 빨리 알아채게 되고 의식하게 되는 듯하다. 마침내 몸은 갈증을 이해하고 표현하기 시작한다. '갈증 감각의 소실은 물을 마시고 싶지 않은 이유가 몸에 물이 필요 없는 상태이기 때문이라는 그릇된 정보에 대한 적응 공정' 이라고 생각된다.

  몸이 다시 규칙적이고 적당한 수분 섭취에 익숙해지고 나면, 갈증 감각이 예리해지고 물을 마시고자 하는 충동이 강해진다. 몸은 수분 부족을 보다 강하게 나타내기 시작한다. 따라서 세포는 다시 서서히 수분을 공급받게 된다. 몸의 세포는 마치 스펀지와 같이 천천히 물을 빨아들인다. 처음 한두 잔의 물로 몸이 곧바로 최적의 수화 상태가 될 것이라고 생각해서는 안 된다. 섭취된 물이 모든 세포마다 즉시 공급되는 것은 아니기 때문이다. 규칙적이고 적당한 수분 섭취가 있고 난 뒤, 세포가 완전히 수화되기까지의 공정은 며칠이 걸릴 것이다.

  탈수로 인해 어떠한 손상이 유발될 수 있는지 깨닫게 될 때, 비로소 규칙적이고 충분한 수화 상태를 엄격히 고수해야 한다는 사실을 심각하게 받아들일 것이다. 더불어 어느 정도의 물을 언제 마시는가 하는 것은 아주 중요한 문제로, 뒤에서 다시 거론하게 될 것이다.

  물이 매우 중요하다는 사실은 누구나 알고 있다. 그러나 적당량의 물을 우리 몸에 규칙적으로 공급하지 않을 경우 어떤 일이 생기는가에 대해서는 제대로 깨닫지 못하고 있다. '몸이 계속해서 아슬아슬한 상태로 기능을 유지하기 시작한다'는 말이 의미하는 바를 깨달아야 한다.

인체는 여러 가지 상이한 시스템들로 만들어진 혼합 구조물이다. 이들 모든 시스템의 정상적인 기능은 물의 다양한 특성에 따라 좌우된다. 그 모든 기능들을 작동시키는 데에 필요한 물이 충분하지 않을 경우에는 무언가 포기해야 한다. 몸이 단지 일상적 일들을 처리하기에 급급하다가, 느닷없이 긴급 상황이 일어나 뭔가 조처를 취해야만 한다면, 그 한계는 어떻게 나타날 것인가? 몸이 어느 한 역치 내에서 균형을 이루고 있다가, 느닷없이 새로운 임무를 떠맡게 되어 그 역치를 지나치게 될 경우를 가정해보자. 몸은 자신의 부족함을 어떻게 나타낼 것인가? 한마디로, 이미 탈수된 상태에서 수분 의존 반응이 요구되는 긴급 사태를 극복해야 한다면, 그러한 갑작스러운 스트레스에 몸이 어떻게 대처할 것인가 하는 문제이다. 요컨대, 이에 대한 대답이 바로 이 책의 가장 큰 주제라 할 수 있다.

탈수에 의한 손상은 체내의 단백질과 효소가 서서히, 그러나 점증적으로 효능을 잃게 되면서 자리를 잡게 된다. 탈수 구역 내의 개별 세포들은 그 효율성이 떨어지기 시작하여, 마침내 세포의 기능이 영구히 소실되기에 이른다. 몸에서 일어나는 모든 수분 소실의 66%는 세포에서 일어나며, 26%는 세포들 사이의 액체로부터, 8%는 혈액으로부터 비롯된다. 이러한 사실은 브루스와 그 동료들의 연구가 시사하는 바를 다시 생각하게 한다.

  그들의 연구는 20세부터 70세까지 나이가 들어감에 따라 세포 내의 수분 함량이 세포 외의 수분 양보다 더 적어진다는 것을 보여 주고 있다. 세포 내의 물이 삼투 균형이 뒤바뀔 때까지 점차적으로 소실되는 것이다. 이렇게 그 균형이 반전됨으로써 나이가 들수록 세포는 물을 흡수하고 수용하는 것이 점차적으로 더욱 어렵게 된다. 우리는 스스로에게 다음과 같이 자문해야 한다. "세포의 수분 함량과 구성이 급격하게 전환될 경우, 우리 몸에는 어떤 일이 일어날 것인가?" 계속해서 그 답을 찾아보기로 하자.

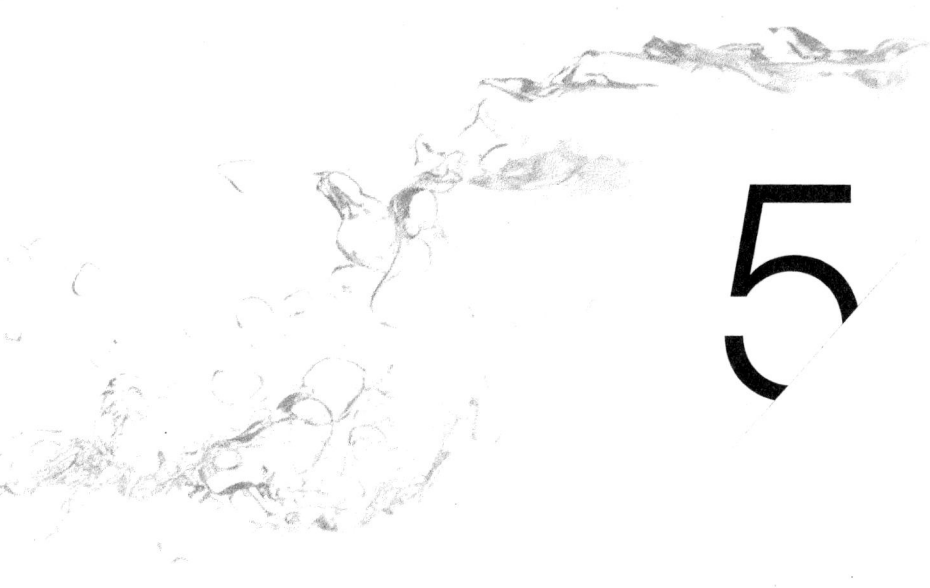

# 5

## 만성 탈수란 무엇인가?

나무에서 방금 딴 싱싱한 자두를 햇볕이나 바람에 쏘인다고 상상해보자. 그렇다, 싱싱하던 자두는 말린 자두로 변한다. 햇자두는 탈수로 인해, 말린 과일의 전형적인 모습인 오그라든 육질과 주름진 껍질을 갖게 된다. 과일의 탈수이든, 인간의 탈수이든, 수분의 소실은 온갖 생물체의 내부 및 외부 구조에 변화를 가져온다.

인간의 체내에는 100조 개에 달하는 세포가 있다. 탈수가 거의 확립된 부위의 세포는 주름이 지기 시작하고, 그 내부 기능 또한 영향을 받게 된다. 어느 부위든 물이 부족하게 되면, 탈수를 알려주고 몸의 국부적 혹은 일반적 갈증을 표시하는 다양한 신호들이 반응을 보이게 된다. 몸의 이러한 탈수 징후들에 대해서는 앞에서도 일부 소개한 바 있다. 그러나 현재 이들은 원인 불명의 질병들에 대한 징후로 이해되거나 취급받지 못하고 있다.

탈수의 정체

- 탈수의 가장 일반적인 징후는 무엇인가?
- 물을 충분히 마시지 않을 경우, 우리 몸에는 어떠한 일이 생기는가?
- 물은 얼마나 마셔야 충분한가?

이제 이 3가지 중요한 질문에 대해 답을 찾아야만 한다. 그에 앞서 먼저 해야 할 일이 있다. 뇌의 논리력을 작동시켜야 하며, 기존에 갖고 있던 어떠한 편견이나 선입관도 버려야 한다. 과거에 접한 바 있는 어떠한 건강 관련 서적들도, 물이 심신의 건강에 얼마나 중요한지를 다룬 경우는 없었을 것이다.

나의 관점으로는 국부적이거나 전반적인 갈증을 알려 주는 느낌들은 크게 3가지로 분류된다. 이러한 느낌을 감지하는 단계에서는, 대부분의 당면한 증상들을 큰 손상 없이 회복할 수 있다.

1. 일반적으로 감지되는 '느낌들'

일반적인 느낌에는 피곤한 느낌, 얼굴이 상기되는 느낌, 짜증스러운 느낌, 초조감, 나른함, 우울한 기분, 불면, 머리가 무거운 느낌, 억제할 수 없는 갈망, 많은 사람들 속에서 느끼는 두려움이나 집을 나서는 것에 대한 두려움 등이 포함된다. 이러한 느낌들 가운데 일부는 뒤에서 다시 거론될 것이다.

## 2. 고갈 관리 프로그램

탈수 징후를 나타내는 두 번째 집단의 증세는 몸의 고갈 및 자원 관리 프로그램들이다. 이 가운데, 탈수의 진행 상태와 실시 중인 배급 공정을 나타내주는 5가지의 두드러진 증상은 쉽게 바로잡을 수 있는 문제들이다. 이 집단의 나머지 하나는 자가 면역 질환으로 분류되는 여러 가지 증세로 구성되지만, 일종의 식인적인 자원관리 공정으로 간주되어야 한다. 지속적인 탈수로 인해 체내 자체 조직들의 희생이 따르기 때문이다. 이 두 번째 집단에 속하는 6가지 문제 증세는 다음과 같다.

1. 천식(Asthma)
2. 알레르기(Allergies)
3. 고혈압(Hypertension)
4. 제2형 당뇨(Type II diabetes, 일반적인 성인 당뇨로 인슐린 비의존성 당뇨, 즉 췌장의 손상 때문이 아니라 세포에서 당을 이용하지 못함으로써 유발되는 당뇨 - 옮긴이)

5. 변비(Constipation)
6. 자가 면역 질환들(Autoimmune diseases)

3. 보다 격렬한 국부 탈수의 비상 징후

나는 많은 임상 및 과학적 연구를 거친 끝에 다음과 같은 사실을 깨달았다. 아래와 같은 형태의 통증들은 세포 내부에 형성된 산(acid)의 위치에 따르는 통증들이며, 인체 내의 만성 탈수로 인해 유발되는 잠재적인 유전적 손상의 초기 징후라는 점이다.

1. 흉통(Heartburn)
2. 소화불량 통증(Dyspeptic pain)
3. 협심증통(Anginal pain)
4. 요통(Lower back pain)
5. 강직성 척추염(ankylosing spondylitis)을 포함한 류머티스 관절염(Rheumatoid joint pains)
6. 편두통(Migraine headaches)
7. 대장염(결장염) 통증(Colitis pain)
8. 섬유 근종(Fibromyalgic Pains)
9. 대식증(Bulimia)
10. 임신중의 아침 입덧(Morning sickness)

그 밖에도 4차원적 요인인 시간의 경과와 더불어, 지속적인 탈수에 의해 야기되는 합병증과 조직 변형, 기관 손상을 나타내는 보다 많은 증세들이 있다. 이들 각각의 증세에 대해서는 뒤이어 자세히 설명할 것이다.

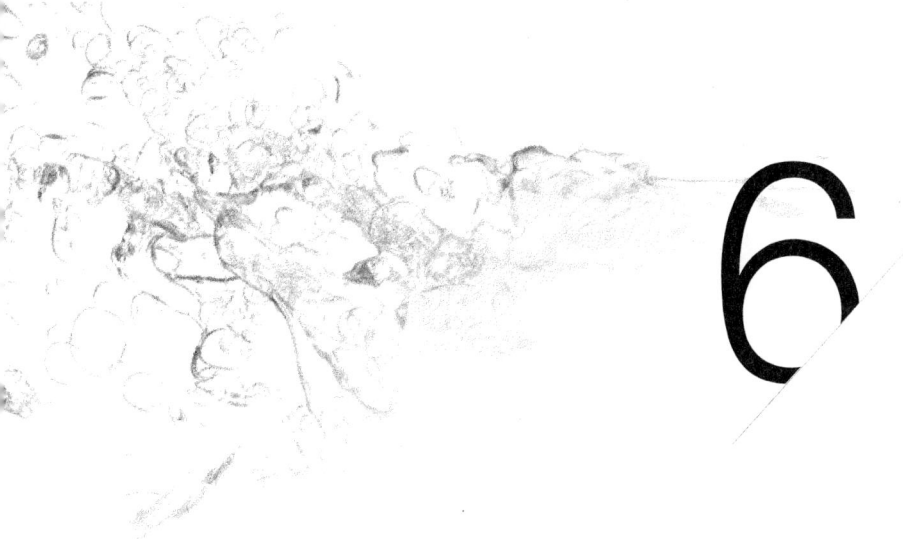

# 6

## 갈증에 대한 새로운 인식

내가 탈수의 신호라고 생각하는 지각적 느낌들은 다음과 같다. 이 가운데 일부에 대해 현대의학은 '생리적 폐색' 이라는 병명을 붙이고 있다.

1. 특별한 이유 없이 피곤한 느낌 : 물은 체내 에너지 형성의 주요 원천이다. 훌륭한 에너지 원천으로 여기고 있는 음식조차도 물에 의해 수화되어 에너지가 주입되는 공정을 거쳐야 비로소 쓸모가 있게 된다. 더구나, 신경전달과 작전 명령을 위한 에너지 원천은 수력전기로서, 이는 체내의 신경 경로와 이들 신경 경로의 근육 및 관절과 연계하여 형성된다.

2. 갑작스레 상기되는 느낌 : 몸이 탈수 상태가 되어 뇌에 필요한 수

분이 충분히 공급되지 않으면, 뇌의 명령에 따라 뇌혈관이 적당한 비례로 팽창하게 된다. 또한 얼굴은 눈과 입, 코, 귀를 뒷받침하는 단순한 기관이 아니다. 얼굴은 수많은 신경종말(nerve ending)이 공급되고 있는 수용체로서, 이들 신경종말은 끊임없이 주변환경을 감시하여 그 정보를 뇌에 보고한다. 다시 말해, 얼굴은 고도의 민감한 기능을 가지고 있는 뇌의 연장 기관이라 할 수 있다. 얼굴의 신경종말에도 역시 물이 충분히 공급되어야 한다. 그래서 뇌에 혈액 공급이 증가되는 것과 동시에 얼굴에도 순환이 증가하는 것이다. 누군가 얼굴이 상기되고 코가 빨갛다면(흔히 알코올 중독의 경우에 이러한 상태를 볼 수 있는 이유는 알코올이 뇌를 심하게 탈수시키고, 숙취로 인한 두통을 유발하기 때문이다), 그 사람의 몸이 탈수 상태에 있으며 물을 필요로 한다는 표시이다.

3. 짜증스럽고 공연히 화가 나는 느낌 : 짜증은 뇌 에너지를 소모하는 일에 관련하지 않으려는 회피 공정이다. 짜증을 내는 사람들에게 2~3잔의 물을 주게 되면 곧 냉정을 되찾고 상당히 너그러워지는 것을 보게 된다.

4. 초조한 기분 : 이것은 뇌의 전두부가 자신의 활동 영역 내의 수분 부족에 대해 느끼는 불안을 나타내는 지각적인 방법이다. 생각하는 뇌가 자신의 주인인 몸의 직무 태만으로 인한 탈수의 불안을 이보다 더 설득력 있게 보여줄 수 있는 방법은 없을 것이다. 불안을 느끼는 것으로 미루어 보건대, 몸이 물을 원할 때 실제

요구를 채워주지 않는 다른 음료를 공급했음이 틀림없다.

5. 나른하고 (원기가) 부족한 느낌 : 어떠한 경우든 몸의 주요 자산은 필수 아미노산 보유량이다. 이들 필수 아미노산은 신경전달 기능을 포함하여 아주 다양한 기능에 사용된다. 따라서 체내에 아미노산이 부족하다는 것은 그로 인해 뇌가 자신이 떠맡은 일을 하기에 부족하고 부적합하다고 스스로 평가하는 것을 의미한다. 탈수는 이들 아미노산 가운데 일부를 끊임없이 고갈시키게 되며, 이러한 필수 아미노산의 부족으로 인해 나른한 느낌이 들게 되는 것이다.

6. 우울한 느낌 : 이는 보다 심각한 국면의 탈수를 나타내는 것이다. 탈수 상태의 몸은 물이 없는 상황에서 자신의 일부 핵심 자산들을 항 산화물질로 사용해야만 한다. 소변이 충분히 생산되지 않아 제거하지 못한 대사 과정의 독성 폐기물들을 처리해야 하기 때문이다. 이들 핵심 자산에는 필수 아미노산인 트립토판(동물의 생육에 필요한 아미노산-옮긴이)과 티로신(대사에 필수적인 알파 아미노산-옮긴이)이 포함된다. 이 두 아미노산은 간 내의 독성 폐기물들을 중화시키기 위한 항산화 물질로 희생된다. 뇌는 세로토닌과 멜라토닌, 트립타민, 인돌라민 등을 제조하기 위해 트립토판을 사용한다. 이러한 요소들은 모두가 신체 기능의 평형을 유지하고 통합하는 데에 사용되는 아주 핵심적인 신경전달 물질들이다. 우울증은 이들 물질이 체내에 충분하지 못할 때에 생기게 된다. 또한 티로신은 뇌가 아드레날린과

노르아드레날린, 도파민 등의 '유능한' 신경전달 물질들을 만들기 위해 사용하는 또 다른 아미노산이다. 이들 신경전달 물질의 활동이 부족하게 되면 사람의 활동력 또한 떨어지게 되며 심적 상태도 울적해진다.

내가 이 책을 편집하고 있을 당시, 〈워싱턴 포스트〉는 2002년 5월 7일 화요일, 우울증에 관한 기사를 통해 제약업계의 뿌리깊은 기만행위를 폭로했다. "우울증을 치료하는 가짜 알약의 효능(AGAINST DEPRESSION, A SUGAR PILL IS HARD TO BEAT)"이라는 제목의 기사는 제약계가 프로작, 팍실, 졸로프트 등(새로운 소재의 우울증 치료제들-옮긴이)의 우수성을 입증하기 위한 임상 시험에 있어서 어떻게 진실을 왜곡해 왔는가를 폭로하고 있다. 그러나 그들의 주장과는 달리 플라시보(심리적인 위안을 위해 환자에게 주는 인체에 무해한 가짜 약-옮긴이) 효과를 주기 위한 단순한 가짜 유당정이 우울증을 완화하는 데에 있어 보다 긍정적인 성과를 보였다고 밝혔다. 그 기사는 유당정이 대량 강매된 약들에 맞서 눈부신 성과를 보일 수 있었던 것은 한 달에 몇 분 정도 의사와 대면하는 우울증 환자에 비해, 임상 시험의 실험 대상자들은 훨씬 더 많은 주목과 관심을 받기 때문이라고 추측하고 있다. 관심과 사랑이 있을 때, 환자의 내면에는 무한히 큰 치유력이 생겨날 수 있다. 지금은 아무도 기억하지 않는 의학계의 격언이 있다. "의사의 의무는 환자를 기쁘게 해주는 것이며, 치유는 자연이 하는 것이다." 의사는 마음을 열고 환자를 대해야 한다.

마침 이야기 주제가 정서적인 문제에서의 물의 역할인 만큼, 나의 책 《당신의 몸은 물을 원하고 있다(Your Body's Many Cries for Water)》에 대해 반스 & 노블(Barns & Noble)의 인터넷 사이트 www.bn.com 에 실린 독자 서평을 인용할까 한다. "물 덕분에 나의 인생이 달라졌다"는 글을 올린 M. S.는 가벼운 조울증을 진단받고 4~5년간 리튬염(조울증 치료제-옮긴이)을 복용하던 중에 그 책을 접했던 것 같다. 그는 책 속의 지시에 따라 물과 소금, 그리고 몇 가지 비타민을 복용하기 시작했다. 그리고 두 달 후, 리튬염을 끊을 수 있었다고 한다. 아무런 뚜렷한 호전 증세도 없이 9년간이나 병원을 다녔던 그는 이제 이렇게 말하고 있다. "이 책을 읽고 나서, 내 삶의 질은 정말로 크게 향상되었다."

7. 머리가 무거운 느낌 : 뇌가 스스로의 필요에 따라 더 많은 순환을 명령하고 있다는 신호이다. 이런 느낌은 뒤따라 일어날 편두통을 미리 예고하는 감각일 수도 있는데, 증가된 뇌혈류가 끝내 뇌세포를 충분히 수화시키지 못할 경우에는 그 결과 편두통이 일어날 수도 있기 때문이다. 뇌세포는 지속적으로 활동하는 가운데 신진대사의 독성 폐기물을 만들어내며, 이들 폐기물은 언제든 깨끗이 처리해야 한다는 점을 잊어서는 안 된다. 뇌세포는 자신의 내부 환경에 산성 물질들이 형성되는 것을 견디지 못한다. 머리가 무거운 듯한 초기의 느낌은 뇌 생리작용의 이러

한 국면을 반영하는 것일 수 있다.

8. 수면 장애, 특히 노인들의 경우 : 체내에 수분이 부족하면, 몸은 편안한 밤잠을 이룰 수 없게 된다. 꼬박 8시간을 잘 경우에는 호흡을 통해 많은 수분을 잃게 되고, 이불로 인해 땀을 흘리게 되므로 몸의 탈수가 더 심해진다. 물과 약간의 소금을 섭취하게 되면 수면 리듬은 즉시 제자리를 찾게 될 것이다. 다음에 소개하는 글은 나의 '물 치유' 프로그램의 방법을 알게 됨으로써 수면 도중 자주 깨는 것 등을 비롯한 많은 문제를 덜게 된 독자의 편지이다. 편지의 요지는 탈수의 여러 가지 지각적인 증상에 대한 것으로, 앞서 지적한 바 있는 것들이다.

제 이름은 D. H.이며, 인터넷상의 한 친구를 통해 박사님의 홈페이지를 방문하게 되었습니다. 저는 그 홈페이지에 실린 글들을 읽고, 먼저 그 내용에 크게 통감하게 되었습니다. 실제로, 저는 인터넷 대화방을 개설하여 박사님의 홈페이지로 사람들을 인도하고, 또한 소금과 함께 물을 마실 경우의 이로움을 토론하는 데에 앞장서고 있습니다. 저는 지금 '물 치유'를 시작한 지 약 3주가 되었으며, 이제 컨디션이 한결 좋아졌다고 확실히 장담할 수 있습니다. 혈압이 낮아졌으며 심박수는 58정도입니다. 밤에 잠도 더 잘 자고 낮 동안에도 기력이 더 좋아진 것 같습니다. 또한, 이제는 기분이 편안해지고 근심도 줄어든 것 같습니다. 전반적으로 긍정적인 효과를 겪고 있습니다. '물 치유'를 권장해주신 것에 대해 감사드리는 마음으로, 박사님을 지지하는 모임에 가입하여 좋은 이야기를 널리 알리고 있습니다. 이기심 없이 다른 사람들을 도우시는 것에 대해 다시 한 번 감사드립니다. D. H.

9. 분노와 성급함 : 탈수 현상을 보다 노골적으로 표현하는 이러한 태도는 '짜증스럽고 공연히 화가 나는 느낌' 이라는 제목으로 세 번째의 내용에서 설명한 바 있다.

10. 불합리할 정도로 참지 못하는 태도 : 인내심을 가지고 한 방향이나 한 가지 과제에만 매달려야 할 경우, 뇌는 에너지를 소모하게 된다. 만약 뇌에 에너지가 충분히 저장되어 있지 않다면, 뇌는 가능한 한 빨리 그 일을 그만두어야 한다. 이러한 신속한 이탈 공정을 일컫는 말이 바로 '참을성 없음' 이다. 명심할 것은 물은 다 써버린 양을 채울 수 있을 정도의 수력전기 에너지만을 생산한다는 점이다. 음식물에서 얻는 에너지는 여러 단계의 분자 변환을 거쳐야만 비로소 세포 속의 에너지 풀에 저장될 수 있다. 심지어 그 과정에도 물이 필요하다. 음식물의 구성요소들을 쓸모 있는 에너지 원천으로 만들기 위해서는 가수분해가 필요하기 때문이다.

11. 오래 집중하지 못하는 태도 : 이것은 뇌를 위한 또 다른 이탈 공정이다. 뇌가 하나의 주제나 학습 과정에 초점을 맞추기 위해서는 에너지를 필요로 한다. 뇌가 많이 수화되어 있을수록, 새로운 정보를 자신의 기억 은행에 새겨 넣기 위해 더 많은 에너지

를 생산해낼 수 있다. 어린이의 집중력 결핍 장애(Attention deficit disorder) 역시 비슷한 예로서, 이는 탄산음료 섭취로 인한 탈수에 의해 유발된다.

12. 건강에 이상이 없는 사람이 폐질환이나 감염이 없는데도 숨이 가쁜 경우 : 숨이 차다는 느낌 없이 운동을 하고 싶은 사람은 어떠한 형태의 육체적 활동에 매진하든, 그에 앞서 물을 마시는 것이 좋다.

13. 커피나 차, 탄산음료, 알코올 등의 제조음료에 대한 갈망 : 뇌가 몸에 물이 공급되어야 함을 알려줄 때 일어나는 느낌이다. 이들 음료들에 대한 갈망은 그들의 섭취로 인한 수화와 관련된 조건반사에 근거한 것으로, 사실상 이 음료들을 마시게 되면 몸이 더욱 탈수된다. 탈수 공정이 계속 진행되면 스트레스가 일어나게 되며, 그에 따라 뇌는 엔도르핀(진통 작용이 있는 모르핀과 같은 일종의 내인성 펩티드-옮긴이)을 포함한 스트레스 호르몬을 분비하게 된다. 이들 호르몬은 환경적 위기를 극복하도록 도와주는 몸의 천연 아편인 셈이다. 사람들이 이러한 음료들을 계속 마시게 되는 이유 가운데 하나는 자신의 엔도르핀 생산 수준에 따라 중독 정도가 늘어나기 때문이다. 카페인과 알코올이 중독성 물질인 것도, 그로 인해 금단 증상이 야기되는 것도 이러한 이유 때문이다. 이런 식의 중독에 따르는 다음 단계는 몸의 엔도르핀 분비를 끊임없이 촉진시키는 더 강력한 약을 사용하는 것이다. 따라서 마약 없는 삶으로 아이들을 인도하고

싶다면, 그들의 식단에서 카페인을 제거하는 것부터 시작해야 한다.

14. 바다나 강, 그 밖의 물줄기들에 대한 꿈 : 갈증을 해소할 물의 원천에 도달하기 위하여 무의식적으로 생성된 일종의 연상이다. 뇌는 사람에게 어떠한 기능을 수행하도록 지시하기 위해, 심지어는 깊은 수면 상태에서도 그와 유사한 경험을 겪게 하는 경향이 있다.

꿈에는 일반적으로 몇 가지 중요한 의미가 있다. 나는 런던의 세인트메리병원 의과대학에서 가정의로 일하던 당시에 꾸었던 꿈을 결코 잊지 못한다. 당시 나는 (잘 알려진 바대로) 정신없이 바쁜 그 병원의 외과에서 30명의 급성 질환자에 대해 주간 임상진료를 담당하고 있었다. 밤잠을 서너 시간 이상 잔다는 것은 도저히 불가능했다. 당연히, 당시의 나는 머리가 베개에 닿기 무섭게 시체처럼 곯아떨어졌다. 그런 바쁜 어느 날, 나는 점심식사가 늦어져 요리한 지 몇 시간이나 지난 음식을 먹게 되었다. 메뉴는 가재와 몇 가지 야채였다.

너무 바빴던 탓에 그 음식을 먹고 난 후 어떠한 불쾌함도 느끼지 못했다. 나는 이른 아침이 되어서야 잠자리에 들었고 거의 죽은 듯이 잠이 들었다. 잠든 지 얼마 되지 않아 나는 거친 바다에서 보트를 타고 있는 꿈을 꾸기 시작했다. 보트는 위아래로, 이쪽저쪽으로 급히 방향을 틀며 물결이 이는 바다를 따라 움직였다. 나는 점점 더 메스꺼움을 느끼기 시작했고 마침내 낮에 먹은 음식들이 올라오려 했다. 간신히 내 방의 개수대까지 내달은 끝에 나는 상한 것이 분명한 음식을 토해냈다. 뇌는 내가 일어나서 위 속의 내용물들을 비워야 한다는 것을 그 외의 어떤 방법으로도 표현할 수 없었을 것이다. 뇌는 나에게 메스꺼움이나 구토와 관련된 생각을 접하게 함으로써 겨우 대비 태세를 갖추게 할 수 있었던 것이다. 일종의 배멀미 연습을 통해 나를 일깨우는 것보다 더 나은 방법은 없었을 것이다.

# 7

## 고갈관리와 자원관리를 위한 주요 프로그램

새로운 의학의 진보적인 관점에서 볼 때, 다음과 같은 증세는 체내의 생리적 공정에 관련된 문제로 고려되어야 한다. 생리적 공정은 체내에 여유분의 물과 그 외의 주요 요소들의 공급이 부족할 경우, 그에 대한 배급 및 자원 관리 형태를 나타내준다.

1. 천식
2. 알레르기
3. 고혈압
4. 제2형 당뇨
5. 변비
6. 자가 면역 질환들

하루하루의 삶 속에서 규칙적으로 물을 마시지 않거나, 탈수의 신호인 통증이나 숨 가쁨, 알레르기 등의 중요한 의미를 깨닫지 못할 경우, 몸은 어쩔 수 없이 질병 상태에 빠질 수밖에 없게 된다. 위와 같은 증상이 나타난다는 것은 국부적이거나 전반적인 수분 부족과 그와 관련된 화학적 환경 변화로 인해 몸의 붕괴가 시작되었다는 경고장이라고 할 수 있다.

자가 면역 중세를 반전시키는 것은 쉬운 일이 아닐 뿐더러, 심지어 회복이 불가능한 경우도 있다. 이들 질환을 극복하기 위해서는 산 알칼리 균형의 중요성은 물론, 일련의 아미노산 소실, 아연이나 마그네슘과 같은 필수 미네랄의 흡수 부족이나 소실, 필수 비타민과 지방산의 절대 부족 등 탈수와 관련된 신진대사의 중요성에 대한 깊이 있는 이해가 필요하다.

## 천식과 알레르기

천식이란 무엇인가? 아무런 사전 경고도 없이 거의 숨이 막힐 정도로 호흡이 가쁘게 되는 경우를 두고 흔히 천식이라고 한다. 매년 수천 명의 사람들이 천식으로 인해 질식사하기에 이른다. 숨쉴 때마다 반복되는 마른기침에서 천식이 연유하는 경우도 더러 있다. 폐에 뚜렷한 이상이 있는 것도 아닌데 숨을 내쉴 때마다 헐떡이며 씨근거리게 된다. 천식은 1,700만 명 이상의 미국인들에게, 대부분의 경우 어린이들에게 영향을 끼치고 있다.

천식과 알레르기는 몸이 필사적으로 물을 원하고 있다는 신호라고 생각된다. '천식과 알레르기는 인체 내에 탈수가 진행중임을 알려주는 신호이다. 몸의 상태가 계속 악화되면서 마침내 다른 탈수 합병증들이 자리잡게 되고, 결국 제 명을 다 채우지 못하고 일찍 죽게 될 것임을 예고해주는 것이다.'

자신의 경험과 연구를 통해 나는 체내에 고도로 정교한 수많은 비상 갈증 신호가 있다는 것을 알게 되었다. 우리는 우리 몸속의 이러한 새로운 수분 부족 징후를 자각해야만 한다. 몇몇 건강 질환을 치유하기 위해 반드시 해야 할 일은 단 한 가지, 다른 액상 음료들 대신 물을 마시는 일뿐이다.

**질문** : 이 모든 것이 천식과 무슨 상관이 있는가?

**대답** : 천식과 알레르기는 체내 탈수의 중요한 징후로서, 주로 각종 항히스타민 약품으로 치료되고 있다. 히스타민은 늘어난 수분 섭취에 대해 갈증 메커니즘을 조절하는 중요한 신경전달 물질이다. 또한 히스타민은 고갈된 체내에서 그나마 쓸 수 있는 물에 대해 배급 시스템을 구축하기도 한다. 히스타민은 체

내 고갈 관리에 사용되는 가장 귀중한 요소 가운데 하나로서, 흔히 인체에 대한 지식 부족으로 인해 잘못 알려진 바와는 달리 해로운 물질이 아니다.

  탈수 상태에서는 히스타민의 생성과 활동이 크게 증가하며, 그에 따라 수분 배급 프로그램이 생겨나고 있다는 비상 갈증 신호와 징후가 일어난다. 폐 속에 히스타민의 방출이 증가됨에 따라 세기관지가 경련을 일으키면서 수축하게 된다. 기관지에 미치는 히스타민의 이러한 자연스러운 경련 작용은 호흡 중에 정상적으로 증발하는 수분(겨울철의 입김을 보면 알 수 있다)을 보존하기 위한 인체의 의도적 행위 가운데 하나이다.

  탈수 상태에서는 폐 조직이 아주 취약해진다. 폐 속의 기낭은 그 벽이 아주 얇으며, 언제나 습기를 보존해야 하므로 물을 필요로 한다. 이들 기낭을 통한 끊임없는 공기의 흐름 또한 기낭 내벽의 유효 수분을 증발시킨다. 탈수는 기류의 속도가 줄어들지 않는 한, 자동적으로 이들 조직 내의 유효수분 양을 감소시키며, 손상을 유발하게 된다. 요컨대, 이것이 바로 천식환자가 폐를 통과하는 기류에 대해 장애를 일으키는 근본 원인이다. 히스타민은 폐를 통과하는 기류의 속도를 줄이는 일을 맡고 있다. 그러한 기류는 기낭에 붙어 있는 세기관지의 수축을 유발한다. 또한 히스타민은 진하고 끈적이는 점액을 더 많이 생산하도록 촉진하게 되는데, 그 점액은 세기관지를 부분적으로 틀어막고 세기관지의 내벽을 보호해준다. 히스타민이 탈수 상태에서 이 모든 활동을 수행하는 이유는 몸의 정교한 통로들을 보호하기 위한 것이다. 이들 통로는 외부의 공기와 직접적으로 연결되어 있어서, 보호하지 않으면 쉽게 건조하고 말라붙을 수 있기 때문이다.

히스타민에 대해서는 제10장의 신경전달 물질에 관한 부분에서 더 상세히 다루게 될 것이다.

**알레르기와 면역체계**

몸이 탈수 상태에 이르게 되면 히스타민은 체내의 유효 수분을 잘 보전하여 기능의 주요 정도에 따라 각 기관에 분배하도록 주선한다. 탈수가 점점 더 심해지면서, 체내의 히스타민 생산율은 급격히 증가한다.

그러나 몸에 수분이 공급되면 히스타민은 있어서는 안 될 부분에서 사라지게 된다. 물이 적당히 공급되면서 히스타민의 생산과 과도한 방출은 적당한 비율로 억제된다. 물과 히스타민의 이러한 상관관계는 다양한 동물 실험을 통해 입증된 바 있다. 이제 물 그 자체가 매우 강력한 항히스타민 특성을 지니고 있다는 사실이 생리학적으로 분명히 드러나고 있는 것이다.

## 면역체계의 억제

히스타민에 민감한 일부 특정한 백혈구들은 골수 내 면역체계의 활동을 강력하게 억제한다. 그에 맞서 면역체계의 활동을 촉진하는 세포들은 백혈구의 2배에 달한다. 따라서 탈수가 오랫동안 지속됨으로써 일정량 이상의 히스타민이 생산되고 방출될 경우, 인체의 명령 기지인 골수의 면역체계가 억압될 수 있다.

 지속적인 탈수 상태에서는 히스타민의 생산율과 저장률이 정상치 이상으로 대단히 높아지게 된다. 따라서 면역체계 쪽의 탈수를 통해 히스타민의 방출이 자극받게 되면, 엄청난 양의 히스타민이 조직 속에 방출되게 된다. 그 반면에, 항체의 생산과 효능은 이미 탈수로 인해 억압받고 있어서, 꽃가루나 항원 등과 같은 외부 병원체를 감당하기에는 불충분하다. 꽃가루 철이 되어 이러한 외부 병원체가 눈에 침입하게 되면 이 문제로 인한 엄청난 심각성이 분명해지게 된다. 화분을 중화시켜야 하는 항체의 능력이 부족하기 때문에, 눈물샘이 민감한 안막, 즉 결막에 침입한 자극적인 꽃가루를 씻어 없애야만 한다. 이 때문에 히스타민은 눈을 덮고 있는 민감한 막과 코의 통로에 물을 분비하기 위해 그토록 지나친 활동을 하게 되는 것이다.

이러한 활동은 필요에 의해 자연적으로 생겨난 반응이다. '물 세척'은 항체가 중화할 수 없는 자극적인 꽃가루 종류를 제거하는 유일한 방법이다. 이런 과정을 통해 꽃가루 알레르기가 생겨나게 되는 것이다.

"물을 좀더 마시는 것으로 천식과 알레르기를 예방할 수 있다는 말인가?"라고 묻는다면 나는 몇 번이고 그렇다고 대답할 것이다. 어떠한 약이나 비용도 들이지 않고 자연적으로 천식과 알레르기를 예방할 수 있다. 물이 그런 일을 할 수 있는 것은 인체의 수분 조절과 고갈 관리에서의 히스타민의 주요 역할 덕분이다.

만성 탈수가 인체 내의 천식과 알레르기의 주 요인이라는 것은 이제 자명한 사실이다. 그 최적의 치료법은 수분 섭취(습관적이고 규칙적으로)를 늘리는 것이다. 천식이 있거나, 다양한 꽃가루나 음식에 대한 알레르기 반응을 가진 사람들은 엄격한 주의를 기울여 날마다 약간의 소금과 함께 적당량의 물을 마심으로써, 증세의 재발을 예방할 수 있을 것이다. 알레르기와 천식으로 시달리는 사람들에게는 탈수의 다른 징후들도 나타난다.

자신의 몸에 필요한 규칙적인 수분 섭취를 진지하게 받아들이지 않는다면, 그들은 분명 그 외에도 아주 심각한 문제를 일으키게 될 것이다. 이러한 사실에 관해 조금이나마 미심쩍은 생각이 든다면, 뒤에 소개할 앤드류 J. 보만의 편지를 읽어보기 바란다.

만약 알레르기와 천식으로 고생하고 있다면, 반드시 규칙적으로 물을 마시기 시작해야만 한다. 또한 몸의 상태가 정상을 찾을 때까지는 카페인과 알코올도 중단해야만 한다. 심장과 신장의 기능이 정상적인 사람들은 식사하기 30분 전마다 두 잔의 물을 마시고, 식사 후 2시간 30분 후에 한 잔의 물을 마셔야 한다. 수분 섭취를 늘리게 되면, 소변 생산의 증가에 따라 소실되는 염분을 보충하기 위해 소금의 섭취 또한 늘려야 한다. 소금에 대한 내용은 제13장에서 다시 다룰 것이다.

보만은 하나하나 연이어 나타나는 여러 가지 탈수 증세로 고생하던 끝에, 결국은 어떤 치료도 불가능하다는 이야기를 듣기에 이른다. 의사는 보만에게 죽음에 대비해서 미리 주변 정리를 해둘 것을 조언했다. 다행히도, 그는 물의 의학적 효능을 알게 되었고 아직까지 살아 있다. 그는 서서히 호전되고 있는 한 가지 증상만을 제외하고는 탈수로 인해 생겼던 다양한 문제들을 회복했다.

보만의 개인 병력에서 가장 두드러진 점은 아동기에 앓았던 알레르기와의 강한 연관이다. 알레르기는 몸을 충분히 수화시키기 위한 조치가 취해지지 않을 경우, 훗날 중병들을 야기하게 된다. 천식과 알레르기에 관한 보다 많은 정보와, 자신의 문제를 치유할 수 있었던 사람들의 수많은 증언에 대해서는, 나의 책 《천식과 알레르기, 루푸스에 관한 기초 지식(ABC of Asthma, Allergies and Lupus, 국내 미발간—옮긴이)》을 참조할 수 있다.

뱃맨겔리지 박사님께

제 이름은 앤드류 J. 보만 4세이며 마흔두 살의 젊은이입니다만, 제 나이 아직 서른넷일 때도 적어도 마흔넷은 되어 보였답니다! 제 인생의 대부분은 병마와 싸우는 사이에 지나가 버리고 말았습니다. 그러나 이제 새로 찾은 활력과 생명력으로 하루하루 매 순간순간마다 축제 기분에 젖어 있습니다. 저는 만성적으로 탈수된 상태에 있었지만 이제는 그럴 정도로 어리석지는 않답니다.

저는 1956년 10월 29일 펜실베이니아의 테일러에서 태어났습니다. 부모님께서는 저를 애지중지 돌보셨고 예방주사 역시 빠뜨리지 않으셨지요. 유아용 조제분유로 저를 키우셨고 나중에는 시리얼과 주스 등을 먹였으며, 제가 배가 아파 울곤 하면 물을 조금 먹이곤 하셨답니다.

저는 첫 번째 소아마비 백신을 맞고 나서 이유도 없이 허리 아래가 마비되었습니다. 전문의는 의아해하면서 '발육부진 소아마비'라고 진단했다는군요. 마비 증상은 느닷없이 생겼던 것처럼 또 느닷없이 풀렸습니다. 그런데 제가 여섯 살 무렵 1학년이 되어서 백신 효능 촉진제를 맞았을 때 다시 마비가 생겼습니다. 몇 달 동안의 입원과 침대 생활로 인해 몸무게가 불게 되고 말았지요. 저는 식사를 빼놓지 않고 다 먹었고 손님들이 오면 탄산음료를 마셨으며, 물은 이따금씩 조금 마시는 정도였습니다. 그러다가 다시 마비증상은 사라졌습니다.

제가 3학년이 되기 시작하면서(만 여덟 살 정도), 저의 알레르기 증상과 고난이 시작되었습니다. 마른기침을 자주 하는 것이 문제였지요. 봄철부터 가을까지 새로 깎은 잔디 근처에 있을 때면, 숨쉬기가 약간 힘들고 눈이 가렵고 물기가 있으며, 몸이 피로해지는 등의 일을 겪기 시작했습니다. 중학교에 다닐 때에는 알레르기로 인한 일시적 기절을 경험하곤 했습니다.

1979년 무렵, 저는 한 전문의를 방문했고 그는 저에게 알레르기와 천식이라는 진단을 내리더군요. 알레르기 주사를 맞고 공기 흡입기 등으로 치료를 받았습니다. 치료를 받아도 증상은 나빠지는 것만 같았습니다. 입술은 언제나 건조하고 갈라졌습니다. 그 당시 저는 하루 두 잔 내지 네 잔 정도의 커피와 함께 탄산음료 몇 잔을 마셨고, 홍차와 술도 조금 마셨습니다. 물은 낮 동안에 어쩌다 한 잔을 마시곤 하는 정도였지요. 알레르기와 천식은 계속되다가 1996년, 하루에 물을 2~3쿼트(1.9~2.8 *l* —옮긴이) 정도까지 마시게 되고 나서야 비로소 없어지더군요. 저는 이제 더 이상 알레르기나 천식으로 고생하지 않습니다.

제가 당뇨를 앓기 시작한 것은 열다섯 살 때였습니다. 저는 인슐린 의존성, 혹은 '소아당뇨(연소성 당뇨)'라고 진단 받았습니다. 카페인이 함유된 것을 포함한 다이어트 음료를 마시기 시작한 것이 바로 그때부터였지요. 당시 저는 아직도 하루에 두 잔 내지 네 잔 정도의 물만을 섭취하면서 차를 마시고 있었고, 커피를 마시기 시작했답니다. 몇 년 사이에 당뇨로 인해 여러 번 병원에 입원하게 되었습니다.

1980년대 중반쯤, 당뇨성 신경병증을 앓게 되었는데, 그것 때문에 다리가 퉁퉁 붓게 되더군요. 저는 다리에 염료 주사를 맞기로 일정이 잡혀 있었습니다. 도플러 레이더 검사 결과 제 다리 혈관에 어떤 뚜렷한 방해물이 있다는 것이 입증되고 나자 진단상의 관찰을 실시하기 위한 것이었지요. 한데 염료주사를 맞자 제 다리의 혈관이 터지게 되었고, 그로 인해 붓기가 더 심해지고 말았습니다. 저는 그때 '정맥 부전증(venous insufficiency)'이라는 진단을 받았습니다. 결국 1994년, 1년 이내에 아마도 다리 제거 수술을 해야 할 것이라는 선고를 듣게 되었습니다.

당뇨 인슐린 공급 시험을 진행하고자 시도하던 중, 눈 속의 망막 혈관이 커져서 출혈되고 있다(당뇨 망막병증, diabetic retinopathy)는 사실이 초기 검진에서 밝혀졌습니다. 저는 그 후 15년간에 걸쳐 새는 혈관을 봉하고 새로운 혈관이 자라는 것을 막기 위해 레이저 수술을 받기 시작했습니다.

1992년 크게 확장되긴 했지만 그나마 양성인 전립선이 발병했고, 신장 기능이 저하되는 징후가 보이기 시작하더군요.

1993년에는 약간의 성기능 곤란을 경험했습니다. 1994년, 저는 자연요법 내지는 유사요법 의사에게 진료를 받기 시작했고, 그분은 대체의약품으로 치료하는 것 외에 제게 물 섭취량을 늘리라고 충고했습니다. 저의 인슐린 섭취량은 일일 약 95단위 정도였습니다.

1976년에는 여러 가지 면역체계 문제점들이 일어나기 시작하면서, 전염성 단핵구증(infectious mononucleosis)이 발병했습니다. 1979년 당시의 잦은 입원 중에 다시 '단핵구증'을 진단 받았습니다! 의사들은 다시는 '단핵구증'에 걸려서는 안 된다고 단언하며 전문의와 상의하기 시작했습니다. 저는 독감 백신을 맞고 퇴원했지만, 하루 만에 다시 41도의 고열로 입원해야 했습니다. 많은 검사를 받고 있었지만 별다른 것이 나타나지 않고 있었습니다.

격심한 복부 통증에 대한 여러 가지 검사 결과 비장 옆에 또 하나의 비장이 붙어 자라고 있으며 그것 역시 비장의 기능을 하고 있다는 말을 들었습니다. 그 해에 어느 집을 방문했다가 저온 살균되지 않은 우유를 마시고는 장관 내 세균 감염으로 다시 병원 신세를 지게 되었답니다. '브루셀라 및 프로테우스 OX-19'라는 진단이었고, 저는 더 많은 항생제 치료를 해야 했지요.

1980년인가 1981년 중에 또 한 번 '단핵구증'이 발병하여 다시 병원에 들어가게 되었습니다. 당뇨 조절 문제가 제게는 끊임없는 전쟁이었습니다. 한 감염 질환 전문의가 외부 병원체에 대항하는 수많은 특별 항생물질들도 역시 감염된다는 사실을 발견했는데, 의사들은 그것이 나의 잦은 감염과 마찬가지로 천식과 알레르기 문제와도 관련이 있다고 언급하더군요.

1980년대는 여러 번의 입원과 질병, 실직, 스트레스 관련 질환 등으로 가득 찬 채 보낸 기간이었습니다. 제가 페니실린과 테트라사이클린에 알레르기가 있다고 진단받은 것도, 고혈압이 발병한 것도, 만성 피로 증후군, 림프양증가증(lymphoid hyperplasia), 관절염, 점액낭염(bursitis), 섬유근통(fibromyalgia), 위산 역류(acid reflux)나 장 문제 등을 진단받은 것도 그때였지요. 또한 왼쪽 등의 옆구리에는 양성 종양이 생겼습니다. 갑상선 부분에는 작은 혹이 생겼으며, 납, 카드뮴, 알루미늄 중독 등을 진단받았는데, 그러한 것들은 집 근처의 매립지에서도 발견된 것들이었지요.

과체중에다가 수면 중 무호흡증까지 생겼습니다. 검사 결과, 6시간 동안 300번 이상의 호흡 중단과 '기면발작(narcolepsy)'이 있음이 밝혀졌답니다. 저는 충분한 수면을 이룰 수 없었습니다. 결국 수면 무호흡증을 고치려고 수술을 했고, 밤에 숨쉬는 것을 돕도록 목에 기관 절개 튜브를 끼웠으며, 기도가 열려 있도록 하기 위해 호흡기를 씌운 채 잤습니다.

1980년대까지도 하루에 겨우 몇 잔 정도의 물만을 마시는 반면 커피를 많이 마셨으며 더불어 사카린, 나중엔 뉴트라스위트(설탕 대용 저칼로리 감미료인 아스파탐의 한 상표-옮긴이) 등도 많이 먹고 있었습니다. 1987년, 저는 '불구'를 선고 받았습니다.

1992년, 서른여섯의 나이였지만 겉보기에도, 스스로 느끼기에도 저는 마치 사십대 후반 같았고, 실제 상태는 겉모습보다도 더욱 안 좋았습니다. 저는 비타민, 허브 등과 더불어 천연 보충제를 복용하고, 그 외의 자연요법을 사용하기 시작했습니다. 자연요법을 행하는 의사의 권고는 물 섭취량을 늘리는 한편 카페인 섭취를 줄여야 한다는 것이었지요. 저는 이미 발의 감각을 잃은 상태였고, 늘 피곤하고 몸이 욱신거렸으며, 우울할 뿐 아니라 희망도 거의 없었습니다.

저는 물을 좀더 많이 마시고 카페인 섭취를 약간 줄이기 시작했고, 1995년 무렵에는 건강도 외관도 훨씬 나아졌습니다. 하지만 그때까지도 하루에 고작 0.9 $l$ 에서 1.4 $l$ 정도의 물을 마시고 있었을 뿐, 몸속에서 카페인을 모두 몰아내거나 바다소금을 사용하지는 않고 있었습니다.

1995년 9월, 왼쪽 옆구리의 멍울이 벌겋게 변하면서 가렵고 커지기 시작했습니다. 우리 가족의 주치의는 멍울을 제거한 뒤 검사를 하기 위해 어딘가로 보냈습니다. 10월에 피부 B 세포 림프종이라는 진단이 나왔습니다. 하나의 종양이 있던 등에는 이미 26개의 새로운 종양이 자라고 있었고, 큰 병원에서 검진한 결과 피부 표면의 임파종 암으로서, 흔치 않은 병이며 아직 그에 대한 연구가 그다지 진행되어 있지 않다는 설명을 들었습니다.

저는 갈륨 스캔을 통해 검사를 받았고, 검사 결과에서 온몸의 표면이 양성 암세포로 이글거리고 있음을 알게 되었습니다. 뒷 옆구리는 보다 밝은 하얀색으로 '고도 양성'이었으며, 이미 2개의 흑색종을 제거한 바 있는 가슴 가운데 부분도 마찬가지였습니다. 병원에서는 국부적인 방사선 치료를 받으라고 권유하면서, "종양이 나타나면 그것도 역시 방사선 치료를 하겠다"고 하더군요. 아니면 필라델피아로 가서 전신에 방사선을 쐬는 것도 좋다고 했습니다. 결국 등에 방사선 치료를 받았는데, 그 덕에 3도 화상을 입게 되었습니다.

저는 온몸에 방사선 치료를 하는 것은 거절했고, 치료 중반 무렵부터는 유사요법 의사가 천연 세척 요법을 사용하기 시작했습니다. 암 전문의는 제게 무엇이든 시도해보고 "할 수 있는 것은 다 해보라"고 조언하면서 "주변 정리를 해두라"라는 말도 함께 하더군요. 저는 물 섭취를 늘렸고 영양 보충제를 복용하면서 자연 치료를 받았습니다.

1995년 11월, 답을 찾아 헤매는 가운데 저는 한 사람을 소개받았는데, 그 사람은 제게 박사님의 물 치유 프로그램을 알려주며, 치료하기 위해서는 아주 철저하게 그 방법을 고수해야 한다고 충고하더군요. 저는 그때부터 물 섭취를 늘리기 시작했으나, 소금 섭취를 늘리는 것은 아직 확신하지 못하고 있었습니다. 고혈압에 관련된 전통적인 의학적 금기 때문이었지요. 나중에 그러한 생각이 잘못되었음을 알게 되고 나서야 소금 섭취도 역시 늘리기 시작했습니다.

1996년 3월, 저는 또다시 갈륨 스캔 검사를 받으러 갔는데, 사진에는 그 어떤 암의 징후도 나타나 있지 않았습니다. 의사들은 갈륨 스캔에 이상이 있다고 생각했지만, 유사요법 의사와 저는 내가 나았다는 것을 알고 있었습니다. 물을 더 많이 마시고 카페인을 줄인 것, 식사 습관의 변화, 자연 약재, 그리고 믿음 덕분에 저는 집으로 돌아올 수 있었습니다.

그때 이후로, 저의 건강은 지속적으로 호전되고 있습니다. 이제 더 이상 2개의 비장을 갖고 있지도 않을 뿐더러, 하나 뿐인 비장은 크기도 기능도 정상입니다. 지금 저는 아침에 첫 잔의 물을 마시기에 앞서 손바닥의 바다소금을 핥고 있습니다. 소금도 걱정하지 않고 사용합니다. 저는 지금 하루 5 $l$ 정도의 물을 마시고 몇 가지 보충제를 복용하는 한편, 도정하지 않은 여러 가지 곡물류와 신선한 과일 및 야채 등을 먹습니다.

제 허리 사이즈는 늘 43인치였지만 지금은 36인치이며, 몸무게 또한 112kg에서 95kg으로 줄어들고 단단한 근육 덩어리도 생기게 되었답니다. 안색과 외모는 30대 초반 남성과 다를 바 없으며, 남성으로서의 힘은 20대 수준입니다.

발목은 더 이상 붓지 않으며, 맥박은, 그렇습니다. 한때는 죽었던 저의 맥박이 다시 살아 뛰고 있습니다. 저는 그 온갖 질병들로 인한 약들을 더 이상 아무것도 복용하지 않습니다. 전에는 한 번에 적어도 15가지 처방약을 먹곤 했었지요. 인슐린 또한 하루에 95단위에서 35~45단위 정도만 필요하게 되었습니다.

더 이상 '만성 감염'이나 피로로 고생하지도 않고, 하루 12~14시간씩 자던 내가 요새는 6~8시간을 자고 있습니다. 전에는 항생제를 끊임없이 복용했던 것 같은데, 이제는 거의 그럴 일이 없습니다. 알레르기도 천식도 위식도 역류 질환(위산 역류, gastroporesis / acid reflux)도 더 이상 없습니다. 관절염이나 점액낭염이나 장 질환 등으로 고통받는 일도 더 이상 없습니다.

최근에 스트레스 검사를 받을 때, 저보다 나이 어린 의사가 내 건강 상태가 자기보다 좋다고 말하더군요. 고혈압도 꾸준히 나아지고 있답니다. 갑상선의 종기도 이제 없어졌고 잠도 더 잘 자며 중금속 독성도 이제 보이지 않습니다. 죽음의 고비를 넘기고 새로운 삶을 찾은 것입니다.

하나님은 저의 기도에 답을 하셨습니다. 내 몸과 마음과 정신을 치유하도록 자연의 방법으로 저를 이끌어 주셨습니다. 저는 이제 물과 소금, 미네랄, 보충제, 질 높은 영양식, 삶의 질에 있어서의 계속되는 호전과 더불어 새 삶을 살고 있습니다. 저는 진실로 축복받은 사람입니다.

1998년 11월 13일
앤드류 J. 보만 올림

마이클 P.는 50대의 남성이다. 그는 어려서부터 알레르기로 고생하다가 마침내 천식까지 앓게 되었다. 나이가 들면서 체중이 과하게 불었으며 고혈압이 발병했다. 그의 알레르기는 너무 심해서 집 밖으로 나서기 전에 그날의 꽃가루 지수(알레르기에 대처하기 위한 일종의 생활 지수—옮긴이)에 신경을 써야만 했다. 몇 년 전 그는 물이 알레르기와 천식을 치유하는 성질이 있다는 것을 알게 되었다.

그는 날마다 물을 규칙적으로 섭취하고 차와 커피를 마시지 않기 시작했다. 사무실의 모든 사람들이 커피를 마실 때 그는 더운 물을 마셨다. 그 이후로 마이클은 천식을 일으키는 일이 없어졌다. 알레르기 역시 증세가 훨씬 호전되었으며, 거의 사라진 것이나 다름없을 정도이다. 그는 이제 더 이상 꽃가루 지수에 신경 쓸 필요가 없어졌다. 자신의 일일 물 섭취를 조절하기 시작하면서부터 그는 알레르기와 천식에서 벗어났다. 그는 고혈압을 비롯하여 스스로의 건강 문제를 치료한 자기 자신을 대견하게 여기고 있다.

질문 : 왜 나를 진찰하는 의사는 물과 천식에 대한 정보를 깨우치지 못하고 있는가?

대답 : 내가 지금까지 여러분과 나누어온 정보는 새로운 지식이다. 내가 이 정보를 조사하고 연구하여 주목을 받도록 하는 데에는 20년이 넘게 걸렸다. 아직까지는 일반적으로 알려진 지식이 아니며, 의과대학에서 가르치고 있는 지식도 아니다.

의사들은 '액체' 의 섭취를 권장하며, 우리가 마시는 어떠한 액체도 물과 같은 작용을 한다고 여기고 있다. 지금까지 의과대학에서 그렇게 배워왔기 때문이다. 그들은 인체 내에서의 복잡한 물의 기능에 대해 제대로 배운 바가 없으며 아직도 만성 탈수를 이해하지 못하고 있다. 의사들은 인체의 정상적 생리작용에 부적합한 액체들도 있다는 사실을 깨닫지 못하고 있다.

더구나, 카페인이나 알코올을 함유한 음료는 탈수를 일으키며, 인체에 필요한 물을 대신할 수 없다. 카페인이나 알코올을 섭취할 경우, 신장은 체내에 보유한 물의 일부를 억지로 배출하게 된다.

나다니엘 C.는 20대의 젊은이다. 그는 어린 시절부터 천식으로 고생해왔다. 여러 차례 천식 발작을 일으킨 바 있는 그는 가장 가까운 병원의 응급 부서에서 즉각적인 조치를 받아야 하곤 했다. 이들 발작 가운데 한 번은 너무도 격심한 나머지 입원을 해야 하기도 했다. 결국 이러한 천식 발작이 반복될 것에 대한 끊임없는 두려움으로 언제나 호흡기를 지니고 다니며 자주, 대개는 의사의 처방보다 더 자주 사용하곤 했다. 그에게 있어서 좋은 아침이란 호흡기로 몇 번 숨을 빨아들이는 것을 의미했다. 그는 연기가 밴 실내에는 있을 수가 없었다. 업무상의 회의에서도 호흡기의 도움 없이는 끝까지 앉아 있을 수 없었으며, 또한 그의 친구들처럼 마음대로 운동을 즐길 수도 없었다. 나다니엘의 마음속에는 언제나 또 다른 천식 발작의 두려움과 끊임없는 위협이 떠나지 않고 있었으며, 그로 인해 하루의 활동이 좌우되곤 했다.

나의 연구 주제(만성 탈수)에 대해 알게 되자, 그는 자신의 천식이 물의 도움을 받을 수 있는지 알고 싶어했다. 천식이 주로 만성 탈수로 인해 생기게 된다는 나의 설명에 그는 몹시 놀라워했다. 일일 물 섭취를 조정하고 커피 섭취를 줄이고 나자 그의 호흡은 한결 편안해졌다. 호흡기나 약물을 필요로 하지 않고도 장시간 동안 지낼 수가 있었다. 그는 호흡기 사용을 줄일 수 있었으며, 나중에는 가지고 다니지 않게 되었다. 그는 지난 몇 년 동안 사실상 천식과 그에 관련된 두려움을 떨쳐버린 채 지내고 있다.

내과의사인 J. R.에게 성인기 알레르기와 천식이 발병한 것은 대학에 다닐 때였다. 때때로 그는 아주 심한 증상을 보였고, 질식과 쇼크로 인해 입원을 해야 하곤 했다. 어떤 것보다도 특히 고양이에 대한 알레르기가 심했고, 따라서 고양이를 기르는 집에는 절대 발을 들여 놓지 않았다. 심지어 초대에 응하기 전에 고양이를 기르지는 않는지 물어보곤 할 정도였다. 그의 몸은 일부 알레르기 물질에 대해 상당히 민감한 반응을 보였다.

어느 날, 그와 전화 통화를 하던 중 그가 건조하고 밭은 기침을 반복하고 있음을 깨달았다. 그 일을 통해 나는 그의 천식에 대해 알게 되었다. 나는 그에게 물을 한 잔 마시고 소금 약간을 혀에 털어 넣으라고 일렀다.

"자네 생각대로, 나는 일을 못할 정도로 기침이 터져 나오곤 할 때가 있었네. 그런데 자네가 시키는 대로 혀에 소금 몇 알갱이를 얹었더니, 기침이 진정된 정도가 아니라 아예 없어져 버렸네. 한 5분쯤 지나고 나니까 간호사들이 내 기침이 멎은 것을 두고 얘기들을 하더군."

지난 7년간 그는 천식과 알레르기로부터 벗어나게 되었다. 집에 고양이가 있는 친구들을 방문하는 걸 보면, 더 이상 고양이를 두려워하지 않는 것 같다. 그는 지금 물에 약간의 소금을 곁들여서 천식환자들을 치료하고 있다.

내 소견으로 천식은 질병이 아니다. 단지 체내의 수분 부족에 따르는 합병증일 뿐이다. 천식환자들이 물을 충분히 마시지 않을 경우에는, 천식 발작의 소인(素因)이 언제라도 다시 찾아오게 된다.

물마시기를 게을리하면서 천식이 물러가기를 기대할 수는 없다. 건강이 좋아지고 문제가 해결되었다고 생각하는 많은 사람들은 일상적인 물마시기를 소홀히 하다가, 다시 숨이 가빠지게 되면 갑작스러운 충격을 받게 된다. 우리는 이제 천식의 원인을 알고 있다. 탈수 때문이다. 천식에 대한 이런 간단한 이해를 일반 대중들의 마음에 새겨둘 수 있다면, 5년 이내로 미국과 세계 모든 곳의 질병 리스트에서 쉽게 '천식을 뿌리 뽑을' 수 있다고 확신한다.

최근에 있었던 이야기를 하나 소개할까 한다. 나는 지역 방송의 인기 라디오 프로그램에서 탈수의 다양한 합병증에 대해 이야기하고 있는 중이었다. 한 여성 청취자가 전화를 걸어와 내 친구가 천식과 탈수에 대한 정보를 자신이 살고 있는 나라에 전파해 준 것에 대해 고마움을 전했다.

그녀는 자신에게 네 살과 다섯 살짜리의 어린 두 자녀가 있다고 말했다. 2년 전 겨울, 두 아기 모두 심한 천식으로 고통을 겪고 있었고, 그로 인해 온 가족이 크게 걱정하고 있었다. 작년 초에 그녀는 아기들의 물 섭취를 늘렸다. 그 결과, 두 아이는 더 이상 천식으로 고생하지 않게 되었으며, 작년 겨울 내내 단 한 번도 천식 증세를 보이지 않았다는 것이다. 또한 남편의 인슐린 의존성 당뇨가 물 섭취를 늘리면서 어떻게 호전되기 시작했는지에 대해서도 이야기했다. 그는 이제 일상생활을 해나가는 데에 있어서 인슐린 사용을 훨씬 줄일 수 있게 되었다. 그녀의 딸 또한 심한 요통에 시달렸으며 요추 디스크 변성(lumbar disc degeneration) 및 위축이라는 진단을 받은 바 있었다. 역시 '물 치유'를 계속했고 이제 통증은 사라졌다고 한다.

가족 중에 한 사람이 만성 탈수에 대한 정보를 진지하게 받아들여 '물 치유'를 행동에 옮김으로써, 네 명의 가족이 이제 탈수 합병증의 심각한 위험에서 벗어나게 된 것이다. 그들의 물에 대한 깨달음 가운데 한 가지 중요한 점은 의학적 무지로부터의 자유이다. 그들이 의학적 무지에서 벗어나지 않았더라면, 화학적 약품이나 혹은 그들의 건강과 경제 기반을 심히 위태롭게 했을 의료 갈취 행위라는 절차에 자신의 건강을 맡겼을 것이기 때문이다.

한편, 물의 섭취가 늘어나지 않은 상태에서 음식의 섭취만 늘게 되면, 그 또한 알레르기에 대한 반응을 민감하게 한다. 음식이 잔뜩 들어간 농축된 혈액이 폐를 통과하여 순환해야 하고, 게다가 증발을 통해 수분의 일부를 포기해야 한다는 것을 기억하고 있을 것이다. 그러므로 알레르기나 천식 증세가 있는 사람들은 음식을 먹기에 앞서(적어도 몇 분 정도 전에) 반드시 물을 마셔야 하며, 이를 습관화해야 한다. 음식으로 인해 체내 액체가 지나치게 농축되어서는 절대 안 된다. 앞서 말했듯이, 그럴 경우 높은 히스타민 생성률이 그대로 굳어질 수 있기 때문이다.

질문 : 목이 마르게 되어서야 비로소 물을 마시는 것이 왜 잘못된 것인가?

대답 : 몸은 당신이 갈증을 느끼기 전에 이미 목이 마른 상태이다. 구강 건조는 체내의 수분부족에 대한 정확한 신호가 아니다. 상당히 탈수가 진행되어 있는 경우에도, 타액의 생산에는 영향을 주지 않는 메커니즘이 있다. 그 이유는 씹고 삼키는 공정을 거치는 동안에 음식을 매끄럽게 하는 윤활유가 있어야만 하기 때문이다. 구강 건조를 체내 수분 부족의 정확한 징후로 잘못 인식함으로써 의학의 연구 방향이 잘못된 길로 접어들게 되었다. 그 결과 심지어 오늘날도 어떠한 상태에서 몸이 목마르고 병적으로 탈수가 되는지 일반적으로 알려지지 않고 있다. 또한 체내 탈수가 서서히 자리잡게 될 경우, 어떤 무서운 손상이 야기되는지도 제대로 평가되지 않고 있다.

어린이들이 자신의 물 섭취를 적절히 조절하지 못할 경우에는, 히스타민의 활동이 폐 속을 지배하게 될 수도 있다. 히스타민 활동 과잉의 결과 가운데 하나로, 폐 조직의 발달이 몸의 신체적 성장과 발

맞추어야 할 시기에 염증성 과정이 일어날 수도 있다. 폐포가 형성되어야 할 곳에 과도한 섬유 조직이 형성되고 낭포가 생성되는 것은 성장 중인 어린이에게 탈수가 진행된 데에 따른 결과일 수 있다. 폐의 낭성 섬유증(cystic fibrosis)을 전적인 유전적 장애로 볼 수는 없다 해도, 탈수가 DNA 조합 체계와 폐 조직 형성에 일반적인 기본적 문제로 작용할 수는 있다. 또한 탈수로 인해 세기관지 내에 지나치게 걸쭉한 점액이 유발되는 것 역시 폐의 낭성 섬유증에 문제가 된다. 이 경우, 물과 소금이 점액을 묽게 하는 데에 도움을 줄 것이다.

아이들에게는 세포의 성장을 위해 물이 필요하다. 성장기에는 세포 용량의 75%가 물로 채워져야 한다. 그에 따르는 수분 부족으로 인해 그들의 생리기능 발달 단계 과정에서 천식과 알레르기가 생기게 되는 것이다.

나이가 들어감에 따라, 우리는 갈증 감각을 잃게 되며 우리 몸이 목마르다는 것을 깨닫지 못하게 된다. 노인들의 탈수는 호흡이 가쁜 증상과 더불어 심장과 신장에 손상을 야기할 수 있다. 이러한 단계의 숨 가쁜 증상을 심장 천식이라고 한다. 심장에 문제가 있거나 신장 질환이 있는 사람들은 물 섭취를 서서히 늘리되, 가능하면 내과의사의 관리 하에 진행하는 것이 좋다. 그들은 물 섭취를 늘리는 것과 더불어 소변량의 증가를 확인해야만 한다. 만 이틀 이내로 소변이 증가하는 징후가 나타나지 않으면 의사와 상의하도록 해야 한다. 탈수 상태에 있는 사람(소변이 변색되는 비타민을 복용하고 있지 않은 경우)의 소변 색깔은 짙은 노란색이나 주황색을 띠게 된다.

물이 충분히 공급되고 있는 경우에는 옅은 색의 소변이 배출된다.

나이와 상관없이 운동이나 힘든 육체노동을 할 때 천식이 일어나는 경우에는 운동을 시작하기 전에 반드시 물을 마셔야 하며, 카페인이 함유된 탄산음료를 중단해야 한다. 오렌지주스의 섭취(두 잔 이상일 경우)도 줄이는 것이 좋다. 오렌지주스의 높은 칼륨 함량으로 인해, 지나칠 경우 천식 발작을 일으킬 수 있기 때문이다. 몸에 필요한 수분을 주스나 우유만으로 완전히 대체할 수는 없다.

사용하던 약은 절대 느닷없이 중단해서는 안 된다. 약의 필요성이 줄어들 때까지는 약을 그대로 복용하는 가운데, 물을 좀더 마시는 것부터 시작해야 한다. 새로 얻은 치료 정보는 의사와 상의하도록 한다. 그리고 나서 의사와 함께 서서히 정상적으로 처방된 흡입기나 항히스타민제의 사용을 줄여가면서, 마침내 더 이상 그러한 것들이 필요하지 않도록 노력해야 할 것이다. 고질적이고 전적으로 약에 의존하고 있는 천식과 알레르기의 경우에는, 수분 섭취를 증가함으로써 처방약에 대한 환자의 반응이 향상되어, 마침내 몸이 그 자체의 정상적인 리듬을 되찾게 될 것이다.

어떤 물을 마실 것인가 하는 것이 물을 마시는 데 있어 제약 요인이 되어서는 안 된다. 수돗물에 납이나 수은, 살충제, 기타 위험한 화학약품이나 세균 등이 함유되어 있지만 않다면, 아주 최적의 음료수라 할 수 있다. 수돗물은 어디서나 마실 수 있기 때문이다. 수돗물이 센물이라고 해서 걱정할 것은 없다. 물속에 용해되어 있는 칼슘은 오히려 유용하게 쓰일 수도 있으며, 몸에 필요한 칼슘 섭취에 도움이 될지도 모른다. 염소 냄새가 너무 심할 경우에는, 주전자에 물을 받아 뚜껑을 연 채 놓아두도록 한다. 30분이 채 못 되어 염소는 증발되고 물맛이 좋아질 것이다.

증류수 음용을 두둔하는 것이 일반적인 추세가 되고 있다. 이러한 주장은 생산업체들의 상업적 목적에서 비롯된 것임이 밝혀질 것이다. 나는 일반적인 수돗물에 독성물질이 들어 있지 않은 이상, 굳이 증류수를 마셔야 하는 이유를 찾지 못하고 있다. 자신이 사는 지역의 수돗물에 대해 확신이 없다면, 주방의 수도꼭지에 정수 필터, 즉 고형 탄소 여과기를 설치하는 것도 좋은 생각이라 할 수 있다.

물의 섭취가 늘어남에 따라 소변 배출도 늘어나게 되는데, 그로 인해 염분과 그 외의 미네랄이나 수용성 비타민이 소실될 수도 있다. 따라서 반드시 일일 비타민 섭취를 보충해야 한다. 만약에 쥐가 난다면 몸에 필요한 만큼의 염분이 식사를 통해 충분히 섭취되고 있지 못한 것이다. 물마시기를 늘리고 계속하는 한은 식단에 소금의 양을 좀더 추가하는 것이 좋다. 특히 천식과 알레르기에 있어서는 소금 섭취야말로 치료의 핵심이라 할 수 있다. 소금은 '물이 충분한 상태에서' 폐 속에 뭉쳐 있는 농도 짙은 점액 분비물의 마개를 열어주며, 코의 분비물이 넘쳐 흐르는 것을 막아준다. 소금은 점액을 해체시켜 그것을 묽고 가늘게 만듦으로써 침과 함께 배출될 만한 농도로 만들어준다. 이 역시 체내에 물이 있을 경우에 가능하다.

막 기침이 터지려고 하거나 한참 기침 중인 천식환자는 2~3잔의 물을 마시고 나서 약간의 소금을 집어 혀에 얹도록 한다. 물과 소금은 탈수 상태의 몸(특히 천식환자들의 경우)에서 소실되고 있는 요소들이 시스템 내로 들어 왔음을 뇌에게 알려준다. 뇌는 즉시 세기관지에게 긴장을 풀라고 지시하고, 그러면 호흡은 한결 수월해지게 된다. 소금이 폐에 이르게 되면, 소금 펌프가 소금을 분비하여 세기관지 내의 점액 마개를 풀고 점액을 밖으로 내보낼 수 있게 한다. '물론 물이 있을 때에만 가능한 일이다.' 이때 소금에 비해 물이 부족하게 되면, 반대로 세기관지의 수축이 야기될 수도 있다.

가래나 코가 찝찔한 것은 바로 이런 이유 때문이다. 소금은 감기에 걸렸을 때 코 통로를 포함한 체내의 기도들을 깨끗이 청소하는 데에 꼭 필요한 요소이다. 또한 코와 공동 속의 점액을 풀어주고, 알레르기 반응으로 인한 콧물을 멈추는 것도 소금의 역할이다.


## 혈압과 탈수

체내의 동맥 체계를 뚫고 혈액을 몰고 나가는 힘을 측정하여 혈압이라고 부른다. 이 힘은 2가지로 구분된다. 확장기 혈압은 동맥 내의 일관된 기본적인 힘으로서, 혈관을 충만하게 하여 일관된 기본 압력을 유지한다. 혈압 측정기 상의 가장 낮은 측정치이며, 대개 정상으로 인정하는 수치는 60에서 90 사이이다. 반면에, 수축기 혈압은 동맥 내부에서 가파르게 상승하는 힘이다. 그 상승은 심실 내의 혈액이 심장 좌측의 수축으로 인해 이미 가득 차서 압력을 받고 있는 동맥계 속으로 억지로 들어가게 되면서 일어나게 된다. 이 힘의 정상 범위는 90~130이다. 다시 말해, 정상 혈압으로 인정되는 것은 60 이상 90(확장기)에서부터 90 이상 130(수축기)까지이다.

두 측정치의 차이는 중요한 의미를 갖는다. 그 차이가 의미하는 바는 동맥 내의 혈액이 새로운 피가 밀려들어옴으로 해서 휘저어지고 있다는 것이다. 그렇게 함으로써 혈액 속의 무거운 요소들이 정체 구역에 침전하지 않도록 막는 것이다. 또한 그 차이는 모세혈관 내의 작은 구멍들로 일부 맑은 혈청을 통과시켜 혈액 청소를 위해 신장 내의 여과 구역 속으로 주사하기 위한 추가 압력을 의미한다. 한편, 확장기 혈압은 몸의 모든 혈관들을 채워, 어느 곳도 비어 있지 않게 하는 데에 그 중요한 의미가 있다.

확장기 혈압이 정상 범위보다 상당히 올라가거나 떨어지게 되면 틀림없이 혈액순환에 문제가 있는 것이다. 정상 범위 이상으로 높다는 것은 혈액을 애써 순환시키는 과정에서 심장이 그 일을 해내기 위해 상당히 많은 압력을 받고 있다는 뜻이다. 짧은 시간 동안이라면 그 압력이 대수롭지 않을 수도 있다.

하지만 날이면 날마다 1분당 60번 내지 80번을 확장한다고 하면, 심장이 몹시 피곤할 것은 물론이고, 반복되는 맹공격을 견디느라 지나치게 쇼크를 받은 혈관 또한 탄력을 잃고 두꺼워지기 마련이다. 반대로, 확장기 혈압이 정상보다 훨씬 낮게 되면 순환에, 특히 뇌에 영향을 미친다. 뇌로 향하는 동맥 내의 압력이 부족하다는 것은 뇌의 핵심 중추에 산소가 제대로 이르지 못하게 된다는 뜻이다. 그 결과, 어지러움을 느끼고 중심을 잃게 된다. 혈압이 낮으면 갑자기 일어설 경우에 실제로 기절하는 일도 있다. 이러한 합병증들은 어떻게 해서 생기게 되는가? 바로 탈수 때문이다!

## 고혈압

대략 6,000만의 미국인들이 고혈압으로 고생하고 있다. 정상 범위 이상으로 혈압이 측정되는 경우에는 대개 그 원인이 한 가지만은 아니다. 과학적 견지에서 볼 때, 가장 일반적이고 흔한 원인은 체내에 서서히 자리잡게 된 탈수라고 생각한다. 이러한 유형의 고혈압은 '본태성 고혈압(essential hypertension)'으로 분류된다. 이 유형에 해당되는 많은 사람들이 몇몇 형태의 약물 치료로 체내의 만성적 탈수 신호를 처리한다. 그들이 자신의 혈압과 부족한 물 섭취, 혹은 잘못된 음료 섭취에 대한 관계를 깨닫지 못하는 이상, 이미 줄어든 남은 일생 동안 계속 약을 복용해야만 한다.

패러다임을 바꾸면 소위 본태성 고혈압에 대한 새로운 시각이 열리게 된다. 새로운 시각에서 볼 때, 서서히 혈압이 상승한다는 것은 서서히 체내에 수분 부족이 자리잡고 있다는 신호이다. 혈관은 혈액 용적 내에서의 반복되는 파동과, 혈액을 공급받는 조직의 순환 요구를 감당하도록 설계되어 있다. 혈관에는 미세한 구멍이나 관강이 있어 열렸다 닫혔다 하면서 내부의 혈액 양을 조정한다.

**고혈압에서 모세혈관 그물이 하는 역할**

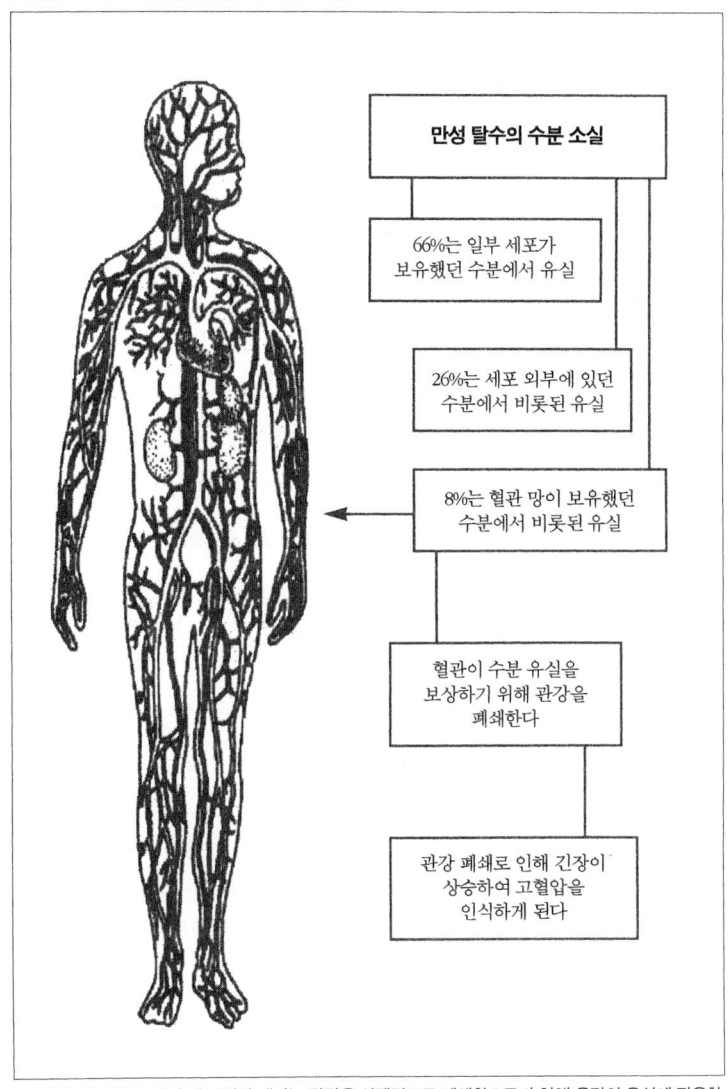

그림 7.1 몸 전체에 퍼져 있는 혈관 체계는 관강을 선택적으로 폐쇄함으로써 혈액 용량의 유실에 적응한다. 혈액 용량의 유실에 대한 한 가지 주요 원인은 체내 수분의 유실이나, 갈증 감각의 상실로 인한 수분 공급의 부족이다.

몸의 수분 소실(그보다도 부족한 수분 섭취로 인한) 가운데, 66%는 체내의 일부 세포들이 보유하고 있던 물(싱싱한 햇자두 같던 세포들이 말린 자두 모양으로 변하기 시작한다)이며, 26%는 세포 외부의 액체 환경의 액체에서 유실되고, 나머지 8%의 부족만이 혈액순환에 참여했던 물에서 유실된다. 순환계는 이 8%의 손실에 적응하기 위해 자신의 용적을 줄인다. 처음에는 말초의 모세혈관을 폐쇄하는 것으로 시작해서, 마침내 보다 큰 혈관이 스스로 혈관 벽을 조여 수분 유실로 인해 빈틈이 생기지 않도록 막는다.

이렇게 혈관 벽이 조여짐에 따라 동맥 내의 긴장은 측정할 수 있을 정도로 상승하기에 이른다. 이것이 바로 고혈압이다. 만약 빈틈을 메우기 위해 혈관이 조여지지 않는다면, 혈액으로부터 기체가 분리되어 그 공간을 채우게 되면서 기체의 정체 상태(gas locks)가 유발될 것이다. 혈관계가 운반하는 수분량에 대해 혈관이 이렇게 적응하는 것은, 체내의 혈액순환이 본따고 있는 수압 장치의 원리 가운데 가장 앞선 설계이다.

## 여과장치를 위한 주입 압력

혈관이 조이게 되는 또 하나의 주요 원인은 동맥 체계 내의 혈액량을 압축함으로써, 그로부터 걸러낸 물을 뇌세포 등의 핵심적인 일부 주요 세포에 주입시켜야 하기 때문이다. 혈관 벽을 조여서 얻어낸 힘은 인체 내의 역삼투 체계를 관리하는 데에 쓰이게 된다. 이 역삼투 체계는 핵심 세포들을 살리기 위한 위기관리 프로그램이다.

물은 세포막의 구멍 다발인 작은 '샤워 꼭지'를 통해 체내의 선택된 세포들 속으로 밀고 들어간다. 두 혈압 간의 측정치 차이는 정상적인 상황 하에서 인체의 몇몇 핵심 세포 내로 물을 배달하는 데 필요한 힘의 범위이다. 몸이 점점 더 탈수되어감에 따라 물을 여과하여 핵심 세포 속으로 주입시키기 위해서는 더 큰 압력이 필요하게 된다. 몸속에 물이 적을수록 핵심 세포들을 수화시키는 데 더 큰 압력이 요구되는 것이다.

그 메커니즘은 간단하다. 스트레스를 받는 상황에 직면하게 되고, 서서히 탈수 상태가 자리잡아 가는 가운데 히스타민이 방출된다. 히스타민은 항 이뇨 호르몬인 바소프레신의 생산을 촉진한다. 체내의 특정 세포들은 바소프레신에 민감한 수신 포인트를 가지고 있다. 바소프레신 호르몬이 민감한 포인트를 누르는 즉시 세포막에는 텅 빈 샤워꼭지 모양이 생겨나게 된다. 샤워 꼭지 밑부분에는 미세한 구멍들이 열려 있다. 혈청이 그 공간을 가득 채우면서 혈청의 물 성분이 구멍을 통해 여과되는데, 구멍의 크기는 한 번에 단지 물분자 하나만이 통과할 정도이다.

바소프레신(vaso는 혈관, press는 압축의 의미—옮긴이)은 또한 그 이름이 암시하고 있듯이 주변의 혈관들을 조이는 데에도 앞장선다. 이렇게 혈관을 조임으로써 혈관의 구멍을 통해 혈청과 그 물 성분을 밀어내도록 압축하게 된다. 이 물의 일부가 세포 속으로 다시 밀려 들어가야 할 경우에 꼭 필요한 작용이다(그림 4.2 참조).

## 레닌-앤지오텐신 계

탈수나 히스타민 생성과 관련된 또 하나의 수분 조절 시스템은 뇌의 레닌-앤지오텐신(RA) 계이다. RA의 생산은 갈증을 감지할 수 있게 하고 수분 섭취를 늘리게 해준다. 그것은 또한 혈관을 다소 조이게 하는 작용을 하며 고혈압을 일으키는 지배적인 요인으로 인식되어 왔다. RA체계의 활동이 특히 눈에 띄는 곳은 신장이다.

신장은 소변을 집결하고 생산하는 한편 물을 저축해야 한다. 신장은 수분 부족을 인식하고 내재되어 있는 RA계를 촉진함으로써 소변 생산을 위해 좀더 많은 물을 소집한다. 마침내 RA계는 몸이 충분히 수화될 때까지 염분의 섭취와 보유를 조종하도록 자극한다.

뇌는 그 자체의 독립된 RA 체계를 가지고 있다. 수분이 부족하게 되면, 이 사실을 감지하는 중추가 활성화되어 신경전달 물질인 히스타민을 생산하게 되며, 그러면 이 히스타민은 뇌의 RA계를 활성화시킨다.

몸이 세포 내부에서 탈수를 일으키게 되면 그와 동시에 혈압이 상승하게 된다. 그러한 경향은 소금을 보유하기 시작하면서 나타나는데, 소금은 역삼투 과정을 시행하는 데에 필수적인 요소이다. 몸은 부종액(edema fluid, 浮腫液) 형태로 물을 모으는데, 그 부종으로부터 여유분의 물을 걸러내어 핵심 세포 속으로 주입한다.

의료 전문가들은 세포 내부의 탈수와 RA계의 생리적 역할과의 관계를 지금껏 깨닫지 못하고 있다. 단지 세포 외부 환경에 물이 늘어나는 것만을 깨닫고 있을 뿐이다. 그들은 의례 체내의 액체 보유나 혈압 상승은 RA계에 의한 병리학적 과정이라고 여긴다. 그러한 과정이 주요 핵심 세포, 즉 뇌세포나, 간세포, 신장세포, 폐세포 및 그 외의 주요기관과 선(線) 세포 등의 내부 탈수를 바로잡기 위한 적응 수단이라는 것은 깨닫지 못하고 있는 것이다.

화학적 단계는 앤지오텐신 변환 효소(ACE)와 관계가 있다. 이들 효소는 3가지 단계에서 '앤지오텐신 III'를 생산한다. 이러한 화학 단계는 체내의 염분 보유를 엄격히 조종하도록 강요한다. 여분의 염분은 조직 내에 여분의 물을 보유하게 한다. '이러한 염분 보유 조종 메커니즘을 중단시키는 유일한 방법은 세포 내부와 외부의 액체 함량이 균형을 이루도록 충분한 수분과 약간의 염분을 섭취하는 것이다. 소금은 정제되지 않은 바다소금이어야 하는데, 일단 물이 세포 내부에 주입되거나 확산되고 난 뒤, 물을 머물게 하는 데에 필요한 여타의 필수 미네랄들이 함유되어 있어야 하기 때문이다.'

자유롭게 쓸 수 있을 만큼 물이 풍족한 경우에는, 강요하지 않아도 세포막을 통해 아주 빠르게 물이 확산된다. 세포막을 통한 물의 확산율은 1초당 0.001cm로 계산된 바 있는데, 이는 실로 빠른 속도이다. 물 자체가 천연 이뇨제인 이유는 물이 신장 내에서 이렇게 자연스럽고 빠른 확산 과정을 거치기 때문이며, 따라서 물은 현재 일상적으로 사용되는 화학적인 이뇨제나 ACE 억제제보다 훨씬 훌륭한 이뇨제라 할 수 있다. 사실 본태성 고혈압 환자에게 이뇨제를 주는 것은 노골적인 학대 행위라고 볼 수 있다.

　물 자체에 의해 소변량이 늘어나게 될 것이며, 과다하게 보유된 염분은 서서히 소변으로 배출될 것이다. 물이 가장 효과적인 울혈 제거제이자 부종 제거제인 이유는 바로 그 때문이다. 혈액을 묽게 하기 위해 물을 마실 경우에는 역삼투 공정과 RA계에 의존하여 억지로 물을 핵심 세포(소변을 집결시키고 독성 폐기물들을 몸 밖으로 몰아내야 하는 신장 조직도 포함하여) 내로 주입할 필요가 없다. 몸은 비상 공정시와는 달리, 조직 내에 여분의 액체를 모아 그것을 여과하여 핵심 세포에 물을 주입하는 일은 하지 않을 것이다. 이것이 본태성 고혈압에 관한 전부이다.

　혈압의 점진적인 상승이 노화와 관련되어 있고, 또한 지금까지는 불가피한 것으로 여겨왔기 때문에, '본태성 고혈압'이라고 명명되었다. 그 말이 의미하는 바는 노화에 따르는 어쩔 수 없는 삶의 결과라는 뜻이다. 노화와 더불어 갈증에 대한 지각을 서서히 상실하게 되면서, 그로 인해 만성 탈수와 그에 따른 고혈압이 시작되는 것이라고는 깨닫지 못했기 때문이다.

　일일 물 섭취량과 여타 미네랄을 함유한 바다소금의 섭취가 늘어남에 따라 이러한 문제는 자연스럽게 바로잡아진다. 현재 고혈압을 관리하고 있는 방법은 범죄행위와 다름없다. 신장 기능이 정상인 고혈압 환자에게 이뇨제를 준다는 것은 어처구니없는 일이다. 몸은 염분을 저장함으로써 물을 보유하고자 애쓰고 있는데, 우리는 우리 몸 본래의 이치에 대해 이렇게 말하고 있는 것이다. "아

레닌 – 앤지오텐신의 작용

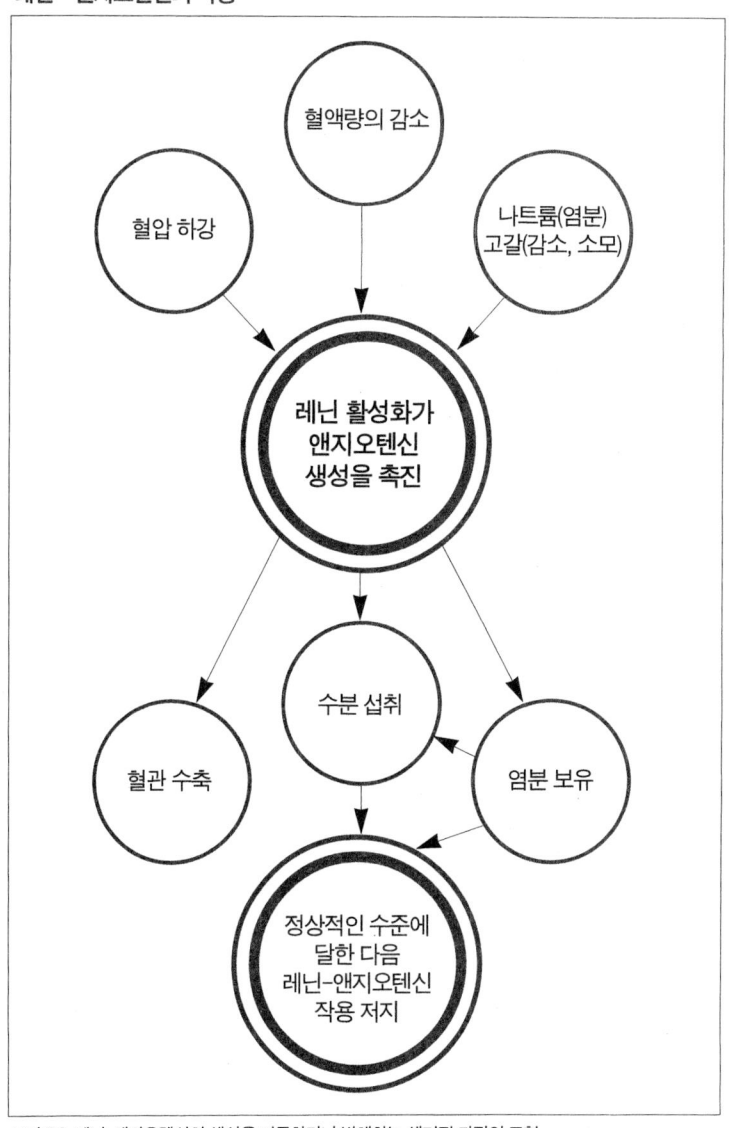

그림 7.2 레닌-앤지오텐신의 생산을 자극하거나 방해하는 생리적 과정의 모형

니, 이해를 못하고 있군. 이뇨제를 먹고 물을 빼내야 한다니까." 결국 이뇨제를 복용하여 몸의 수분 함량을 줄임으로써, 뇌와 그 밖의 주요 체세포에게 물을 전달하는 역삼투 체계의 효능을 떨어뜨리고 있는 것이다.

물은 그 자체만으로 최고의 천연 이뇨제이다. 관상동맥 혈전증과 반복되는 뇌졸중 등 고혈압과 관련된 합병증들은 사실상 지속적인 탈수로 인해 야기된다는 것을 잊어서는 안 된다. 만성 탈수는 일찍, 그리고 고통스럽게 죽음으로 인도한다는 것을 명심해야 할 것이다. 그 과정을 돕고 싶다면 이뇨제를 복용하라.

다음에 소개될 편지의 주인공인 트럭 운전기사 짐 볼런은 지극히 흥미로운 인물이다. 그는 조종사 훈련을 받고 한 항공회사에서 근무했다. 그러나 혈압이 너무 높은 탓에 정직을 당하게 되었고, 더 이상 비행기를 조종할 수 없게 되었다. 그때 그는 '물 치유'를 발견하여 고혈압에 처방되는 평소의 화학약물 없이도 쉽게 자신의 혈압을 낮출 수 있다는 것을 알게 되었다. 그는 천성적으로 배움에 대한 호기심이 몹시 강하고 탐구적이며, 상세한 내용에 대한 예리한 기억력을 지니고 있다. 물의 역할과 치료적인 특성에 대한 정보에 깊이 공감한 그는 다른 사람들을 돕고 계몽하기로 결심했다.

볼런은 현재 '물 치유'의 순회 선교사이다. 그는 트럭을 몰고 전국 방방곡곡을 누빈다. 그는 트럭 정류장에서, 혹은 그들 사이의 무선 통신 시스템을 통해 다른 운전자들과 이야기를 나눈다. 그들이 운전석에서 피곤하거나 졸려워할 때면 그는 그들에게 물을 마시게 한다. 또한 카페인이 든 커피와 탄산음료를 포기하게 하고 대신 물을 마시게 한다. 그들에게 필요한 물의 양에 비례하는 적당량의 소금 섭취가 얼마나 중요한지에 대해서도 얘기해준다.

매달, 그는 수백 달러 어치의 책과 테이프를 사서, 건강 증진의 정보가 필요한 사람들에게 나누어준다. 또한 지나는 길에 교회와 교구에 들른다. 그곳의 목사에게 자신의 전파 여정을 이야기하고 책과 비디오테이프를 주며 교구민들과 함께 보도록 권유한다. 그는 지금까지 수천 명의 사람들에게 그들의 삶에 있어 물의 중요성을 깨닫도록 도와주었다.

뱃맨겔리지 박사님께

저는 1997년 6월, 제 영업용 조종사 면허 갱신을 위한 건강 요건을 통과하지 못하게 되면서, 인체에 대한 물과 소금의 중요성을 깨달았습니다. 저의 휴식기 혈압은 230/110이었습니다. 저는 정직되었고, 담당의사의 진찰을 받으라는 말을 들었습니다. 의사는 제게 혈압약이 필요하다고 했지만, 저는 아직은 약에 의존하지 않겠다고 결심했습니다.

그렇게 부인은 했지만 심적 동요가 느껴지더군요. 제 혈압은 항상 120/80이었습니다. 저는 몇 주 후 마늘, 허브, 비타민, 운동, 약 등으로 노력을 한 뒤에, 다른 병원에서 진단을 다시 받았습니다만. 그러나 여전히 180/110이나 되었습니다. 의사가 제게 말하더군요. 만약 약을 복용하지 않으면 심장이 확대되고 심장마비나 뇌졸중으로 길에서 쓰러질 것이라고요.

저는 침울한 마음으로 집으로 갔습니다. 나이 쉰넷에 노년을 인정하고 싶지 않았습니다. 한 친구에게 제 상황을 이야기하던 중에 어느 은퇴한 척추 지압사가 제게 박사님의 책《당신의 몸은 물을 원하고 있다》에 관해 말해주었습니다. 그는 내게 그 책을 빌려주면서 일주일간 모든 카페인 음료를 끊고 물을 열 잔씩 마시되, 식단에 소금 반 티스푼을 더 추가하라고 하더군요.

저는 그를 미친 사람 보듯 쳐다보았습니다. 그때까지 수년간 염분 섭취를 삼가해 왔으니까요. 뱃맨겔리지 박사님과 박사님의 책, 그리고 리 홉슨 박사님이 내어주신 시간과 관대한 아량에 대해 하나님께 감사드립니다.

제 혈압은 이제 117/75입니다. 저는 전혀 약을 먹고 있지 않으며, 쉰여덟의 나이에 끝없는 활력을 만끽하고 있습니다. 더 이상 머리나 허리가 아프지도 않답니다. 또한 부비강염(sinuses)도 깨끗이 나았으며 변비 증세도 없어졌습니다.

충심으로 감사드리며,  
캘리포니아 주 인디오에서  
짐 볼런 올림

혈압에 대해서는 말할 것이 얼마든지 많다. 하지만, '본태성 고혈압'은 만성 탈수가 자리잡고 있는 징후라고 말하는 것만으로도 충분하다. 이미 굳어진 체내의 탈수 상태를 일일 물 섭취와 적절한 미네랄 섭취를 통해 바로잡아야 한다. 미네랄을 섭취하는 것은 소변량이 많아짐에 따라 유실되는 미네랄을 보충해야 하기 때문이다. 이렇게만 하면 혈압을 정상 수준 이상으로 끌어 올릴 만한 일은 생기지 않을 것이다. 너무도 간단한 이치이다.

인체가 가장 자주 그리고 지속적으로 겪는 스트레스는 단연코 탈수이며, 그로 인해 적어도 6,000만에 달하는 미국인들의 혈압이 상승하고 있다. 사실 그 외의 소리없는 스트레스 요인들이 몇몇 화학적인 추진 세력을 유발하여 궁극적으로는 혈압을 상승시키는 경우도 가능할 수는 있다. 하지만 그것은 극히 드문 경우로서 문제를 정확히 집어내기 위한 철저한 조사가 필요하다. 그러기 위해서는, 우선 탈수를 혈압 상승의 주요 원인에서 배제하고 난 연후에 다른 방식으로 문제에 접근해야만 한다.

## 염분과 고혈압

최근 과학 간행물들에 실린 기사들 역시 고혈압에 소금이 해롭다는 견해에 대해 의문을 제기하고 있다. 앨버트 아인슈타인 의과대학의 H. 앨더먼(H. Alderman) 박사와 그 일행은 〈고혈압 저널(Journal of Hypertension)〉의 1995년 기사를 통해 엄격한 저염도 식단에 의존하고 있는 사람들이 심장마비나 뇌졸중으로 사망할 가능성이 더 많다는 것을 입증한 바 있다. 또한 〈미국 임상영양학 저널(American Journal of Clinical Nutrition)〉 1997년 기사를 통해, 포틀랜드의 오리건 보건과학대학(Oregon Health Science university) 신장학부의 데이비드 맥카런(David McCurron) 박사는 칼륨과 칼슘, 마그네슘의 일일 섭취량이 적당한 상태에서는, 염분이 혈압을 올리지 않을 뿐 아니라 사실상 낮출지도 모른다고 밝히고 있다.

이 기사는 세포 내부와 외부의 수분량이 서로 평형을 이루어야 한다는 나의 견해에 확증을 주고 있다. 명심할 것은 염분이 세포 외부의 수분량을 조절한다는 사실이다. 반면에 칼륨과 마그네슘, 칼슘은 세포 내부에서 수분량의 균형을 잡아주는 필수 미네랄들이다.

또 한 가지 기억해야 할 사실은 물, 소금, 칼륨, 마그네슘, 칼슘 등의 5가지 요소가 세포 내부의 에너지 조절에 관여한다는 점이다. '물은 나트륨 칼륨의 펌프 단백질을 조종하고 수력전기를 생산한다.' 이 수력전기는 당면한 필요에 사용되며, 쓰고 남은 전기는 비상시에 쓰기 위한 저장 에너지로 변환된다. 칼슘은 뼛속이나 소포체 내의 다른 칼슘들과 접합된다. 접합된 각각의 칼슘 원자는 필요시에는 에너지 한 단위를 분리하여 재사용할 수 있게 한다. 마그네슘은 여러 단위의 에너지를 마그네슘 ATP 형태로 분리해낸다.

보다시피, 이제 본태성 고혈압의 수수께끼는 풀렸다. 고혈압을 피하기 위해서는 날마다 충분하고 적절한 양의 물을 섭취함으로써 소변 색을 옅게 해야 한다. 일상의 식단에는 3~4g 이상의 소금과

1g 정도의 칼슘, 400~800㎎의 마그네슘(물론 이것은 마그네슘의 공식적인 일일 권장량을 넘는 양이며, 대부분의 사람들은 심각한 마그네슘 결핍 상태에 있으므로 반드시 바로잡도록 해야 한다), 2,000~4,000㎎의 칼륨이 함유되어야 한다. 칼륨은 건포도나 감자, 아보카도, 리마(열대 과일-옮긴이), 각종 콩류, 완두콩, 토마토, 컬리플라워, 바나나, 식빵, 오렌지, 포도, 건살구, 우유, 달걀, 치즈 등의 고 칼륨 식품을 통해 쉽게 섭취할 수 있다. 특히 일상생활에서 먹는 모든 것에는 다소간의 칼륨 성분이 들어 있으며, 가능한 한 고 칼륨 성분의 음식이나 과일을 먹어야 한다.

만약 켈프(해초의 일종-옮긴이)나 밀기울, 맥아, 아몬드, 그 밖의 견과류 등 마그네슘 함량이 높은 식품이나 엽록소에 마그네슘이 들어 있는 녹색 채소를 먹지 않는다면, 매일 마그네슘 보충 영양제를 복용하는 것이 좋다. 칼슘의 경우에는, 함량이 많은 순서대로 켈프, 치즈, 참깨, 두부, 당밀, 콩류(편두, 각종 콩), 무화과, 아몬드, 봄채소, 크레송(유럽산 샐러드용 허브 야채-옮긴이), 파슬리, 플레인 요구르트, 새우, 브로콜리, 우유, 올리브 등이 몸에 필요한 칼슘을 제공해줄 것이다. 체중감량을 진행중이거나 균형잡힌 식사를 하지 않는 사람들은 영양 보충제를 통해 이러한 미네랄들을 섭취하는 것이 좋다.

요오드는 체내의 액체 성분을 조절하는 데에 매우 중요하며, 갑상선의 주요 호르몬인 티록신 생산에 있어 필수적인 요소이다. 티록신은 세포를 자극하여 온갖 펌프 단백질들을 제조하게 하는 것으로 여겨지고 있다. 이들 펌프 단백질은 세포 안팎의 나트륨과 칼륨, 그 외 미네랄들의 균형을 조절하며, 그 과정에서 에너지를 생성한다. 나트륨과 칼륨이 세포막을 가로질러 이동하는 것과 더불어 세포 안팎에서는 물이 삼투압의 균형을 맞추기 위해 이동할 뿐 아니라, 그 외의 미네랄 이송 펌프들 역시 신호를 보내며 세포 내부의 마그네슘과 칼륨, 칼슘의 수준을 조절하게 된다.

염분이 요오드로 변하기에 앞서, 많은 사람들이 요오드 결핍과 갑상선 종(thyroid goiter)으로 알려진 목의 갑상선 비대로 고통을 받게 된다. 요오드 결핍의 주요 합병증 가운데 하나는 거의 움직이지 않는 탄력없는 혹과 부종의 결집으로서, 점액부종(myxedema)이라고 한다. 그 외의 합병증으로는 피부 건조, 탈모, 기억 상실, 피로, 졸음, 근조직 소실 등이 있다. 이렇듯, 요오드는 건강과 액체의 균형에 핵심적인 요소이다.

정말 유감스러운 것은 정제되지 않은 바다소금에 요오드가 충분히 함유되어 있지 않다는 것이다. 바다소금에 중요한 많은 미량 요소들이 들어 있다고 생각했던 나는 바다소금만을 사용하기로 생각을 바꾸었고, 몸에 필요한 요오드를 공급해주는 식품이나 복합 비타민의 섭취를 소홀히 했다. 나의 두 번째 실수는 체내의 수분 대사에 관한 혁신적인 연구 결과를 사람들과 함께 나누느라 너무 바쁜 나머지, 나 자신의 건강 문제에 주의하지 않았다는 점이다. 나는 요오드 결핍에 따른 온갖 초기 단계 증상을 보이고 있었다. 목에 갑상선 종이 생기지는 않았지만 가슴께가 불편하고 숨이 찬 증세도 생겼다.

해상도가 뛰어난 CT 스캔으로 가슴을 촬영한 결과, 가슴에 생겨난 커다란 갑상선 종이 나의 호흡관을 거의 변형시킬 정도로 압박하고 있다는 사실이 드러났다. 바로 3개월 전의 일이었다. 나는 말린 켈프나, 현재 하루에 한 알씩 빠뜨리지 않고 먹는 복합 비타민제를 복용함으로써 요오드 섭취량을 조정했다. 그 결과, 나의 호흡곤란은 완전히 해결되었고, 부종도 깨끗이 치유되었으며, 노곤함도 더 이상 느끼지 않게 되었다. 또한 기력도 향상되었고, 졸음도 없어졌으며, 혈압 역시 정상 범위로 돌아왔다.

이제 한결 더 건강함을 느끼고, 더욱 자신감에 차 있으며, 부종으로 인해 늘었던 6~7kg의 체중 또한 감량했다. 이렇게 모든 것이 호전될 수 있었던 것은 체내 생리작용에서 요오드가 하는 간단한 역할 덕분이며, 앞서 말한 바 있는 필수 미네랄의 섭취를 조정한 데에 따른 것이다. 이와 같이 의사도 아플 수 있으며, 그것을 통해 배우게 된다. 한마디 경고하자면, 요오드를 과다 섭취해서는 안 된다는 점이다. 그로 인한 다른 문제들이 발생할 수 있기 때문이다.

## 당뇨

당뇨는 뇌의 수분 결핍으로 인한 최종 결과로서, 뇌의 신경전달 체계, 특히 신경전달 물질인 세로토닌이 조절하는 체계에 영향이 미칠 정도로 수분이 결핍된 데에 따르는 것이다. 세로토닌은 포도당 역치를 고정시키기 위해 뇌에 자동 설계되어 있어, 체내에 수분이 부족할 경우에 포도당 자체의 양과 에너지 필요량을 유지할 수 있도록 한다.

체내에 만성 탈수가 서서히 자리를 잡게 되면, 뇌는 더 많은 포도당을 에너지의 원천으로 쓰게 된다. 포도당으로부터 에너지도 얻고 대사 전환을 통해 물도 얻어야 하기 때문에 더 많은 포도당을 필요로 하게 되는 것이다.

스트레스에 의해 유발되는 응급상황 하에서는, 뇌에 필요한 보충 에너지의 85%까지가 오직 당만으로 충당되어야 한다. 스트레스를 받는 사람들이 단 음식을 찾는 이유도 바로 이 때문이다. 다른 모든 세포들은 인슐린의 힘을 빌려 자신의 세포벽을 뚫고 포도당을 차지하지만, 뇌는 인슐린에 의존하지 않고 자신의 세포막을 가로질러 당을 운반해온다.

탈수가 지속되어 뇌에 회복될 수 없을 정도의 손상을 입게 될 상황에서는, 생리적 메커니즘을 체내에 포도당 치가 더 높은 쪽으로 조종하도록 본래부터 뇌 속에 설계되어 있는 것 같다. 뇌는 의사가 환자에게 하는 것과 똑같은 방법, 즉 정맥 내에 당과 염분이 함유된 액체를 주입하는 방법을 통해 스스로를 소생시킨다. 주된 문제를 일으키는 매우 중요한 한 가지 요인은 체내에 수분이 부족하면 신체의 염분 대사 또한 부정적인 영향을 받게 된다는 점이다. 이러한 상태를 치료하기 위해서는 수분 섭취를 늘리고 미네랄과 아미노산 균형이 맞도록 식단을 조정하여, 뇌 조직을 비롯한 손상된 조직들을 보수해야 한다.

뇌 속의 아미노산 가운데 트립토판이 차지하는 비율이 당뇨에 영향을 끼친다는 사실이 쥐를 통해 입증된 바 있다. 당뇨가 있을 경우에는 뇌 속의 아미노산 수준이 훨씬 낮은 것으로 나타난다. 그 속의 트립토판이 신체의 염분 섭취를 조절하고, 염분은 세포 외부의 수분량을 조절한다. 체내에 트립토판이 부족할 경우에는, 체내의 염분 또한 전체적으로 부족하게 된다. 트립토판의 결핍으로 인해 염분 보유량이 적어짐에 따라, 체내와 세포 외부에 물을 보유하는 책임은 혈액 속의 당이 떠맡게 된다. 결국, 새로 떠맡은 일을 해내고 부족한 염분을 벌충하기 위해 당 함량이 높아지게 되는 것이다. 이러한 전 과정은 믿을 수 없을 정도로 너무나 간단하다.

히스타민의 대리역 가운데 하나인 프로스타글란딘 E는 물 분배 시스템을 통해 점차적으로 활성화된다. 이 화학물질은 췌장 내의 인슐린 생산 세포를 억제하여, 인슐린을 만들거나 분비하지 못하도록 방해한다. 인슐린이 제대로 분비되지 않으면 주요 체세포들에게 충분한 양의 당과 일부 아미노산이 공급되지 못한다. 또한 칼륨이 세포 외부에 머무르게 되면서, 그에 따라 칼륨과 동반하는 물도 세포 속으로 들어가지 못하게 된다. 이렇게 해서 몸의 세포들은 물과 일부 아미노산을 받을 권리를 포기할 수밖에 없게 되고, 서서히 손상을 입게 된다. 바로 이런 과정을 통해 당뇨로 인한 많은 관련 질환들이 야기되는 것이다.

당뇨는 탈수로 인해서 다음 세대에 손상이 야기되는 경우의 적합한 예라 할 수 있다. 보통 노인들에게는 탈수로 인한 당뇨가 발병되고 종종 회복되기도 하는 것을 볼 수 있는 반면에, 젊은층에게서 나타나는 당뇨는 보다 심각하고 회복할 수 없는 다양한 구조적 문제를 보인다. 그러므로 갖가지 소아당뇨는 전혀 돌이킬 수 없는 유형의 당뇨병이 되어 영구적인 구조적 손상이 생기기 전에 세심하게 치료해야만 한다. 좀더 미리 '시스템 내에 마련되어 있다'는 것 이외에는 아이들의 발병 원인도 기본적으로는 어른들의 경우와 다를 바 없다. 아이들의 경우에는 신체적인 성장으로 인해 시스템이 훨씬 더 빨리 상하게 된다. 아이들은 끊임없이 탈수되어 있는 상태이며, 그들의 아미노산 풀(Amino acid pool, 단백질이 아미노산으로 분해되어 저장되는 곳—옮긴이)은 끊임없이 심한 변동을 보인다.

현재로서는, 유전적 지시에 의해 당뇨 발병이 촉진되며, 아이들의 경우에는 더욱 그러하다는 확신이 지배적인 것으로 나타난다. 그러나 한 가지 중요한 사실을 잊어서는 안 된다. DNA 구조를 감싸고 있는 것은 단백질이며, 이들 단백질은 궁극적으로 물에 의해 조절되고 물의 명령에 복종한다는 점이다. 물은 DNA 생산 체계를 포함하여 체내의 모든 단백질 기능에 공통적 요인으로 작용한다. 따라서 당뇨병에 관련된 유전 표지는 질병 유발을 지시하는 인자가 아닐지도 모른다. 그보다는 오히려 탈수로 인해 깊이 뿌리박힌 손상의 표시로서, 그 간접적인 결과로 DNA 기록 체계에 영향을 끼치는 것일지도 모른다.

## 당뇨에 희생되는 췌장

인슐린을 만들어내는 췌장은 체내 방수 격실(물 칸막이 방)들 간의 형평성 있는 물 조절에 직접적으로 관련하는 기관이다. 각 세포 속에 담겨 있는 물의 양은 칼륨 양에 따라 조절되고 수용된다. 인슐린은 세포 내에 칼륨(과 아미노산)을 밀어 넣는 데에 아주 효과적으로 작용한다.

  세포 속으로 들어가지 못한 칼륨은 세포 외부에 머물며 순환하게 된다. 이것이 어느 일정한 역치에 이르게 되면, 맥박이 불규칙해지거나, 갑작스러운 심장 발작이 일어나거나 심장의 규칙적인 수축이 정지되는 일 등이 유발될 수 있다. 바로 이런 이유 때문에 인슐린이 세포 내부의 수분 양을 조절하는 것이다. 인슐린은 이러한 임무를 처리하기 위해 애써 칼륨과 당을 세포 속으로 밀어 넣는데, 이들 세포의 외부 막 입구에는 인슐린 감지 관문이 달려 있다.

  췌장은 또 하나의 아주 중요한 일을 맡고 있다. 일부 췌장 세포들로부터 물을 끌어 모아 중탄산염 및 췌장 효소와 혼합하여, 그 혼합물을 장(腸) 내에 분비하는 일이다. 이는 위에서 장으로 내려와 소화의 다음 단계를 시작하는 산을 중화시키기 위한 것이다. 그 혼합물은 '묽은 중탄산염 용제'라고 한다.

## 물 배급 과정에서 췌장의 역할

물이 모자라게 공급될 경우에는, 장 세포 내에 분비된 묽은 중탄산염 용제가 부족하여 음식물을 소화시키기 위해 장으로 들어온 산을 모두 중화하지 못할 수도 있다. 결국 두 공정 가운데 한 가지는 정지될 수밖에 없다. 췌장의 기능 가운데 최소한 하나라도 수행하기 위해서는, 산이 장 내로 들어오는 것을 그만두거나 아니면 충분한 양의 물이 공급되어야 한다.

물 부족에 비례하여 인슐린 분비가 감소되면서, 인슐린의 힘을 빌려 식량을 조달받는 여타 신체 부분의 말초 세포들은 물과 영양분을 공급받지 못하게 된다. 이런 공정을 통해 췌장으로 전달되는 순환 혈액 속에 물이 좀더 많아지게 되면 췌장은 묽은 중탄산염 용제를 만들 수 있게 된다. 인슐린에 의해 자극을 받은 관문은 물과 원재료를 세포 내로 전달하는 일에 대한 능력이 저하되면서, 쇠약해져서 죽고 만다. 이것이 당뇨병과 관련된 퇴행 과정의 배후 메커니즘이다.

소화불량이 있을 경우, 산이 위장 내에 계속 축적되게 된다. 위와 장 사이의 고리 근육의 간격이 좁아지게 되고 아무것도 장으로 내려가지 못하기에 이른다. 위가 내부의 음식물들을 장으로 밀어 보내려 수축하면 할수록, 고리는 더욱 바짝 오그라들고 극히 일부의 음식물만이 빠져나가게 된다. 시간이 거듭되면서 고리 부분 내에 궤양이 생겨나게 된다. 이러한 상황에서 위 속에 가득 찬 산은 장 속으로 들어가지 못하게 되고, 그에 따라 췌장은 묽은 중탄산염 용제를 분비할 필요가 줄어들게 된다.

당뇨에서는 물을 세포 속으로 밀어 넣는 인슐린의 활동이 중단된다. 이러한 활동 중단은 단지 2가지의 공정을 통해 간단히 끝난다. 첫 번째 단계는 회복 가능성이 있는 것으로, 인슐린 분비 세포로 하여금 인슐린을 분비하지 못하도록 막는 것이다. 이 유형의 당뇨는 인슐린 비의존성 당뇨라고 하며, 췌장이 인슐린 분비 능력을 갖추고 있는 경우이다. 두 번째는 훨씬 과격하고 무자비하고 회복 가능성이 없는 방법으로서, 인슐린 생성 세포를 파괴하는 것이다. 그 공정에는 세포핵의 파괴도 포함되어 있다. 이들 세포핵의 숱한 DNA/RNA 체계는 인슐린 생산기구로서의 효능을 잃고 해체된다. 이러한 유형의 당뇨는 소위 인슐린 의존성, 또는 제1형 당뇨라고 불린다.

## 인슐린 비의존성 당뇨

이 유형의 당뇨는 종종 회복되는 경우도 있다. 인슐린 분비 세포가 프로스타글란딘 E에 의해 일시적으로 저지당할 경우, 특정한 외부 원인 물질에 의해 이러한 상황을 극복하고 인슐린을 방출할 수 있다. 인슐린 방출 공정에 대한 이러한 지식을 이용하여 인슐린 주사보다 더 간단한 치료 절차가 고안되었다. 인슐린을 방출하는 원인 물질은 알약 형태로 복용하며, 보통 하루에 한 알을 복용한다.

이러한 알약들은 일반적으로 노인 환자들에게 처방되며, 젊은 사람들에게는 해당되지 않는다. 그러나 이 약에는 비정상적인 혈구 수와 혈구 구성, 위장 증상, 간 기능 문제, 피부 발진 등을 비롯한 여러 가지 부작용이 따른다. 저혈당성 혼수 또한 이 약의 과다 복용에 따르는 합병증으로, 종종 약을 복용한 사실을 잊고 반복 복용하는 경우에 생기게 된다. 이들 약물을 사용할 경우, 간 질환이나 신장 기능 불순 및 결손 등이 유발될 수 있다.

인슐린 의존성 당뇨에는 규칙적인 물 섭취를 일일 1.9 $l$ 이상으로 조정하고, 염분 섭취를 약간 늘리는 것이 가장 좋은 치료 방법이다. 이 유형의 당뇨는 체내에서 인슐린을 만들 수는 있으나, 프로스타글란딘 E의 영향으로 인해 방출하지 못하는 것이다. 이때, 물 섭취와 식단 및 미네랄 조정을 통해 종종 상황을 반전시킬 수 있으며, 고혈당에 대한 요구도 가라앉힐 수 있을 것이다.

## 인슐린 의존성 당뇨

DNA/RNA가 손상을 입을 경우에는 당뇨가 영구적으로 굳어지게 될 수 있다. 인슐린 의존성 당뇨는 인슐린을 생산하는 능력이 상실된 경우이다. 프로스타글란딘 E가 오랫동안 전반적으로 순환하게 되면 인터루킨-6이라는 호르몬이 활성화된다. 이 화학물질은 인슐린을 생산하는 세포의 핵 속으로 밀고 들어가 서서히 DNA/RNA를 해체하여 세포핵을 질식시키면서, 그 규모를 축소시키고 기능을 감퇴시킨다. 따라서 수분 결핍을 오랫동안 방치하게 되면, 대부분의 경우 그로 인해 인슐린 생산 세포가 손상(때로는 영구적으로)을 입게 될 수 있다.

이어서, 당뇨 환자의 신체에는 훨씬 더 심한 손상이 일어난다. 일부 기관들이 고통을 당하기 시작하여 끝내 쓸모없게 되고 마는 것이다. 한쪽 다리가 위축되거나, 절단하지 않을 경우 괴사될 수 있으며, 뇌에 낭포가 형성되거나, 실명에 이르는 경우도 있다.

## 어린이의 당뇨

어린이들의 경우도 그 과정은 마찬가지이지만, 훨씬 어린 나이에 당뇨가 시작되어 결국 '자가 면역 질환'에 이르게 된다는 점에서는 예외이다. 말하자면 인슐린 생산 세포가 활동을 지속적으로 통제받게 되면서, 그것을 회피하기 위해 파괴되는 것이다(그림 7.3 참조).

아이들의 몸속에 보유되어 있는 물은 어른의 경우보다 훨씬 적다. 인슐린 방출의 방해와 인슐린 세포 파괴 역치 사이의 간극 또한 좁다고 보는 것이 논리적일 듯하다. 여기에 다시 성장중인 신체는 언제나 탈수 상태에 있다는 사실까지 더해지게 된다. 부드러운 조직 내의 모든 세포가 인체의 일반적 기능을 하기 위해서는 그 부피의 75%가 물이라야 한다.

성장호르몬을 비롯한 여타 호르몬들의 영향과 함께, 음식 및 물 공급 조절에 있어서는 히스타민의 영향을 받아 자라고 있는 동안에, 신체는 끊임없이 스트레스를 겪게 된다. 이러한 스트레스의 경험은 갈증 감각을 자극하게 되고, 그에 따라 몸은 물을 요구하게 된다. 아이들의 몸에는 순수한 물이 필요하지만, 일부 부모들은 아이에게 탄산음료나 차, 주스 등을 마시도록 습관을 들인다.

몸이 물을 필요로 할 때는 아무것도, 어느 것도 결코 물을 대신할 수는 없다. 다른 음료들에도 얼마간의 물이 들어 있는 것은 사실이다. 그러나 그것들이 몸에 미치는 영향은 물과는 다르다. 신선한 과일주스에 함유된 비타민은 인체에 꼭 필요한 요소이다. 그러나 주스를 너무 많이 마실 경우에는, 어떤 종류의 주스든 간에(특히 오렌지주스나 포도주스) 몸에 해로울 수 있다. 주스는 장 내에 이어 인체에 산을 증가시킬 수 있다. 또한 주스의 높은 칼륨 함량으로 인해 히스타민의 양과 활동이 급격하게 증가될 수 있다. 그에 따라 몸에는 과도한 스트레스 신호가 켜질 것이며, 물 배급이라는 위기 상황이 발발할 것이다.

어린이의 몸이 육체적으로 성장하는 것은 스트레스에 적응하는 반응이며 그에 따르는 요구이다. 아이의 몸은 이러한 스트레스의 결과로서 성장하며 히스타민의 활동은 그 과정에서 필수적인 역할을 한다.

## 변비와 그 합병증

장관(腸管)에서는 고형의 음식물을 부수기 위해 많은 물이 사용된다. 장관은 고형 음식물들의 용해할 수 있는 성분들을 녹여 필수 요소들을 추출해내야만 한다. 어떤 것이든 용해되고 난 다음에는 혈액순환 속에 흡수되어 간으로 이송된 뒤, 그곳에서 처리된다. 더 이상 분해될 수 없는 찌꺼기들은 그 다음 여러 마디의 소화관을 따라 내려간 뒤, 몸 밖으로 배출되기 위해 서서히 압축된다.

체내 여유분의 물을 충분히 쓸 수 있는 경우에는, 음식을 녹이는 데에 쓰였던 물의 일부가 찌꺼기와 함께 남게 된다. 찌꺼기 속에 남은 물이 어떤 물이든 그 물은 대장을 통해 찌꺼기를 이동하는 윤활제로 쓰이게 된다. 소장의 마지막 마디와 대장의 대부분은 찌꺼기 속의 물을 가능한 한 많이 재흡수하려는 물 조절 관리자의 감독을 받게 된다. 몸의 다른 부분에 그 물이 필요할지도 모르기 때문이다. 몸에 물이 많이 필요한 상황일수록, 유효 수분을 재흡수하려는 장 내의 굳은 노력은 더욱 커진다. 따라서 물 함량을 분리하기 위해 찌꺼기를 더욱 격하게 압착하는 과정이 시작되고, 분리된 물은 대장의 점막이나 내막으로 다시 흡수된다.

몸의 탈수가 심할수록 하부 위장관의 운동은 느려진다. 찌꺼기 속의 수분을 재흡수하는 데에 시간이 걸리기 때문이다. 수분 손실을 막는 이러한 공정 역시 몸의 수분 보존 메커니즘 가운데 하나이다. 대장 속에는 고갈 관리의 경우에 배설물의 농도와 유통 속도를 통해 수분 소실을 막아주는 부분이 있다.

대장에서 나오는 찌꺼기의 통로가 정체되고 점막이 물을 흡수하게 되면, 배설물은 너무 단단하고 물기가 없어져 흘러가지 못하게 된다. 고형 배설물의 배출 활동이 어려워지는 것이다. 이러한 공정이 생기는 것을 막기 위해서는 물의 섭취와 더불어 수분을 보다 잘 수용하는 몇몇 섬유소의 섭취를 늘려야 한다. 그것만이 변비를 해결하는 유일한 자연적 방법이다. 치핵이나 게실, 폴립 등은 흔히 만성 변비와 더불어 형성된다는 것을 기억해야 한다. 만성 탈수와 그로 인한 변비는 대장과 직장 내에 암을 형성하는 불씨라 할 수 있다.

소화 장관 내의 수분 재흡수에는 또한 소장의 마지막 부분과 대장 첫 부분 사이의 회맹판이라는 이름의 조절 밸브가 관여하게 된다. 이 밸브가 닫히면서 소장은 아직 형성되지 않은 찌꺼기로부터 가능한 한 많은 물을 얻을 시간을 갖게 된다. 탈수가 일정한 수준에 이르면, 밸브가 너무 강하게 폐쇄되거나, 경련을 일으킬 수도 있다. 이러한 경련은 오른쪽 하복부의 통증으로 나타나게 된다. 이 통증은 자칫 맹장염으로 오해될 수도 있는데, 맹장 역시 같은 감각 세포의 도움을 받기 때문이다. 또한 여성의 경우에는 난소나 자궁의 통증으로 잘못 진단되기도 하는데, 그 때문에 불안을 느낀 나머지 결국 비용을 들여 복잡한 검진을 받게 된다. 하나의 사례를 들까 한다.

조이는 글로벌 헬스 솔루션의 나의 조수 가운데 한 사람이다. 지난 수개월 동안 그녀는 오른쪽 하복부 맹장 부위의 개운치 않은 통중으로 시달리고 있었다. 의사는 통증의 원인을 찾기 위해 그녀에게 복강경 검사를 권유했다. 복강경 검사는 복부 내부의 육안 검사로서, 복강경 벽을 약간 절개하여 복강 내로 모니터를 삽입해야 한다. 검사 결과, 통증을 설명해줄 만한 아무런 사실도 밝혀지지 않았다. 진통제를 처방받았지만 문제는 해결되지 않았으며, 더욱 더 그녀를 괴롭혔다. 조이는 더욱 불안해졌고 또 다른 스캔 검사를 받았다. 검사 결과를 기다리는 동안 그녀는 몇 가지 업무적인 일을 상의하기 위해 내 방에 들르게 되었다. 나는 그녀에게 불편한 곳이 있다는 사실을 감지하고 무슨 일인지 물었다.

  전에도 그런 경우를 본 적이 있었던 나는 그녀의 통증을 물로 해결해 주었다. 그보다 앞서 나는 본래의 맹장염 통증과 유사 맹장염인 탈수 통증을 구별하기 위해 물을 사용하여 진단한 적이 있었다. 또한 그에 관한 기고 논문을 써서, 〈임상 위장병학 저널〉 1983년 6월호를 통해 새로운 위궤양 질환의 치료법을 보도한 바 있었다. 나는 조이에게 물을 한 잔 마시라고 권했다. 몇 분이 지나자 그녀의 통증은 약해졌다. 그녀가 두 잔째의 물을 마시자 통증은 완전히 사라졌다. 며칠 동안 통증은 다시 나타나지 않았다. 그녀는 일일 물 섭취량을 늘림으로써 다시는 통증을 겪지 않게 되었다. 하복부 통증으로 통증 유발성 난소 낭종이라는 나팔관의 염증을 진단받은 여성은 그 진단이 정확한 것인지 시험해보는 것이 좋다. 한두 잔의 물로 판별이 가능하다. 단지 목이 마를 뿐이거나, 어쩌면 몸의 특정 부위에서 애타게 물을 원하고 있을 뿐인지도 모를 일이다.

## 자가 면역 질환들

이해할 수 없는 많은 퇴행 증상들에 대해서는 '자가 면역 질환'이라는 병명이 붙는다. 문자 그대로 그럴 듯한 원인도 없이 몸이 스스로를 공격하고 있다는 뜻이지만, 적어도 의료계에 몸담고 있는 사람들만은 그 이유를 명확히 알아야 할 것이다.

우리 의사들은 탈수로 인해 인체 생리학적으로 질병이 유발될 수 있다고는 한 번도 생각해 본 적이 없다. 또한 그 때문에 이 범주에 속하는 증상에 대해 한 번도 단순하고 자연적인 해결책을 떠올려 본 적도 없는 것이다. 적어도 지금까지는 그랬다. 나는 이들 질환 가운데, '루푸스'라는 병명이 붙은 증상을 연구했다. 그리고 내가 알아낸 사실들을 《천식과 알레르기, 루푸스에 관한 기초 지식》이라는 책을 통해 발표했다. 나는 그 책을 통해 왜 자가 면역 질환들을 지속적인 비자의적 탈수와 대사 합병증에 의해 생기는 증상으로 보아야 하는지 그 이유를 설명했다.

탈수 상태에서는, 어느 시점에 이르러 일부 핵심 요소들의 체내 보유량이 희박해지게 된다. 소변량의 부족으로 인해 배출되지 않는 독성 폐기물을 중화시키기 위해 항산화제인 몇몇 필수 요소들이 사용되기 때문이다. 하지만 비교적 중요도가 떨어지는 일부 신체 조직들은 이들 필수 요소들을 자신의 조직 내에 동화된 형태로 가지고 있다. 이들 조직은 몸의 다른 부분들이 사용할 수 있도록 자신의 소중한 일부 요소들을 포기해야만 한다.

전반적인 공정은 우선순위와 부족한 요소의 중요도에 근거하여 진행된다. 이러한 상황 하에서, 그리고 이러한 조건의 범주 내에서 몸은 서로 잡아먹는 식인적 생리 상태에 처할 수밖에 없게 된다. 바로 이러한 식인성으로 인해 루푸스와 같은 자가 면역 질환들이 야기되는 것이다.

체내의 화학적 조절물질들은 몸에, 특히 뇌에 필요한 부족 요소들을 보상하기 위해 일부 특정 조직들을 분해하기 시작한다. 몸은 언제나 뇌를 가장 우선시한다. 예컨대, 췌장 내의 인슐린 생산 세포가 분해되어 망가지게 되면, 그에 따르는 당뇨병이 뇌 순환에서 사용할 당치를 증가시킬 뿐 아니라, 또한 그 공정을 통해 몸의 다른 조직을 탈수시켜 그 수분 함량을 뇌신경계의 필요에 쓰도록 한다.

그와 똑같은 논리가 적용되는 신경학상의 증상들로서 다발 경화증, 알츠하이머병, 근육 영양실조, 파킨슨병, 루게릭병(근 위축성 측삭 경화중) 등이 있다. 이러한 증상들에 대해서는 제10장의 뇌에 관한 부분에서 설명할 것이다. 나는 또한 에이즈 역시 생리학의 분야 내에서, 바이러스성 질병보다는 면역 질환으로서 더욱 타당한 논리를 찾을 수 있는 또 하나의 증상이라고 확신한다.

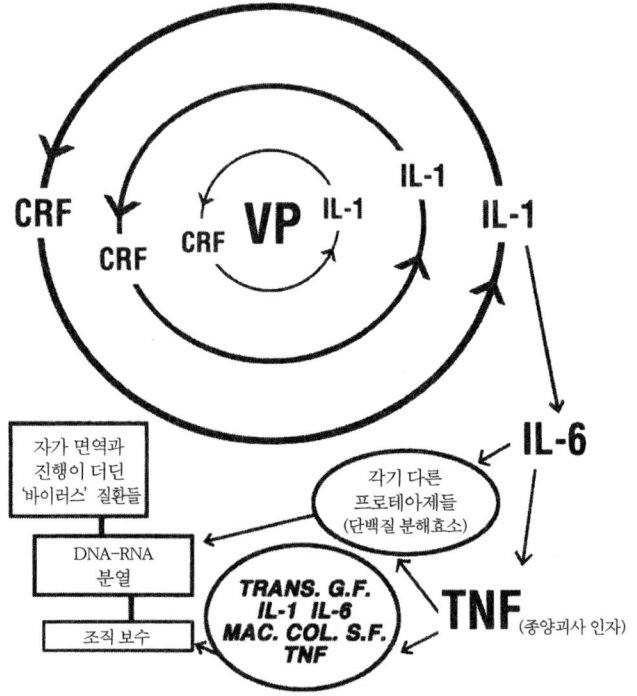

인터루킨-6와 종양괴사 인자는 일부 세포 내에 상이한 프로테아제들을 활성화시키고 그들의 DNA를 분열시키기 시작하여 몸 자체의 조직들끼리 서로 잡아먹게 만들며, 또한 바이러스라는 DNA-RNA의 생체 활성 분열을 유발한다. 이러한 공정으로 인해 많은 질병들이 생기게 된다. 여기에는 당뇨, 루푸스, 다발 경화증, 알츠하이머병, 파킨슨병과 같은 일부 신경 장애 및 심지어 에이즈까지도 포함된다. 에이즈의 경우, 탈수로 인해 면역체계가 억압되면서 그 초기 공정이 시작되는 것이다.

그림 7.3 극심한 탈수의 경우에, 신체의 수분 조절에서 일어나는 연쇄 과정에 대한 도식적 프레젠테이션

# 8

## 물을 원하는 신체의 위기신호

국부적 탈수를 말해주는 세 번째 부류의 증세는 두드러지는 신체의 통증이다. 싱싱한 햇자두 같던 세포가 말린 자두처럼 변하게 되면 이때는 이미 탈수로 인해 돌이킬 수 없는 상처를 입게 된 것이다. 그러기에 앞서, 신체는 다양한 유형의 통증을 통해 물이 긴급히 필요하다는 것을 보여준다. 이러한 통증들은 탈수를 나타내는 격렬한 방법으로 새롭게 인식되고 있다.

많은 임상 연구와 과학적 연구 끝에 내가 깨달은 것은 세포 내부의 산화(酸化)와 발생 가능한 잠재적인 유전적 손상의 초기 징후는 형태와 강도가 각기 다른 다양한 통증이라는 사실이다. 세포 내부에 (물의 흐름이 부족하여 그 부위의 산을 씻어 없애지 못했을 때) 형성된 산의 크기와 위치 및 탈수의 정도에 따라서 다음과 같은 대표적인 통증들이 유발된다.

1. 흉통
2. 소화불량 통증
3. 협심증통
4. 요통
5. 강직성 척추염을 포함한 류머티스 관절염
6. 편두통
7. 대장염(결장염) 통증
8. 섬유근통
9. 대식증
10. 임신중의 아침 입덧

  오늘날, 삶을 견디기 위해 때때로 통증 치료제를 필요로 하고 있는 미국인들이 1억 1,000만 명에 달하고 있다. 부상이나 감염이 아니라, 어떻게 탈수로 인해 통증이 유발될 수 있는가 하는 것은 어렵지 않게 이해할 수 있다.
  인류가 인체의 몇몇 파괴적인 통증을 다룰 방법을 찾아온 지금까지, 우리 의료인들은 통증 유발에 대한 이토록 간단한 메커니즘이 있음을 몰랐던 것이다. 제약업계는 진통제를 연구하는 데 수십억 달러를 소비했으며, 또한 고유의 개별 진통제를 광고하는 데에는 더더욱 많은 돈을 쏟아부었다. 하지만 나는 통증에 대한 해답이 이들 약에 있다고는 생각지 않는다. 탈수는 물로 치료할 수 있기 때문이다. 물론 돈도 들지 않는다.


## 통증

신체의 통증 유발 메커니즘을 이해하기 위해서는, 인체의 작용 가운데 산-알칼리 균형을 먼저 깨달아야만 한다. 산성적인 환경은 신체의 일부 신경종말을 자극하게 된다. 이러한 자극이 발생하면, 뇌는 화학적 환경 변화에 민첩하게 반응하게 되고, 그러한 변화는 우리의 의식에 통증으로 옮겨져 나타난다. 다시 말해, 인체 내부의 산으로 인해 통증이 야기되는 것이다.

일반적으로, 많은 양의 물을 함유하고 있는 혈액이 몸의 세포 주변을 순환할 때, 물의 일부는 세포 속으로 침투하여 수소 분자를 배출한다. 물은 산을 세포 밖으로 씻어내고 세포 내부를 알칼리 상태(절대적으로 필요한 정상적인 상태)로 만든다. 최적의 건강을 위해서 몸은 알칼리 상태를 유지해야 하며, 바람직한 농도는 pH 7.4이다.

왜 7.4이며 pH((페하, 수소 이온 농도를 나타내는 기호 – 옮긴이)란 무엇인가? 산성과 알칼리성 사이의 상태는 과학적으로 1부터 14까지의 계수로 측정된다. 이 계수가 우리가 알고 있는 pH이다. 이 계수의 1부터 7까지의 범위는 산성이며, 수치가 적을수록 더 강한 산도를 나타낸다. 그리고 계수 7부터 14까지의 범위는 알칼리

### 통증 발생의 메커니즘

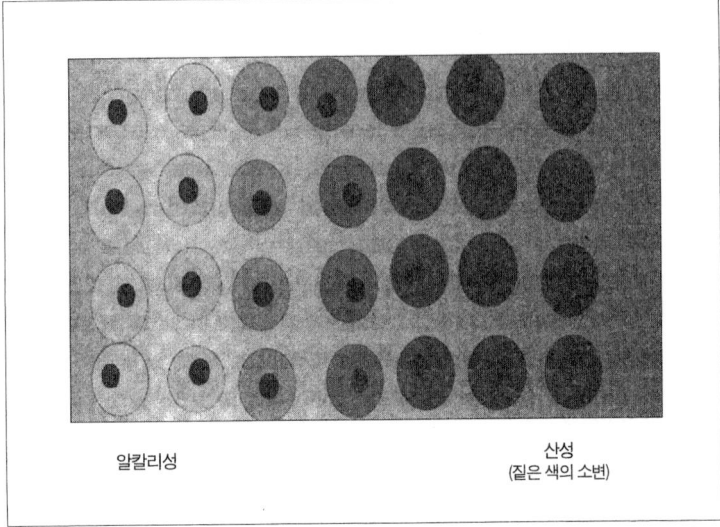

그림 8.1 신경종말은 뇌와 더불어 화학적 환경변화를 기록한다. 뇌는 우리의 의식에 통증이라는 형태로 그 정보를 옮긴다.

성으로, 수치가 커질수록 더 강한 알칼리도를 나타내게 된다.

pH 계수상의 7은 중성으로서 최적의 상태를 의미한다. 따라서 세포 내부의 pH 7.4란 그 본래의 약 알칼리 상태를 나타내는 것이다. 이 상태에서 건강이 촉진되는 이유는 그것이 세포 내부에서 기능하는 효소에게 가장 적합한 상태이기 때문이다. 바로 이 pH 7.4의 상태에서 효소들은 최적의 능률을 발휘하게 된다. 이렇듯 세포 내부를 건강한 알칼리 상태로 유지하기 위해서는 세포 안팎에 적절한 물의 흐름이 있어야 한다.

예술상이나 돌 조각상이 있는 역사적 기념비나 건물들이 그 위에 앉은 비둘기들의 분비물로 인해 손상된 것을 본 적이 있을 것이다. 새의 배설물은 산도가 높아 돌을 부식시키게 된다. 결국 얼마 지나지 않아 이러한 작품들은 원래의 모습과 선명도를 잃게 된다. 세포핵 속의 DNA는 이들 석조 건물과 마찬가지로 알칼리성이며, 산성의 부식 효과에 민감하게 반응한다.

우리 몸속의 신장은 산성을 야기하는 과다한 수소 이온을 혈액으로부터 걸러내어 소변을 통해 배출시킨다. 소변이 많이 배출될수록 몸은 그 내부를 보다 쉽게 알칼리 상태로 유지할 수 있다. 이러한 이유에서 소변이 맑으면 산이 효과적으로 처리되고 있다는 징후로, 짙은 노란색이나 오렌지색일 경우는 체내의 산화가 박두했음을 알리는 불길한 신호로 여기는 것이다. 하루에 2~3번 이상 소변을 봐야 하는 것을 불편하게 생각하는 사람들이나 물을 마시지 않아 소변을 적게 볼 수밖에 없는 사람들은, 그로 인해 자신의 몸이 상하고 있다는 사실을 모르고 있다.

뇌에 필요한 물은 가장 우선적으로 공급되기 때문에 뇌는 산의 축적으로부터 좀더 보호받을 수 있다. 그 외에 신체의 다른 부분들은 체내에 탈수가 일어나고 오랜 기간에 걸쳐 여기저기 자리잡게 될 경우, 뇌와는 달리 특혜를 누리지 못한다. 그러나 탈수현상이 지속되면서 뇌 역시 세포 내의 산으로 인해 손상을 입게 되며, 그에 따라 알츠하이머병, 다발 경화증, 파킨슨병과 같은 증세가 나타나게 된다.

## 탈수로 인한 몇몇 특정한 통증

앞에서 설명한 바 있듯이, 자신도 모르는 사이에 탈수가 진행된다는 사실 때문에 많은 건강 문제들이 야기된다. 몸의 수분 부족 징후는 명백한 방식이 아닌 몇몇 특이한 방식으로 나타나기 때문이다. 물론 탈수에 의해 파생되는 인체의 온갖 '편치 않은 상태'들을 한 권의 책으로 모두 설명한다는 것은 불가능하다. 하지만 보다 잘 알려져 있는 몇몇 증세에 대한 (위장통증을 시작으로) 매우 상세한 설명을 통해, 그러한 통증이 탈수로 인한 것이라는 데는 일말의 의구심도 갖지 않게 될 것이다.

### 흉통 또는 소화불량 통증

흉통이나 소화불량은 인체의 갈증으로 인한 가장 중요한 통증 가운데에 속한다. 흉통은 초기 단계의 소화불량에 의한 것으로, 서서히 통증이 격렬해지다가 결국에는 소화성 궤양으로 발전하기에 이른다. 흉통이 느껴지는 부위는 가슴 바로 밑의 상복부이다. 심할 경우에는 아무 일도 할 수 없을 정도이며, 수술을 요하는 급성의 위독 상태로 보이기도 한다. 소화불량은 '위염', '십이지장염', '식도염', '흉통', '식후 소화불량'으로 나뉘며, 이러한 통증들은 오로지 수분 섭취를 늘림으로써 치료해야 한다. 조직 손상이나 궤양이 있을 경우에는, 궤양 부위의 치유 속도를 증진시킬 수 있도록 평소의 식생활을 바꾸지 않으면 안 된다. 위와 같은 국부 손상들이 진전된 단계에서도, 소화불량으로 인한 통증은 여전히 탈수의 직접 신호이다. 궤양은 예의 똑같은 스트레스 상황인 오랜 탈수에서 비롯된 단백질 대사 장애의 산물이다.

공복으로 인한 통증을 감지하는 것과 마찬가지로, 인체에는 갈증으로 인한 통증이 있다. 대부분의 경우, 갈증으로 인한 통증을 음식 부족의 신호로 혼동하고, 그로 인해 과식을 하게 된다. 식사에 뒤이어 이와 같은 신호가 나타나게 되면, 의사나 대중매체들은 소화불량 또는 흉통이라는 이름 하에, 통증 완화를 위해 몇몇 형태의 약물 복용을 종용하기 일쑤이다. 이러한 상복부 통증이 시작된 뒤 몇 년이 지나고 나면, 그 밖의 여러 가지 요인에 의해 궤양이 생겨나게 될 수도 있다. 통증이 궤양으로 발전하는 동안에는 위염이나 십이지장염 등의 상태를 거치게 된다.

최근 몇 년 간, 궤양 부위에서 헬리코박터라는 세균이 때때로 발견됨에 따라, 감염에 의한 궤양으로 추측하여 항생제 치료가 행해지고 있다. 그러나 헬리코박터는 건강 박테리아인 자연 세균총(flora)에 속하는 것으로 알려져 있으며, 거의 모든 동물의 장 내에 살고 있다. 따라서 숙주동물에서 감염된 것으로 보이지는 않는다. 소화성 궤양 질환을 '감염 증세'로 분류하는 것은 의학계 내의 상업주의를 번성시키기 위한 또 다른 기회를 제공하는 것이라고 본다.

궤양이 생기고 나서야 비로소 흉통의 중요성을 깨닫게 되는 것은 흉통을 몸의 갈증 신호로 인식하지 않고 있기 때문이다. 그러나 이러한 만성 탈수의 결과가 위나 장에만 국한되는 것은 아니다. 그와 관련된 많은 건강문제들이 서서히 나타나게 될 것이다. 흉통은 우리 몸의 갈증으로 인한 주요 통증이며, 모든 연령층에서 발생할 수 있다는 점을 다같이 경계해야 한다.

심한 통증으로 인해 처음에는 갈증 감각이 나타나지 않는 경우도 있을 수 있다. 통증은 상복부에 불편함을 느끼는 것으로 시작된다. 또한, 통증이 너무 심한 나머지 경험 없는 임상의가 외과적 상황으로 생각하는 경우도 있을 수 있다. 의사는 원인을 찾기 위해 수술을 시행하겠지만, 어떠한 신체적 질병의 징후도 찾아내지 못할 것이다. 때로는 충수돌기 부위에서 느껴지는 통증이 마치 충수염과 같은 증세로 나타나기도 한다.

내과의사가 하복부 통증과 관련하여 진단을 내릴 경우에는, 이러한 유형의 갈증 통증 또한 참작해야 할 것이다. 그런가 하면 대장 왼쪽 부분에 심한 통증을 느끼는 경우, 종종 대장염 통증으로 판단하기도 한다. 이 역시 처음에는 갈증 신호로 간주하는 것이 좋다. 우선 한두 잔의 물을 마신 후에 통증이 완화되지 않고, 며칠 동안 수분섭취를 늘린 뒤에도 완전히 사라지지 않는다면, 그 뒤에 국부적인 병인을 조사하도록 해야 한다. 기억해야 할 것은 며칠에 걸쳐 수분 섭취를 늘리고 난 뒤에야 만성적인 세포 탈수가 부분적으로 줄어들게 된다는 점이다.

몸이 물을 필요로 한다는 것을 인식하는 데 있어 우리의 의식에는 한계가 있다. 몸이 충분히 그리고 적당히 수화되기 위해서는 예리한 갈증 인식 능력이 있어야만 한다. 불행히도 몸은 노화와 더불어 서서히 탈수를 인식하는 능력을 상실하게 된다. 노년기에는 가능한 한 많은 물을 마신다 해도 만성 탈수를 면치 못할 수도 있다. 자신의 극심한 갈증상태를 인식하지 못하기 때문이다. 한편, 몸의 탈수 상태가 점점 심해질수록 뇌의 물 조절 관리자들(히스타민과 구역별 보조관리들)은 물을 대피시키고 배급하는 임무에 종사하게 된다.

## 전형적인 병력

어느 회사의 행정 비서인 J.B.는 서른두 살에 소화성 궤양을 앓게 되었다. 일반적인 약(위 속의 산을 중화시키는 제산제)으로는 증상이 완화되지 않았다. 보다 강력한 처방약(실제로는 아주 강력한 히스타민 차단제로서, 일시적으로 위산의 생성을 멈추게 한다)을 복용해야만 그녀의 극심한 소화불량의 통증은 기껏 부분적으로 경감되곤 했다. 병은 여러 해에 걸쳐 1년에 수차례씩 불규칙적으로 재발했다. 수도 없이 병이 재발할 때마다 그녀는 스트레스와 궤양통으로 인해 매주 병원을 찾아야만 했다.

몇 년 전, 여느 때처럼 그녀의 오랜 위통이 아주 강력한 약에만 겨우 차도를 보이곤 하던 어느 날이었다. 의사는 그녀에게 심한 궤양 통증이 일반 수돗물만으로 만족스럽게 경감될 수 있는 것 같다고 매우 조심스럽게 말했다. 더불어 위통이 일어날 때마다 수분 섭취를 늘리고 그 방법이 효과적인지를 알아보라고 그녀에게 권장했다. 그 치료법은 효과가 있었다. 그 뒤로 J. B.는 몇 년 동안 이 충고에 따랐다. 조금이라도 통증의 징후가 다시 보일 때면 그녀는 일일 수분 섭취량을 늘렸고, 매번 통증은 사라졌다. 하루 8잔의 물을 계속 마신 결과, J. B.는 더 이상 궤양통으로 시달리지 않게 되었다. 그녀는 이제 물 이외의 다른 약은 필요하지 않으며, 통증 재발을 막기 위해 규칙적으로 물을 마시고 있다.

수분결핍 신호로서의 흉통 발생에 대한 설명은 매우 쉽다. 물은 마시는 즉시 장 내를 지나며 그 속에 흡수된다. 30분이 채 지나기 전에 물은 점막의 움푹한 바닥에서 나와 다시 위 속으로 분비되는 듯이 보인다. 이때 일어나는 가장 주요한 일 가운데 하나는 점액층의 역류이다. 점액층의 역류는 자연적으로 분비된 중탄산염을 널리 퍼뜨려 저장하게 되는데, 이 중탄산염으로 인해 점막 표면의 산성이 중화된다.

위 내벽의 점액층은 점액층 밑의 세포를 보호하는 단열재라고 할 수 있다. 소화 공정을 위해 음식물 위로 쏟아지는 산이 세포에 닿지 않도록 막아주는 역할을 하기 때문이다. 점액의 역류는 물을 마심으로써 일어나게 되며, 이는 위벽 보호 체계를 유지해주는 가장 중요한 과정이다. 점액층을 통과해 물이 흐르게 되면서 위의 이러한 보호층이 확대되고 두꺼워지게 된다.

점액의 98%는 물이고 2%는 물을 받혀주는 발판이다. 점액층의

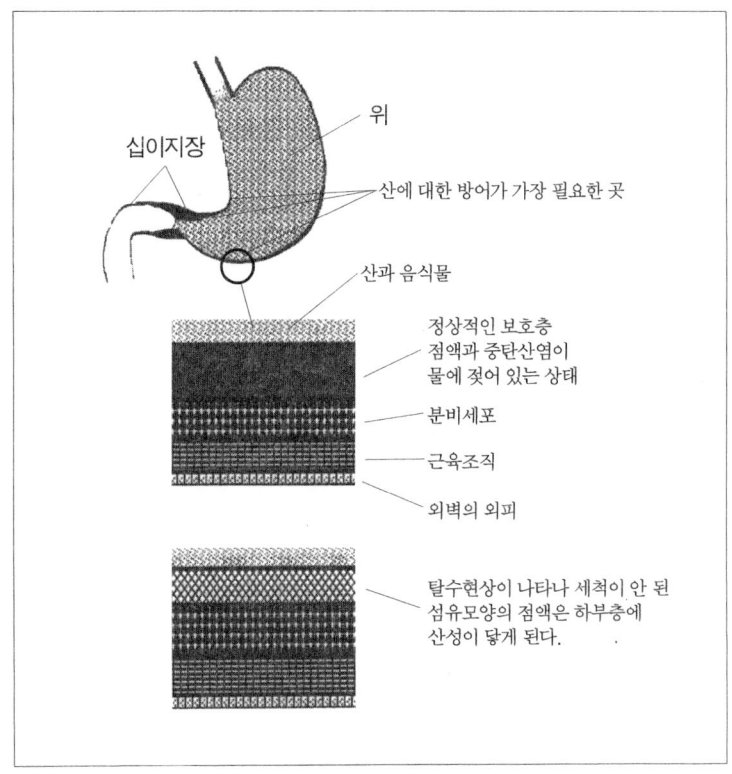

그림 8.2 위와 위의 점액층 모형도 – 수화 점액벽은 농도가 일정하고 산성 침투를 방어한다. 하지만 탈수가 진행된 점액은 실처럼 늘어나게 되어 산성이 침투하게 된다.

물은 점액을 통과하려 하는 산에 대해 완충제 역할을 하는 중탄산염을 용해한다. 이 활동은 끊임없이 진행된다. 탈수는 이러한 점액벽의 농도를 변화시켜, 위산에 대한 점액벽의 완충제 역할을 무력하게 만든다. 그 결과 산이 점액벽을 통과하여 그 밑의 세포에 닿게 되면서 '흉통'이 야기되는 것이다.

## 식도 열공 탈장(Hiatal Hernia)과 흉통

복부와 흉강을 분리하는 횡경막은 둥근 지붕 모양의 근육질로 되어 있다. 횡경막은 흉곽과 척주의 일부 요추에 접해 있다. 척추에 붙어 있는 횡경막의 후면에는 식도와 주요 혈관으로 통하는 구멍이 있다. 이 구멍의 이름은 열공(列쏜, hiatus)으로서, '복주머니의 끈'처럼 움직이며 문 역할을 한다. 문이 닫혀 있을 때는 근육이 둘로 겹치며 띠를 이루게 된다. 이 띠는 오직 음식물이 흉강의 식도를 통과하여 위로 들어갈 때에만 늦추어지는데, 보통은 복부의 횡경막 아래에 위치해 있다.

문은 식도를 통과하는 음식물의 흐름과 함께 동시에 자동으로 열리고 닫힌다. 음식물이 통과하지 않는 동안에는 문이 닫혀 있으며, 흉강은 복부와 그 내용물로부터 완전히 분리된다. 사람에 따라서는 그 문이 헐거워져서 구멍이 제대로 닫히지 않는 경우도 있다. 이러한 경우에는 위의 상부가 돌출되거나, 열공을 통해 탈장된 위가 흉강으로 옮겨져 식도 열공 탈장이 되기도 한다. 이 열공의 문이 느슨해지는 이유는 만성 탈수 때문이다.

입 안의 구강으로부터 직장의 구멍에 이르기까지, 장은 하나의 긴 튜브로 되어 있으며 그 길이를 따라 각각의 구역이 독특한 특징을 이루며 발달되어 있다. 장의 관은 컨베이어 벨트와 같은 작용을 하면서 그 내용물을 아래쪽으로 밀어내게 된다. 또한 장관은 그 파동 방향을 전환할 수도 있기 때문에 내용물을 위쪽으로 밀어 올릴 수도 있다. 이러한 공정은 위 속의 내용물을 아래쪽으로 가지 못하게 하고, 몸 밖으로 밀어내야 할 경우에도 포함된다. 그 작용에 의해 메스꺼움을 느끼게 되고 뒤이어 구토를 하게 되는 것이다.

식도는 음식물과 수분을 위로 운반해주는 길다란 튜브로서, 복부에 위치해 있다. 위는 산과 더불어 섭취된 고체의 음식물을 액화시키는 단백질 분해 효소를 생산해내는 주머니이다. 십이지장은 위와 연결되는 소장 구역으로서 유문판이라고 불리는 특별한 문에 의해 위와 분리되어 있다. 십이지장에서는 위에서 액화된 음식물을 한층 더 소화시키고 장 내로 들어온 산을 중화시키기 위해 묽은 중탄산염 용제와 더불어 췌장 효소가 분비된다.

위의 점막에는 보호 점액이 코팅되어 있어 산으로 인한 손상을 막아주지만(그림 8.2), 그와는 달리 십이지장에는 위산을 막아줄 보호 점액이 코팅되어 있지 않다. 따라서 십이지장은 산의 피해를 막기 위해 췌장의 묽은 중탄산염 분비에 의존한다. 그러나 탈수 상태에서는, 췌장에서 만들어지는 묽은 중탄산염 용제의 양이 십이지장에 이르게 될 모든 산을 감당하기에 부족하게 된다. 중요한 점은 위 속의 전체 내용물이 산성화된 채 십이지장(작은창자)로 들어갈 경우 십이지장의 점막은 돌이킬 수 없는 손상을 입게 된다는 것이다.

유문판 안쪽에는 감지기가 있다. 마차 바퀴 모양으로 생긴 이 감지기는 십이지장을 지나는 위의 내용물을 두드려보고 그 농도와 산도를 측정한다. 이 내용물의 산도가 췌장의 알칼리성 분비물의

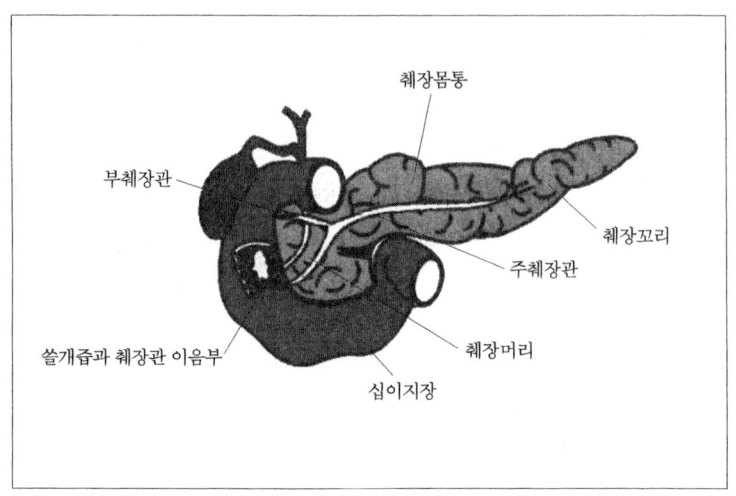

그림 8.3 췌장에서는 묽은 중탄산염 용제가 만들어져 십이지장으로 분비된다.

양으로 완전히 중화될 수 있을 경우에만 유문판을 열고, 위 속의 내용물이 장으로 들어가는 것을 허락한다. 즉, 중화시킬 수 있는 만큼의 내용물만을 통과시키는 것이다. 탈수가 위태로운 지경에 이른 상태에서 흉통이나 소화불량까지 유발될 경우, 위 속의 산도 높은 내용물은 장 속으로 들어갈 수 없게 된다. 이는 또한 위 속에서도 오랫동안 머무르지 못한다.

이러한 상황에서 특히 누워 있게 되면 위 속의 산성 내용물이 위쪽으로 거품을 일게 할 수 있다. 바로 이때 흉통으로 인한 불편함을 느끼게 되는 것이다. 동시에 위의 상부가 열공 밸브를 통해 흉강으로 이동할 수도 있다. 결국 위의 내용물을 제거하기 위해 구토를 해야 하거나, 증상을 억제하기 위해 충분한 제산 치료를 받아야 할 것이다. 그래도 식도열공 탈장이라는 진단은 계속 붙어다닐 것이다. 하지만 매일 충분한 물을 섭취한다면 상황이 바뀌어 통증과 탈장이 사라질 수 있다.

## 대식증

'대식증'이라는 병명이 붙은 사람들에 대해서는 누구나 안타깝게 여길 것이다. 이들은 무엇을 먹든 먹고난 뒤에 모두 토해낸다. 대식증으로 가장 유명한 사람은 아마도 고(古) 다이애나(Diana) 왕비일 것이다. 다이애나 왕비의 사생활과 결혼생활에서 짐작할 수 있듯이, 대식증으로 고통받는 사람들은 끊임없이 배고픔과 우울함과 반사회적 감정을 느낀다.

대식증을 이해시키고자 주장하는 권위자들 사이에는 한 가지 확신이 있다. 모든 문제는 대식증 환자들의 사고 공정 내의 저변에 흐르는 심리적 문제로 인해 발생된다는 것이다. 대식증으로 시달리는 경우가 남성보다는 여성들에게 더 많은 것으로 볼 때, 무엇을 먹든 간에 먹고 난 뒤에 토해내는 행위가 날씬한 몸매를 유지해줄 것으로 여긴다는 가정이다. 내 생각은 그와 다르다.

위 속의 내용물을 토하는 행동이 통제되지 않고 반복될 경우 의학적으로는 '흉통' 또는 '대식증'이라는 병명이 붙여진다. 이는 심각한 탈수 상태에 있는 몸이 돌이킬 수 없는 손상을 입기 전에,

그러한 손상을 방어하려는 한 가지 방법일 수도 있다. 대식증 환자들이 항상 배고픔을 느낀다는 데에는 뭔가 혼동이 있는 것이다.

내가 보는 관점에서는 그들은 배고픔과 갈증 감각을 혼동하고 있다. 그들은 물을 마셔야 할 때에 음식을 먹는다. 몸은 당연히 음식을 거부한다. 음식을 소화하고 흡수할 만한 물이 부족하기 때문이다. 대식증 환자가 그토록 마르게 되는 이유는 바로 이 때문이다. 이들의 정서적 변화나 심리적인 변화 또한 마찬가지로 탈수에서 연유할 수 있다.

내가 아미르를 만난 것은 소화성 궤양 치료에 미치는 물의 효능을 조사하기 시작했던 교도소에서였다. 당시 그는 가끔씩 찾아오는 흉통으로 10년이 넘도록 시달리고 있던 터였다. 흉통이 그러한 국면에 이르기까지 그는 수면 중에 일상적으로 구토를 하곤 했다 (위 속 내용물의 일부가 코로 분출될 정도로 매우 격렬하게). 급작스런 구토로 제때에 일어나지 못해 침대를 더럽히는 일도 허다했다. 당시 그가 얼마나 잠들기 어려웠을지 상상할 수 있을 것이다. 어떤 규칙적인 약물치료로도 구토를 멈출 수 없었기 때문에 그는 자신이 불치병을 갖고 있다고 생각했다. 나는 그에게 식전 30분에 물을 한 잔 마시고 일일 물 섭취량을 늘리라고 했다. 한 줄 한 줄 이 글을 읽어내려 가는 것만큼이나 간단하게 그의 흉통은 사라졌고, 나와 함께 교도소에 있었던 동안 다시 발병한 적은 없었다.

이제 아미르의 주변 이야기를 해볼까 한다. 흥미롭게도 그의 직계 가족인 아버지, 형, 아내, 딸 역시 같은 증상(통증이 고조되면서 구토를 동반하는 흉통)을 겪고 있었다. 당시 이들 가족은 언제고 가까운 시일 내에는 아미르가 교도소에서 나오지 못할 것이라는 커다란 근심에 싸여 있었으며, 또한 누구 하나 건강상태가 좋은 사람이 없었다. 당연히 그들은 말할 수 없는 스트레스를 겪고 있었다. 그들은 아미르를 만나기 위해 매주 수 마일을 다녀가야 했으며, 고작 10여 분을 만나기 위해 추운 겨울이나 더운 여름이나 교도소 담장 밖에서 몇 시간씩 기다리곤 했다.

이런 만남을 계속하던 어느 날, 그는 가족들에게 물 섭취를 늘리자 자신의 '질병'이 치유되었다는 사실을 전했다. 이제 가족들도 그와 같이 병을 고칠 수 있다는 사실에 그는 기쁘기 짝이 없었다. 그의 가족들은 지독한 흉통과 더불어 수년 동안 겪어온 관련 합병증에서 하나하나 벗어날 수 있었다. 아미르에게 운이 따랐다. 예상과 달리 일찍 풀려나게 된 것이다. 그는 떠나기 전에 나를 찾아와 병이 낫게 된 것에 대해 감사했다. 그리고는 이렇게 말했다. "병을 고쳤으니 교도소에 온 보람이 있군요."

## 제산제의 위험

제산제에 알루미늄이 함유된 경우 위험을 초래할 수 있다. 물 섭취를 늘려 어렵지 않게 좋은 반응을 얻을 수 있는 소화불량에 함부로 제산제를 복용해서는 안 된다. 체내에 지나치게 많은 알루미늄이 순환할 경우, 이는 알츠하이머 유형의 질병을 촉진시키는 강력한 요인으로 작용하게 된다.

제산제를 장기간 복용하면 독성 부작용인 국부적 뇌 손상이 생길 수 있으며, 수년이 지나게 되면 알츠하이머병에서 나타나는 플라크(plaque)가 생길 수 있다는 것을 하루빨리 깨달아야만 한다. 플라크는 뒤엉킨 조직 덩어리로서, 많은 양의 알루미늄이 침전되어 있다. 다행히도 미국의 제약업계에서는 현재 알루미늄이 함유되지 않는 몇몇 제산제를 생산하고 있다.

아연은 유전 전사나 중요 호르몬의 제조 그리고 뇌의 화학물질에 매우 중요한 금속이다. 금속은 세포막을 가로질러 이동할 수 있는 특별한 운송 체계를 가지고 있다. 아연을 대신하여 알루미늄이 뇌세포로 운반된다면, 많은 손상이 발생할 것이다. 몸이 대부분의 조직과 기관 내의 손상된 세포를 보수하고 대체할 수 있다 해도, 뇌세포는 재생성되거나 대체되지 못한다. 이들 뇌세포가 죽게 되면 낭종이 남거나 섬유성 조직(알츠하이머병에서 나타나는 종류의 병인)으로 대체된다.

시중에서 판매되는 구식 액상 제산제는 한 스푼 당 60~150mg의 알루미늄이 용해되어 있다. 이전에는 알루미늄이 위에서만 국부적으로 작용할 뿐 몸에 흡수되지 않는다고 생각했다. 그러나 알츠하이머병으로 고통받고 있는 사람들의 뇌 조직에서 고농도의 알루미늄이 발견됨에 따라, 장기간에 걸쳐 알루미늄을 다량 섭취하게 되면 그 일부가 흡수될 수 있으므로, 그것이 어느 정도에 이르면 손상을 일으키기에 충분하다는 사실을 깨달아야 했다.

갈증 감각의 소실로 인해 몸이 서서히 탈수되어, 갈증 신호로 소화불량 통증이 일어날 정도에 이른 경우에는, 이미 몸의 많은 기능들에 영향이 미쳐 있는 상태이다. 가장 많이 영향을 받는 것은 뇌이다. 뇌세포 자체는 충분히 발달되어 있지만, '통신 업무'를 맡고 있는 신경계는 탈수 상태에서 손상될 수 있다. 가장 큰 영향이 미치는 부분은 통신 시스템의 연결 지점일 것이다. 이들 상호연결 부위는 많은 재생성이 끊임없이 이뤄지는 곳이다. 알츠하이머병의 경우에는 바로 이 상호연결 부위들이 뒤엉켜 있으며, 많은 양의 알루미늄이 이 부위에 침착되어 있는 것으로 나타난다.

다발 경화증, 파킨슨병, 루게릭병(근육위축성 측방경화)과 같은 대다수 신경 장애의 뇌 자기공명영상(MRI) 스캔에서 볼 수 있는 또 다른 문제는 뇌 조직 전반에 걸쳐 넓게 퍼져 있는 플라크이다. 이 현상에 대해서는 뒤에서 설명할 것이다.

토양에서 많은 알루미늄 침전물이 발견되는 괌(Guam)에서는 한때 식수의 알루미늄 오염도가 상당히 높게 나타난 바 있었다. 당시 그곳에서는 알츠하이머 유형의 질환이 널리 만연하면서 심지어는 젊은 사람들에게도 그 영향을 미쳤다. 식수 상수원에서 알루미늄 오염원을 제거하고 나자 주민들 사이의 알츠하이머 유형 질환의 발병률이 감소했다. 이로써 알츠하이머 유형 질환과 알루미늄 중독 사이의 상관성을 미루어 짐작할 수 있다.

## 항히스타민제(Antihistamine)로 인한 손실

히스타민의 생성은 알레르기와 통증 유발에 관련되어 있는 것으로 알려져 있다. 이 중대한 발견을 곧바로 상업화할 호기가 생기면서 다양한 항히스타민제를 생산하는 결과로 이어져 왔다. 하지만, 히스타민은 유용한 기능을 많이 가지고 있는 원인 물질이다.

히스타민은 수분의 섭취와 분배, 배급을 위한 뇌의 주요 감각계를 조종한다. 또한 신체의 에너지 소비에 대한 강력한 조절 물질이다. 신체에 수분이 충분히 공급될 경우, 히스타민의 활동은 보다 활동적인 부분(특히 중추신경계통)에 물을 전달하기 위해 순환을 전환하는 국부적 작용으로 국한된다.

뇌가 많은 활동을 해야 하고 보다 많은 순환을 필요로 할 경우, 히스타민은 바로 활동에 들어간다. 그에 따라 위산이 생산되고, 주요 갈증 신호인 흉통이 야기되는 등의 효과가 나타난다. 항히스타민제는 장관 내에서 작용하는 히스타민의 통증 유발 활동을 일시적으로 억제하게 된다. 하지만, 탈수 문제를 근본적으로 바로잡는 것은 아니기 때문에 시간이 지나면서 손상을 야기하게 되며, 그와 동시에 뇌 활동을 억제할 수도 있다. 또한 성욕을 감퇴시키기도 하며, 남성 호르몬의 불균형과 남성 유방 확대의 원인이 될 수 있다. 노인들의 경우에는 착란이나 방향감각 상실이 야기되기도 한다.

처음에, 통증은 갈증의 말초적 표지에 지나지 않는다. 그러나 통증이 계속 방치되면 결국은 같은 갈증에 대해 뇌의 주요 표지가 된다. 통증의 초기 단계에서 일부 물질들은 제산제나 음식, 심지어는 히스타민 차단제 같이 말초적인 표지를 무디게 하거나 갈증신호를 잠재울 수 있다. 그러나 탈수가 일정한 역치에 이르게 되면, 뇌에 의해 시작된 통증은 국부적으로 반응하는 약품이나 음식, 또는 그 외의 물이 아닌 어떠한 물질로도 속일 수 없으며, 단지 위 속에 물을 전달하는 것만이 필요할 뿐이다.

한 젊은이의 이야기를 소개할까 한다. 신체 탈수에 대한 뇌 표지의 두드러진 예라 할 수 있는 경우다. 나는 1983년 6월 이 젊은이의 사례를 〈임상 위장병학 저널〉에 기고 논문으로 발표했다. 나는 이와 유사한 경우를 지금까지 많이 보아왔다.

어느 늦은 저녁 20대의 한 젊은이를 방문하게 되었다. 그의 소화성 궤양은 오랜 병력을 가지고 있었다. 그가 전형적인 상부복통을 일으킨 것은 열 시간 전이었다. 시간이 지날수록 증상은 더욱 심해졌다. 그는 거의 한 병 가득한 제산제와 3알의 타가메트(위산 분비를 억제하는 소화궤양 치료제─옮긴이)를 복용했지만 아무런 효과도 없었다. 통증은 계속되었다. 내가 도착했을 때 그는 고통스러운 나머지 방바닥에 웅크려 눈을 질끈 감은 채 신음하고 있었으며, 주변 상황도 의식하지 못하고 있는 상태였다. 그는 반쯤 정신 나간 사람처럼 보였다. 내가 말을 건네었지만 그는 듣지도 못하는 것 같았다.

몸을 흔들자 그제야 겨우 반응을 보였다. 내가 왜 그러느냐고 묻자 그는 "궤양 때문이에요. 아파 죽겠어요."라고 말했다. 혹시 천

공성 궤양(perforated ulcer)인가 진찰해 보았지만 다행히도 아니었다. 나는 그에게 두 잔의 물을 마시도록 했다. 약 10분 정도가 지나자 그의 고통이 다소 완화되었다. 처음 두 잔을 마시고 난 뒤 15분 후에 다시 세 잔째의 물을 마시게 했다. 이제 그의 통증은 훨씬 약해져 있었다. 처음 물을 마시고부터 20분이 지나자, 그는 일어나 앉아서 주위 사람들에게 말을 걸 정도로 완전히 회복되었다.

환자와 그의 친구들은 가득 찬 한 잔의 물 속에 숨겨진 기적을 목격했다. 통증을 없애주는 물의 기적이었다. 이 환자의 임상 결과를 통해 알 수 있는 것은 인체 내에는 수분 결핍에 대한 중추신경계의 통증 신호가 있다는 것이다. 과거에는 이와 같은 경우 외과의사의 과잉 열성으로 인해 결국 수술을 하고 마는 경우가 대부분이었다(아직도 가끔 그러한 경우가 있다고 확신한다).

나 자신이 경험하고 관찰한 바에 따르면, 갈증으로 인해 중추에서 유발되는 일부 통증들은 오른쪽 하복부의 충수 부위에서 발생한다. 나는 하복부의 통증이 뭔가 다르고 미심쩍은 경우에, 한 잔의 물을 사용하여 그 진단 효과를 입증한 바 있다(156페이지 조이의 경우처럼).

탈수로 인한 소화불량 통증 신호가 결국 보다 진전된 합병증으로 발전하게 될 경우에는 트립토판의 희생이 따를 수도 있다. 트립토판은 우리 몸의 필수 아미노산이다(제14장 참조). 장기간에 걸친 탈수 상태에서는 체내에 비축된 트립토판이 고갈된다. 트립토판은 신체 보수 시스템에서 뛰어난 역할을 할 뿐 아니라, 통증을 억제하는 수많은 신경전달 물질을 형성하는 기본 원료이기도 하다.

물 자체만으로 소화불량 통증이 완화되지 않을 경우에는, 식단을 바꾸어 몸에 필요한 트립토판이 충분히 함유된 자연 식품의 섭취를 늘려야 한다. 보다 상세한 내용은 트립토판에 관한 부분을 참고하기 바란다.

## 대장염 통증

이 통증의 근본 원인에 대해서는 제7장의 변비 부분에서 설명한 바 있다. 그러나 몸의 주요 통증에 대해 이야기하는 김에 몇 마디 덧붙이는 것도 무방할 듯하다. 흔히 대장염 통증으로 판별되는 왼쪽 하복부에서 느껴지는 통증은 일일 수분 섭취량 증가에 반응을 보이곤 한다. 물은 소화 공정에서 필수적인 역할을 맡고 있다.

음식 소화의 최종산물이 장을 통과하기 위해서는 물의 윤활제 역할이 반드시 필요하다. 그와 동시에, 특히 대장의 아랫부분은 최종적으로 배설물의 수분을 흡수해야 하는 책임을 맡게 된다. 이 공정은 몸이 탈수 상태에 있을 경우에 더욱 도움이 된다. 장을 통해 음식이 소화되고 통과될 때, 장의 연동 수축을 제어하는 것은 중추이다. 탈수 상태에서는 정상적인 연동운동이 감소되며, 따라서 고체성분에서 수분을 짜내기 위해서는 보다 강력한 수축이 필요하게 된다. 바로 이 과정에서 통증이 유발되는 것이다. 이때, 통증의 근본 원인이 탈수일 뿐 보다 심각한 다른 질병이 아닌 경우에는, 두 세잔의 물을 특히 아침에 일어나는 즉시 마시게 되면 통증이 사라지게 된다. 동시에 그와 관련된 변비도 없어질 것이며 장의 움직임 또한 규칙적이고 정상적인 상태가 될 것이다.

## 두통과 편두통

앞서 언급했듯이 뇌는 탈수와 체온 조절에 매우 민감하다. 뇌는 지나친 열을 견디지 못한다. 뇌의 효소계는 온도 기복에 매우 민감하다. 몸에 수분이 부족한 상태에서 너무 두꺼운 이불로 인해 점점 탈수가 진행되거나 온도가 높아지려고 할 경우, 뇌는 신체의 다른 조직을 희생하여 스스로 우선권을 확립한다. 뇌혈관계를 통해 보다 많은 혈액을 흐르게 하려는 것이다.

뇌 경동맥은 심장의 대동맥에서 뻗어나온다. 경동맥은 두피와 얼굴, 혀를 거쳐 두개골 속을 통과함으로써 뇌까지 혈액을 공급한다. 뇌에 혈액공급을 늘리라는 명령에 따라 이들 동맥들이 억지로 팽창하게 되면 얼굴과 두피에서 이루어지는 혈액순환 또한 증가한다. 이에 따라 관자놀이 주변의 동맥들이 강하게 박동하면서 두통이 시작되는 것이다.

뇌 모세혈관계의 수용체는 히스타민의 직접적인 영향을 받는다. 이러한 뇌에 대한 직접적인 수분조절 책임과는 별도로 히스타민은 몸의 체온에도 관여한다. 히스타민은 2가지의 냉각 기능을 가지고 있다. 몸 중심부의 온도를 낮추는 기능과 더불어, 또한 몸을 식히기 위한 발한 기능에도 관여하고 있다.

뇌의 탈수나 과열에 대한 우려로 인해 방출된 히스타민은 일부 시스템을 활성화시켜, 문제를 바로잡기 위해 더 많은 순환을 촉진한다. 뇌 부위에 탈수가 일어나게 되면, (불충분한 수분 섭취나, 스트레스, 알코올, 신체의 과열현상 등 탈수의 원인을 불문하고) 히스타민의 작용에 의해 소위 두통이나 편두통이라는 통증이 야기된다. 이러한 유형의 통증을 완화시키기 위해서는 2잔이나 3잔, 심지어 4잔의 물을 마셔야 할 수도 있다.

뇌 부위의 팽창된 혈관이 보다 원활한 순환을 이루게 하기 위해서는 시원한 물을 마시는 것이 좋다. 흥미로운 것은 모든 일반적인 진통제가 히스타민과 그 주요 종속 체계 가운데 하나의 연결고리를 끊어 버린다는 것이다. 편두통은 중추에서 유발되는 뇌의 탈수와 과열에 대한 신호라는 것이 나의 생각이다. 대부분의 진통제가 편두통에 효과를 보이지 못하는 것은 이러한 이유 때문이다.


## 류머티스 관절염

요통과 그 외의 류머티스 관절염은 그 구분이 다소 모호하다. 이 2가지 중세에서 생기는 통증의 메커니즘은 같은 것으로 여겨진다.

이들 증세는 체내에서 동일한 생리적 현상을 나타낸다. 의료계 내에서 이들 2가지 증세를 분리하는 것은 상이한 부전공과 관련한 편의상의 문제일 뿐으로 생각된다. 한 증세에 대해서는 류머티즘 의사에게 가고 나머지 또 한 증세에는 정형외과의사나 지압요법사에게 가는 것일 뿐, 결과는 동일하다. 즉 치유라기보다는 통증을 관리하는 것뿐이다. 근본적으로 이 두 증세는 통증의 위치가 다르다는 것 외에는 같은 병인을 가지고 있다.

5,000만 명(20만 명의 아이들을 포함하여)에 달하는 미국인들이 관절염에 시달리고 있으며, 30여 만 명은 요통으로 고생하고 있다고 한다. 또한 매년 수백만 인구가 요통으로 인해 기능상의 불구자가 된다고 한다. 미국 내의 요통치료 비용은 매년 160억 달러에 달하며, 요통으로 인한 생산 및 임금 손실은 800억 달러를 넘는 것으로 추정되고 있다. 이러한 일반적인 인용 통계 자료는 (100% 정확하지는 않다 해도) 문제의 심각성을 잘 시사하고 있다.

### 관절통이라는 현상에 대한 새로운 통찰

손과 다리의 관절, 혹은 요추의 관절에 만성적인 통증이 있는 경우, 통증이 되풀이된다는 것은 통증 부위에 수분이 결핍되어 있다는 신호이다. 통증이 일어나는 것은 국부적으로 축적된 산이나 독성물질을 씻어낼 만한 물이 충분히 순환하지 않기 때문이다. 이들 국부적 관절 통증은 새롭게 해석되고 있는 일련의 긴박한 인체 갈증 신호에 속한다. 국부적 수분 고갈이 어느 부위에 형성되었는가에 따라 통증 부위가 결정된다.

요통에는 2가지 형태가 있다. 하나는 근육경련으로서 요통의 80%가 이로 인한 것이다. 다른 하나는 척주의 힘줄과 인대를 잡아당기는 디스크 퇴행이다. 요통을 일으키는 이 2가지 여건은 똑같이 만성 탈수에서 시작된다. 물을 원하는 몸의 비상 호출에 대해 새롭게 알게 된 이상, 요통과 관절통으로 인해 우리 몸이 계속 파괴당할 이유는 없다. 이제 이러한 통증이 발생하는 이유와 통증을 '막을 수 있는' 방법에 대해 통찰력과 지식을 가지고 있기 때문이다. 이 2가지 주제에 대한 보다 구체적인 정보는 나의 저서인 《요통과 류머티스 관절염에 대처하는 방법(How to Deal with Back Pain and Rheumatoid)》과 비디오 테이프 〈요통에 대처하는 방법(How to Deal with Back Pain)〉를 통해 찾아볼 수 있다.

모든 관절의 표층은 연골로 되어 있으며, 관절 내의 뼈 구조를 덮고 서로 분리해준다. 이렇게 견고한 연골층은 방대한 양의 수분을 포함하고 있어 마주한 연골 표면을 부드럽게 움직일 수 있게 해주며 관절의 움직임에 필요한 윤활유 역할을 한다. 따라서 오랜 탈수로 연골에 수분이 부족해지게 되면, 관절 내의 연골 접촉 부분에 심한 마찰과 전단 응력이 발생하게 된다.

## 인체 구조의 신비

연골이 탈수될 경우에는 움직임의 유연성이 저하된다. 이때, 연골 세포는 탈수를 감지하고 통증 경보를 보낸다. 탈수 상태에서 사용될 경우, 연골 세포는 금방 죽게 되고, 뼈와 접촉하는 표면이 벗겨지기 때문이다. 정상 환경의 연골은 알칼리 상태이지만 탈수 상태에서 연골이 산성화된다. 이러한 산성화로 인해 통증을 나타내는 신경종말이 민감해지게 된다. 이런 유형의 통증은 연골이 충분히 수화되어 산성과 독성을 씻어낼 때까지 수분 섭취를 규칙적으로 늘리는 것으로 치료해야 한다.

통증이 관절 사이에서 이리저리 옮겨다니는 경우도 있다. 때로는 서로 다른 팔다리의 동일한 관절에서 동시에 통증이 나타나기도 한다. 만성 통증에는 2가지 종류가 있다. 말초성 통증과 뇌에 의해 생기는 통증이다. 국부적으로 시작되는 통증은 아스피린이나 타이레놀 같은 진통제로 완화할 수 있지만, 뇌에 의한 통증은 그렇지 못하다. 두 통증 모두 충분한 수분 섭취로 완화할 수 있다.

연골은 젤라틴처럼 보이는 살아 있는 조직으로서, 그 세포는 알칼리성 환경을 좋아한다. 주변환경이 알칼리도를 유지하기 위해서는 물의 양이 중요하다. 연골을 통해 흐르는 물이 산을 씻어내기 때문이다. 염분이 연골 세포 내의 산을 추출해내어 물속으로 내보내도록 도우면, 산은 물을 따라 멀리 운반된다. 이러한 공정은 끊임없이 계속된다. 이 공정이 효과적으로 진행되기 위해서는 물과 소금이라는 2가지 요소가 절대적으로 필요하다.

적당한 양의 염분 공급은 척추나 팔다리 관절에서 나타나는 관절염 통증을 예방하는 데에 아주 중요하다. 연골 속에 보다 많은 염분을 흐르게 하기 위해 액체 용적을 늘리는 것은 바로 혈청 속의 염분 수치이다.

## 관절의 탈수와 그 결과

탈수된 관절 내의 끊임없는 마모성 마찰로 인해 연골 세포는 빠른 속도로 죽는다. 이들 죽은 세포는 대체되어야 한다. 과도한 사용이나 보수 작업으로 인해 연골이 손상을 입게 되면 연골 부위의 감지기는 긴급 보수가 절실히 필요하다는 신호를 보내기 시작한다. 곧, 혈액 공급을 통해 연골 세포에 수분을 공급하려는 시도가 이루어지고, 그에 따라 관절 내부에 약간의 윤활유가 공급된다. 하지만, 이러한 조치는 죽은 조직을 대체하기 위해 연골을 계속적으로 증가시키기에는 별로 효과적이지 못하다. 한편, 관절 피막의 내벽에는 복구 활동을 촉진시키는 국부 호르몬을 분비하는 세포가 있다. 그러나 이 호르몬들은 동시에 통증을 유발하기도 한다. 이들 국부 호르몬이 분비될 경우에는 다음과 같은 여러 가지 일이 일어난다.

1. 죽어가는 조직은 세포 내부에서 파괴되며, 파괴된 조각들은 밖으로 밀려난다. 이 조각들을 '쓰레기 수거 담당' 인 백혈구가 섭

취하여 재순환시킨다.
2. 손상된 부위에 보다 많은 혈액순환이 이루어지게 되면서, 그로 인해 관절 피막이 부어오르거나 늘어나게 된다. 그 결과 뻣뻣함을 느끼게 되고, 마침내 통증이 더욱 심해지게 된다.
3. 관련 단백질이 분해되어 많은 양의 아미노산이 저장고로 옮겨지며, 이들 아미노산은 손상 복구를 위해 필요할 수도 있다.
4. 관절 내부에 염증이 생긴 경우에는, 일부 백혈구가 2가지 목적으로 과산화수소와 오존을 만들기 시작한다. 첫째는 관절 간극을 멸균상태로 유지하여, 관절공간이 감염되지 않도록 박테리아를 막기 위해서이며, 둘째는 보수 공정에 관여하는 세포에 충분한 산소를 공급하여 혈액 속의 산소를 많이 빼앗지 않도록 하기 위해서이다.
5. 조직의 성장을 촉진시키는 국부적인 개조 성장 인자가 관절염의 전형인 관절 굴절을 야기한다.
6. 진행 중인 경험을 통해 뇌가 습득한 지식은 신체의 나머지에도 사용된다. 따라서 유사한 구조를 가진 다른 관절 역시 (굴절되고 변형되는 등) 개조되거나 강화될 것이다. 이것이 손에 류머티스 관절염이 생길 경우, 양손이 함께 염증을 보이고, 마침내 양손 모두에 관절 굴절이 나타나는 이유로 짐작된다.

## 요통

앞서 언급했듯이, 요통에는 2가지 유형이 있다. 통증을 야기하는 근육 경련과 척추의 힘줄과 인대를 잡아당기는 디스크 퇴행이다. 요통은 손의 류머티스 관절염에 관해 설명했던 것과 아주 똑같은 문제점을 보여준다. 단지 예외라면 척추 디스크 간극의 순환계가 까다롭다는 것과, 디스크 간극에 간헐적으로 생기는 진공에 따라 디스크의 중심이 좌우된다는 점이다. 이러한 진공은 걷기 동작에 따르는 당연한 공정 가운데 하나이다. 물론 몸이 충분히 수화되어 있어서, 디스크 간극에도 물이 들어갈 수 있을 정도로 물이 여유 있게 순환해야 한다.

척추에는 23개의 디스크와 24개의 척추골이 있어 몸무게를 지탱한다. 디스크는 각 척추골들의 편평한 아래 위의 표면을 덮고 있는 연골판 사이에 놓여 있다. 종말판 연골은 각각의 척추골의 일부로서, 체중을 지탱하는 편평한 표면에 붙어 있다. 각 척추골이 움직이는 동안 디스크는 아래 위 표면의 종말판 연골 사이에서 극미하게 미끄러지듯 움직인다. 디스크의 중심핵은 물을 흡수하고 수용하는 수압 성질을 가지고 있어, 그에 의해 상체 무게의 75%가 지탱된다.

탈수 상태에서 몸을 움직이거나 굽히고 있는 동안 체중의 압력으로 디스크의 수분함량을 계속 눌러 짜내게 될 경우, 소실된 물이 모두 보충되지는 않는다. 탈수되어 핵이 오그라든 디스크는 서서히 체중을 지탱할 수 없게 된다. 결국, 디스크는 고정 장치로서의 특성을 잃게 되고, 그에 따라 척추 관절이 헐거워지게 된다. 반면, 충분히 수화되어 팽팽한 상태의 디스크는 그 자체가 물리적으로 움직이는 것은 아니지만 계속적으로 수분을 짜내게 되며, 그런 다음 진공의 힘을 통해 다시 수분을 흡수하여 본래의 충격완충제로서의 기능을 확장한다.

탈수 상태의 디스크는 뒤쪽으로 이동하게 되면 국부 신경을 억누를 수 있다. 이것이 요추 부위에서 발생될 경우에는 다리 한쪽에 통증이 나타날 수 있다. 소위 좌골 신경통이라 불리는 것으로, 국부적인 요통보다 훨씬 심각하다. 좌골 신경통은 척추 관절 구조가 와해된 나머지, 척추를 위해 충격을 흡수해야 할 디스크 가운데 하나가 정상적인 위치에서 벗어나 신경을 억누르고 있음을 뜻한다. 이러한 증세는 탈수와 나쁜 자세에 따르는 것이다. 더 상세한 내용을 원하는 경우에는, 《요통과 류머티스 관절염에 대처하는 방법》을 참고하도록 권한다. 디스크 전위를 줄이고 좌골 신경통을 완화할 수 있는 새로운 방법을 알 수 있을 것이다.


### 골관절염(Osteoarthritis)

관절 내의 연골이 죽으면 뼈와 뼈가 맞닿기 시작한다. 연골세포는 수분에 의한 복원력을 가지고 있어 서로 엇갈리는 움직임으로 인한 외상을 견뎌낼 수 있지만, 굳어진 뼈의 표면은 서로 엇갈리며 마찰력을 일으키게 된다. 이 마찰력으로 인해 뼈의 표면을 파괴하는 염중 공정을 유발된다. 그에 따라 관절의 골관절염이 일어나게 되는 것이다. 즉, 탈수현상의 첫 번째 단계는 연골 표면의 파괴이며, 두 번째 단계는 바로 골관절염의 발생이라 할 수 있다.

골관절염으로 고생하는 사람들에게 흔히 아세트아미노펜(acetaminophen)이나 이부프로펜(ibuprofen), 아스피린 같은 진통제가 처방된다는 점에서 최근 흥미를 끄는 한 기사를 발견했다. 2002년 10월 28일자 〈뉴욕 타임즈(New York Times)〉에 "고혈압과 진통제의 상관성"이란 제목으로 게재된 이 기사는 하버드대학의 한 연구팀이 '국내 약물치료 기록'에 발표한 논문의 보도자료이다. 이 연구는 간호사 건강 연구(NHS, 간호사들을 대상으로 하는 미국의 여성 건강 연구-옮긴이)에 참여한 8만 명 이상의 31세에서 50세 사이의 여성들을 대상으로 하고 있다. 처음 연구에 참여할 당시 그들에게는 고혈압이 없는 것으로 나타났다. 그들은 1995년부터 진통제를 사용하기 시작했으며, 2년 후 조사를 통해 혈압을 알아냈다. 2년 만에 1,650명의 여성이 고혈압을 보이고 있었다. 진통제로 아세트아미노펜(현재의 타이레놀)과 이부프로펜(모트린〔Motrin〕과 부르펜〔Brufen〕 등 여타의 많은 이름으로 판매된 바 있음)을 사용한 여성들은 이들 약품을 사용하지 않은 여성에 비해 고혈압으로 발전할 가능성이 86%나 높았다. 아스피린을 호도하는 듯한 이 기사는 고혈압을 야기하는 약품에 아스피린을 포함하지 않고 있었다.

  나는 연구 기금을 누가 후원했는지, 또한 그 연구 결과로 어느 회사가 이득을 얻었는지 알지 못한다. 내가 혼란을 느끼는 것은 세계 최고의 의과대학 가운데 하나인 하버드 대학의 인재들이 다양하게 나타나는 인체의 탈수 증상에 대해 무지하다는 사실 때문이다. 연구진들은 2가지 사실을 간과하고 있다.

  통증은 인체에 급히 물이 필요하다는 위기 신호 가운데 하나이며, (인체의 고갈 관리 프로그램 가운데 하나인) 고혈압은 바로 그 탈수에 대해 인체가 적응하는 과정이라는 사실이다. 그들은 수분 부족이라는 동일한 문제가 고혈압과 통증이라는 각기 다른 방법으로 표출된다는 것을 깨닫지 못하고 있다. 진통제는 하나의 국부적인 탈수 신호를 가려줄 뿐이다. 결국 그 상태가 진행되어 전반적인 수분 고갈의 징후인 고혈압이 나타나게 되는 것이다.

  나는 이것이 앞서 인용한 연구에 비해 보다 정확한 과학적 결론이라고 확신한다. 물을 마셔라, 그리고 아세트아미노펜보다 아스피린을 선호하지 '말라.' 이 책을 통해 그 논리를 알게 될 것이다. 이 간단한 정보를 알고 있는 당신이 언젠가는 많은 사람을 구하게 될지도 모른다.

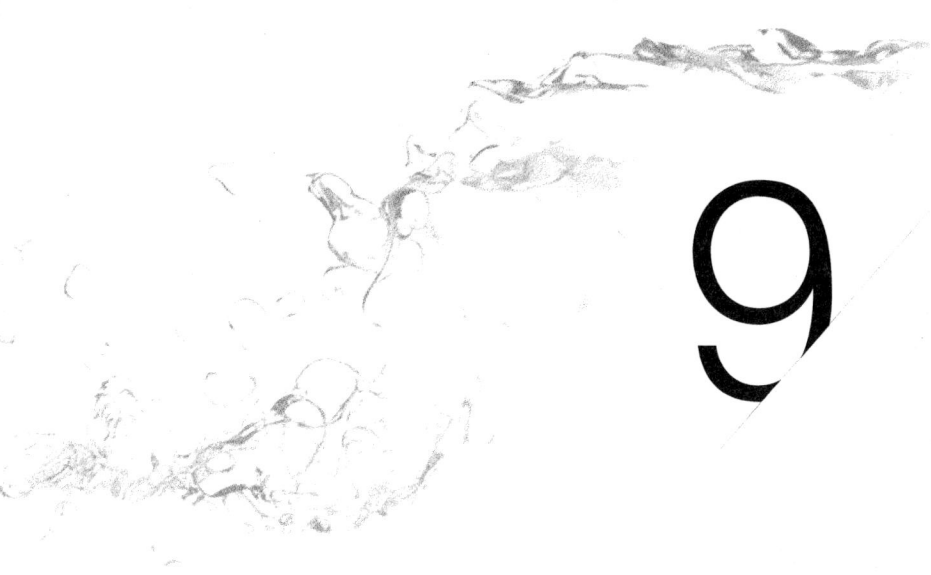

## 탈수와 질병

다음은 4차원의 요인인 시간의 경과에 따라 지속적인 탈수에 의해 유발되는 증상들이다. 탈수로 인한 손상은 서서히 몸을 침식하게 되며, 이들 손상이 드러나기 시작하여 특유의 방법으로 스스로를 나타내기까지는 시간이 걸린다. 그 특유의 방법들은 일상적으로 마주치게 되는 다양한 증상에 따라 판별되고 분류될 수 있다.

의학계의 주류 권위 기구들은 이러한 증상들(탈수 상태)에 대해 '원인 불명의 질병'이라는 이름을 붙이고 있다. 더불어 몸이 자신의 탈수 상태를 보여주는 다양한 방법에 대해 이것저것 알아듣기 힘든 전문 용어들을 새로이 창조해냈다. 그러한 전문 용어의 창조는 마치 그들이 다양한 탈수 증상을 괴상하고 불필요한 지침을 통해 치료해도 된다는 면허와도 같다. 이들 가운데 일부는 바로 다음과 같은 증상들이다.

1. 비만(Obesity)
2. 혈액순환 내의 저밀도 콜레스테롤(low-density cholesterol) 상승
3. 중성지방(triglycerides) 상승
4. 동맥 내의 콜레스테롤 플라크 형성
5. 관상동맥 혈전증(Coronary thrombosis)
6. 골다공증(Osteoporosis)
7. 골관절염(Osteoarthritis)
8. 심부전(Heart failure)
9. 뇌졸중(strokes)의 반복
10. 소아당뇨(Juvenile diabetes)
11. 알츠하이머병
12. 다발 경화증
13. 루게릭병, 혹은 근육위축성측방경화증(Amyotrophic lateral sclerosis)
14. 근육퇴행위축(Muscular dystrophy)
15. 파킨슨병
16. 피부경화증(Scleroderma)
17. 암(Cancers)
18. 후천성면역결핍증(AIDS, 에이즈)

현대과학을 기반으로 한 의학의 역사를 통해 처음으로 인체의 퇴행성 질환을 예방하고 치료하는 방법이 발견되었다. 간단하고 자연스럽게 물을 이용하는 방법이다. 이들 퇴행성 질환의 원인이 발견되고 공개된 것은 모든 사람들을 이롭게 하기 위한 것이다. 한마디로, 질병을 예방하고자 한다면 탈수를 막아야 한다!

앞에 열거한 증상들 가운데 일부는 이미 거론된 바 있다.

이 장에서는 비만에 대해 논의하고자 한다. 그 외의 증상에 대해서는 별도로 다루게 될 것이다.

## 비만

비만에 대한 간단한 해결책은 많은 사람들의 관심사이다. 우선 인체의 탈수와 과식과의 관계를 깨닫는다면 비만을 예방하는 방법 또한 깨닫게 될 것이다. 그 다음 단계는 그동안 쌓인 지방을 줄이는 방법을 찾는 것이다. 이 2가지 수수께끼에 대한 해답은 간단하다. 하지만 조언 내용을 실천하기 위해서는 자제력과 결단력이 필요하다. 또한, 전반적인 건강을 해치지 않는 한도 내에서 과도한 초과 체중을 감량하기 위해서는, 지방 대사가 서서히 진행되어야 한다는 것을 명심해야 한다. 지시사항 가운데 가장 중요한 것은 머릿속에 보다 날씬한 자신의 모습을 새겨두는 것이다. 살을 뺀 자신의 몸을 떠올려보자. 그 모습을 잠재의식 속에 저장해두고, 그러한 결과에 대한 갈망을 뇌에 계속 되새기게 하는 것이다.

먹는 습관과 관련된 2가지 일반적인 감각이 있다. 하나는 음식에 대한 감각으로 흔히 공복감이라고 하는 것이다. 두 번째는 갈증에 대한 감각이다. 둘 다 같은 부위에서 느껴지며, 똑같이 히스타민에 의해 유발된다. 이 2가지 신호는 혼동되기 쉬우며, 사실상 목이 마른 것을 배고픔으로 착각하기 쉽다.

우리는 입안이 마르게 될 때만 목이 마른 것이라고 잘못 생각하고 있다. 입안의 건조상태에 따라 탈수를 판단하는 것이야말로 근본적인 문제라 할 수 있다. 구강 건조 신호로 수분 섭취가 요구되는 것은 탈수증상이 막바지 단계에 이른 것으로써, 흔히 과식 후에 나타나곤 한다. 공복감과 갈증 감각을 구분하는 가장 좋은 방법은 음식을 먹기 전에 물을 마시는 것이다. 일부 동물들은 이 순서를 지키고 있다. 그들은 수분 함량이 많은 식물을 주식으로 하는 경우에도, 이른 아침 물이 있는 곳부터 먼저 들른 다음에야 들판으로 나가 풀을 뜯는다. 인간은 이와 반대의 습관을 가지고 있다. 흔히 음식을 먹고 난 뒤에야 물을 마시곤 하는 것이다. 때로는 고형의 음식물을 섭취함으로써 체내의 유효 수분이 다 소모되어 몸이 완전히 탈수되고 나서야 물을 마시기도 한다. 나는 이것이 비만의 근본 원인이라고 확신한다.

비만한 사람들은 히스타민의 수분에 대한 요구를 음식을 섭취함으로써 만족시킨다. 음식 역시 아데노신3인산(ATP)로 전환될 뿐 아니라, 미뢰(혀의 미각 감지 기관-옮긴이)를 만족시키는 데에는 물보다 낫기 때문이다. 그러나 뇌의 ATP에 대한 요구를 만족시키기 위해서는 수분이 훨씬 더 효과적이고 즉각적이다. 음식으로 뇌 기능에 필요한 에너지를 생성할 수 있는 것은 당(sugar)뿐이다. 하지만 섭취되는 음식은 뇌 전체에 필요한 양의 5배에 달한다. 결국 순환 중인 음식물의 20%만이 뇌에 공급된다. 나머지 80%는 당을 실은 채 지방세포를 포함한 다른 조직들에게로 가게 된다. 이들 지방세포는 당을 지방 형태로 저장한다. 따라서 에너지의 청정 공급원인 수력전기를 발생시키기 위해 뇌가 물을 원할 때마다 음식을 섭취할 경우, 많이 먹으면 먹을수록 더욱 많은 당이 지방으로 저장되는 것이다.

시간이 지나면서, 탈수나 몸의 정신적 사회적 스트레스에 대한 히스타민의 이러한 반응 공정은 애초의 단순한 수분 요구에 대해 과식으로 대처하게 되는 근거 기준이 될 수 있다. 그러므로 몸의 탈수는 비만의 근본 원인이라고 할 수 있다. 비만은 대개 고혈압과 연관되며, 결국 나중에는 당뇨로 이어지게 될 것이다. 당뇨에 대한 지식(제7장을 참조할 것)은 비만을 이해하는 데에 도움이 될 것이다.

문제는 아주 간단하게 해결할 수 있다. 식사하기 30분 전마다, 그리고 식후 2시간 30분마다 두 잔의 물을 마시는 것이다. 물을 원하는 생리 작용과 음식을 원하는 생리적 작용이 구별되기 30분 정도 전에 물을 섭취한다. 그러면 포만감을 느끼게 되어 꼭 음식이 필요할 경우에만 음식을 먹게 된다. 음식 섭취량은 현격히 줄어들 것이다. 또한 먹고자 하는 음식의 종류도 바뀌게 된다. 물을 충분히 마시게 됨에 따라, 살을 찌게 하는 탄수화물보다는 단백질을 찾게 될 것이다.

그 다음의 바람직한 단계는 이미 축적되어 있는 지방을 없애는 것이다. 물의 섭취를 늘린 것만으로도 불었던 몸무게가 일부 줄어들기 시작할 것이다. 3주 이내로 3kg 내지 6kg 정도의 체중이 빠질 수 있다. 이런 직접적인 몸무게의 감소는 집결된 부종액으로부터 나오는 것으로, 부종액은 핵심 세포로 수분이 전달되는 체계를 거꾸로 조종하기 위해 조직 내에 축적되는 것이다. 수분 섭취를 늘리는 것과 더불어, 호르몬에 민감한 지방 연소 효소의 활동을 촉진시키게 되면, 더욱 현저하게, 그리고 균형 있게 체중이 줄어들게 된다.

미국 인구의 37%가 비만으로 고생하고 있다. 이제 아이들까지도 점점 비만해지고 있는 상황이다. 매년 40만 이상의 사람들이 비만에 의해 조기 사망하는 것으로 추정되고 있다. 그러나 이 살인적인 질병은 적절한 수화와 더불어 예방할 수 있으며, 심지어 치료할 수도 있다. 이유는 간단하다. 지방의 수집과 축적은 탈수의 주요 합병증 가운데 하나이다. 그러한 합병증은 공복감을 갈증 감각으로 혼돈하면서 물을 마시는 대신 음식을 먹기 때문에 생기게 된다.

뇌의 기능은 수력전기에서 나오는 (말하자면) 청정에너지를 공급받고 싶어한다. 음식에서 생성되는 오염 에너지를 사용하도록 강요될 경우, 이 에너지의 20%만이 뇌에 당도한다. 움직이거나 운동하거나 에너지 소모적인 일을 하는 데에 사용되지 않는 한, 그 나머지의 에너지는 지방 형태로 저장된다.

지방이 형성되어 저장될 경우, 그 지방은 오직 특별한 화학적 명령에 의해서만 파괴가 시작된다. 지방 분해 효소인 리파아제는 지방 덩어리를 작은 지방산 입자로 변환시켜 근육이나 간이 사용할 수 있도록 한다. 리파아제의 활동을 자극하는 것은 신체 활동을 조절하는 일부 호르몬들이다. 그 가운데 우두머리는 교감신경계의 아드레날린이다. 한 잔의 물이 한 시간 반 내지 두 시간 동안 교감신경계를 자극한다는 사실이 입증된 바 있다. 아드레날린이 분비됨에 따라 저장된 지방이 점점 줄어들면서 초과 체중은 극적으로 줄어드는 결과가 나타난다. 이런 식의 체중감량은 다른 방식의 식이요법이나 칼로리 섭취 제한보다 더 안정적이고 영구적이다.

지방 연소 효소는 아드레날린을 비롯한 육체활동 호르몬에 민감하다. 이들 호르몬은 근육이 활동할 때 생산되어, 그들의 주식인 지방을 태우기 시작한다. 그러므로 규칙적으로 걷는 것이 좋다. 나는 몇몇 사람들이 수분섭취를 늘리고 규칙적인 운동을 늘리면서 비교적 짧은 기간에 10kg에서 20kg 정도의 체중을 감량하는 것을 보았다. 또한 1년에 130kg을 줄인 남자도 보았고, 16개월 만에 137kg을 줄인 사람도 보았다.

한 사람은 늘어진 살을 제거하기 위해 두 번이나 수술을 해야 할 정도였다. 나의 지침에 따라 극적으로 체중을 감량한 증거들을 뒤에 소개할 것이다. 내 방식의 체중 조절에는 대단한 식이요법이 필요하지 않다. 몸이 원하는 어떤 형태의 음식을 먹어도 상관없다. 인체 자체에 선별 능력이 생기기 때문이다. 신체의 요구를 판단하는 선택 감각을 포함하여 모든 신체감각이 예리해지는 데에 따른 결과이다.

근육활동과 호르몬에 민감한 리파아제 자극과의 직접적인 연관은 스웨덴에서 밝혀졌다. 몇 년 전 스웨덴 육군은 3주 행군이 주어진 한 중대의 군인들에게 실지 실험을 했다. 휴식시간마다 혈액샘플을 채취하여 행군이 군인들의 생리기능에 미치는 영향을 모니터하기 위해 다양한 테스트들을 했다. 그들은 동일한 호르몬에 민감한 리파아제가 행군 1시간 후에 활동을 보이기 시작하여, 12시간 동안 활동을 지속한다는 사실을 발견했다. 또한 지속적으로 걸을 경우 축적 효과가 있다는 것도 알아냈다. 즉, 효소의 활동이 24시간 내내, 훨씬 더 뚜렷하게 측정될 수 있었다.

요컨대, 실험 결과가 말해주는 것은 매일 두 번의 걷기를 통해 몸을 24시간 내내 지방 연소 모드로 설정할 수 있다는 것이다. 따라서 어떠한 체중감량 프로그램에도 걷기는 포함되어야 한다. 극적인 체중감량 프로그램에서 물이 어떠한 효과를 보이는지에 대한 성공담을 다음의 편지를 통해 확인할 수 있다.

친애하는 뱃맨 박사님께

저는 지금까지 과체중 상태를 벗어난 적이 별로 없었답니다. 어느 가정에나 '비만 어린이'가 있기 마련이듯, 저도 그런 비만아였거든요. 단지 '뼈대가 굵을 뿐'이라는 가족들의 말을 들으면서, 저는 제 모습에 만족할 수밖에 없었답니다. 그러다가 '물 치료'에 관한 얘기를 듣게 되었어요. 처음에는 의심스러웠어요. 얼음 냉차나 콜라를 마시는 것이 그토록 문제가 될까 싶었거든요. 하지만 저는 제가 정말로 빼지 않으면 안 될 것은 오로지 몸무게뿐이라는 생각을 했어요. 1년 반이라는 기간 동안, 저는 45kg 정도를 뺐고, 이제는 더 이상 누구나 알고 있던 '비만 어린이'가 아니랍니다.

하지만 몸무게를 줄이는 것 외에도, 언제나 따라다니던 산 역류 증세가 없어졌다는 것도 알게 되었어요. 전에는 먹기만 하면 의례 병이 나곤 했던 음식들도 이제 맛있게 먹을 수 있게 되었답니다. 또한 의례 그러려니 하고 여겼던 귀앓이도 더 이상 앓지 않게 되었다는 것을 깨달았어요.

게다가 기운이 훨씬 좋아지고, 완전히 다른 사람이 된 것 같은 기분이랍니다. 이제 기운이 생겨서 전에는 금방 지쳐서 하지 못했던 일들도 할 수 있게 되었어요..

뱃맨 박사님, 저를 도와주셔서 정말 고맙습니다.

신체의 적당한 수화와 약간의 염분섭취와 운동을 통해 몸무게를 줄이는 것은 급격한 식이요법보다 훨씬 신중한 방법이다. 과격한 식이요법과 오직 체중감량에만 초점을 맞출 경우의 합병증은 필수성분들의 불균형한 섭취로 인해, 영양실조를 초래할 수 있다. 청정

에너지의 주요 원천으로서 물이 좋은 점은 얼마가 초과되든 모두 소변으로 배출된다는 사실이다. 반면, 지방은 여러 단계를 거쳐 연소된 뒤 폐 속에서 이산화탄소로 변환되어 죽게 된다.

　2001년 9월 4일자 〈여성 세계(Woman's World Magazine)〉 잡지는 '물 치료'의 체중감량 프로그램에 관해 물의 극적인 효과를 소개하는 표지와 함께, 두 페이지에 달하는 기사를 싣고 있다. 기사는 "혁명을 예고하는 의학의 신발견, 체중을 줄이는 새로운 물 치료! 1.9 $l$ 이상 물 마시는 법 배우기!"라는 표제로 소개되었다. 표지를 장식한 TV드라마 '내 모든 아이들'의 스타 피놀라 휴스(Finola Hughes)는 식이요법 없이 14kg을 감량했다. 여러 내용 가운데 가장 주목을 끈 기사는 라디오 토크쇼의 진행자가 별로 힘들이지 않고 18kg을 감량하여, 신체 사이즈를 크게 줄였다는 이야기였다. 그녀는 군살만 뺀 것이 아니라 열감, 피로, 관절통, 두통까지도 모두 한꺼번에 없앨 수 있었다.

　안타깝게도 오늘날의 미국 어린이들은 놀라울 정도의 체중 증가 추세를 보이고 있다. 어린이 비만이 매스컴과 정부 내의 쟁점 사안이 되고 있다. 비만 어린이와 청소년은 성인 발병형 당뇨(adult-onset diabetes)로 알려진 제2유형 당뇨병과 같은 성인과 똑같은 질병을 일으키는 경향을 보이고 있다. 거기에는 2가지의 이유가 있다고 본다. 즉, 다양한 즉석식품을 권장하는 식품업계의 끊임없는 광고가 과식을 강요하고 있으며, 물 대신에 가당 음료를 마시도록 부추기고 있기 때문이다.

혀끝에 느껴지는 모든 유형의 단맛은 췌장의 인슐린 분비를 자극하게 된다. 인슐린은 체중 증가를 부추기는 (동화작용을 하는) 호르몬이다. 즉, 지방세포를 자극하여 음식물 속의 당과 탄수화물을 지방으로 변환시키는 작용을 한다.

참고로, 체중감량에 있어서 염분의 중요성을 간단히 짚고 넘어가고자 한다. 몸이 탈수되어 체내의 수분 보유량을 증가시켜야 할 경우, 그를 위해서는 세포 외부의 수분 함량을 확장시킬 염분이 있어야만 한다. 탈수 상태의 신체는 음식물 섭취를 통해 염분을 얻고자 한다. 결국 염분에 대한 이러한 추구는 과식을 하게 되는 또 다른 이유가 된다.

물은 날씬한 몸매를 가꾸어주고, 앞에 열거한 질병들을 피할 수 있게 해주는 천연 '예방' 의약품이다. 이러한 물의 효력에 일말의 의심이라도 있다면 다음을 기억해야 할 것이다. 탈수는 체내에 물이 부족함을 뜻한다. 이는 곧, 물이 몸의 다양한 부위에 당도할 시간과 이유와 장소를 결정하기 위해, 체내의 유효 수분에 대해 배급체계가 실시된다는 것을 의미한다. 당연히 상당히 건조해진 부분들은 정상적인 기능을 할 수 없게 된다. 지엽적으로 혹은 국부적으로 비정상적인 기능을 하는 이들 부위에는 흔히 통증이 유발되며 결국에는 퇴행성 질환으로 발전하게 된다.

체내의 탈수 영향을 사업상의 현금 자금의 부족과 비교하는 것 또한 상황을 이해하는 또 다른 방법이 될 수 있다. 경제가 부진한 상황에서 일반 소비자들이 돈을 쓰지 않게 되면, 모든 분야의 사업이 크건 작건 간에 어느 정도의 고통을 받게 된다. 외식이 줄어들게 되면서 식품 생산업체들은 겨우 살아남기에 급급하게 된다. 건축업계가 위축되고, 금융계는 부도로 몸살을 앓게 되고, 자동차업계는 손실을 입게 되고, 관광여행업계가 파산하는 등등의 일이 이어진다.

뇌가 물 분배에서 우선권을 갖는 또 하나의 이유는 뇌세포는 새로운 딸세포를 '생산할 수 없기' 때문이다. 뇌세포는 일회성 생명체들이다. 뇌세포가 죽게 되면 어떤 세포도 그들을 대신하지 못한다. 탄생에서 죽음까지 동일한 세포가 교육을 받고 개명되어 몸의 일상적 기능을 조절하는 일을 점점 더 많이 관장하게 되는 것이다. 뇌세포가 고통받거나 손상당하는 일이 절대 없도록 하기 위해, 체중의 2%밖에 차지하지 않는 그들에게 전체 순환의 20%가 할당된다.

탈수는 또한 간과 그 주요 제조 시스템에 손상을 야기한다. 간은 체내의 최고 핵심 요소들을 많이 제조하고 수출하는 중심지이다. 동시에 화학적 부산물을 해독하기 위한 중심지이기도 하다. 간이 탈수되면 많은 기능들이 소실되며, 몇몇 기능은 영구적으로 소실될 수도 있다. 마찬가지로 몸의 이동 시스템인 근육과 관절 역시 탈수 상태에서 심한 손상을 입게 된다.

비만에 대한 더 많은 정보가 필요할 경우에는 《비만 : 죽음을 부르는 탈수의 병(Obesity : The Deadly Disease of Dehydration)》을 추천한다.

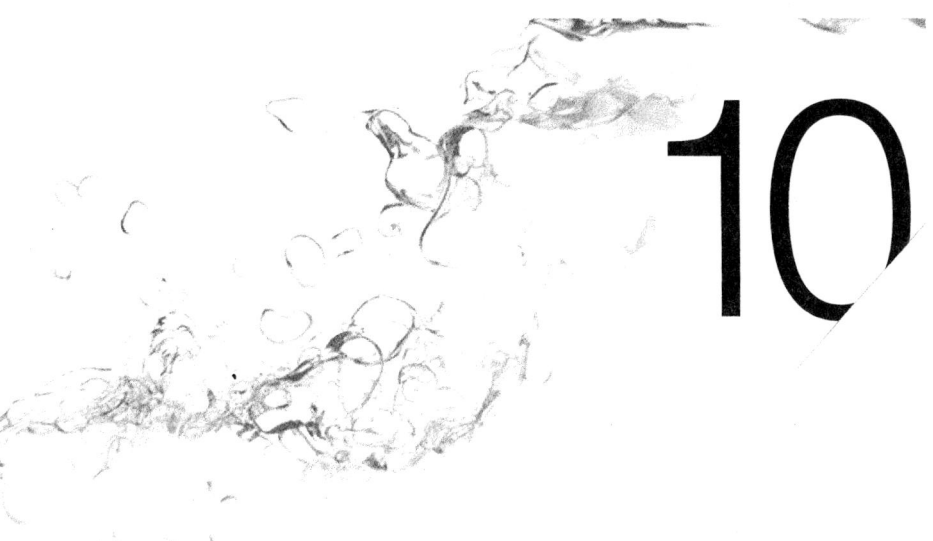

# 10

## 탈수와 뇌 손상

신경계의 질병은 너무도 파괴적이어서, 일부 이러한 증상으로 고통받고 있는 사람들을 직접 보기 전에는 그 파괴력을 평가할 수 없을 정도이다. 파킨슨병이나 알츠하이머병, 루게릭병, 다발 경화증, 반신불수, 상반신이나 하반신의 한쪽 마비, 실어증, 자폐증, 주의력 결핍증, 간질 등등 그들 증상의 참혹성에 대해서는 굳이 천재가 아니라도 알 수 있을 것이다.

나는 이러한 증상 가운데 일부는 몸의 지속적인 탈수에 의해 야기된다고 본다. 위와 같은 문제들은 사고나 부상의 결과가 아니라 서서히 굳어지게 되는 퇴행성 증상이다. 이들 증상이 얼마나 쉽게 예방될 수 있으며, 심지어 치유될 수 있는지를 깨닫기 위해서는 신경계 내에서의 물의 역할을 이해하는 것이 중요하다. 뇌가 최적의 수화상태를 유지하게 될 경우에는 뇌질환을 예방하는 것 외에도 또 다른 장점이 있다. 물이 뇌의 정보처리 효율성을 높여준다는 점이다.

평균적인 인간에게 있어, 뇌의 무게는 1.4kg 정도이다. 뇌가 85%의 물로 구성되어 있는 것으로 추정되는 데에 반해, 그 밖의 모든 유조직(뼈나 연골이 아닌 조직 — 옮긴이) 세포는 약 75% 정도의 물 함량을 가지고 있다. 뇌는 수분의 소실에 극도로 민감하다. 단 1%의 수분 소실에도 견디지 못한다고 한다. 단, 84% 정도만의 수분을 함유한 채 오랫동안 탈수 상태에 있게 될 경우, 뇌는 제 기능을 다하지 못하게 된다.

뇌 속의 신경세포는 일회성 생명체라는 것을 잊어서는 안 된다. 체내의 다른 세포들과는 달리 그들은 딸세포를 생산하지 않는다. 따라서 뇌세포에 미치는 탈수의 영향이 신경세포에 손상을 입힐 정도가 되면, 영구적인 상흔이 남게 될 것이다.

하지만, 자연은 우리의 생각보다 훨씬 지혜롭다. 뇌는 물을 포함하여 자신에게 필요한 모든 것을 확실히 얻기 위해, 전체 체중의 약 15%에 해당하는 무게에 비해, 약 20%의 순환을 할당받는다. 더구나 혈액이나 혈청과는 다른 특별한 액체가 언제나 뇌를 적시고 있다. 뇌의 모세혈관은 이렇듯 고도로 특화된 정밀한 액체 성분을 만들어낸다. 이들 모세혈관의 대부분은 뇌의 커다란 방 내부에 들어 있다. 그들이 특별히 뇌를 위해 만들어내는 이 액체는 뇌척수액이라고 불린다. 이 액체는 염분 성분이 비교적 많은데 비해 칼륨은 적게 함유되어 있다. 뇌를 담고 있는 이 액체는 두개골에 타격이 가해질 경우 물리적 충격을 흡수하는 보호 역할을 하기도 한다. 또한, 머리를 재빨리 돌리거나 움직여야 할 경우에는 뇌를 둘러싼 이 액체가 뇌의 흔들림을 방지하기도 한다. 뇌의 모세혈관은 뇌세포가 끊임없이 일하는 가운데 배출해내는 독성 폐기물을 거르고 내보내는 일도 한다. 뇌세포는 24시간 내내 일을 쉬지 않는다. 몸은 잠들어도 뇌는 잠들지 않는다.

## 뇌혈관 장벽(BBB, blood-brain barrier)

뇌는 혈액의 구성성분에 기복이 있을 경우에도 가장 효과적으로 보호받는다. 다른 부분의 모세혈관과는 달리, 뇌 모세혈관은 요소들의 자유로운 확산을 위해 만들어진 벽이 있어 어떠한 침투도 받지 않는다. 뇌의 모세혈관 벽은 완벽하게 봉쇄되어 있다. 뇌측 혈액순환에 이르러야 하는 모든 것은 모세혈관 내벽의 세포를 통해 고도로 특화된 특별 메커니즘에 의해 운송되어야만 한다. 뇌 모세혈관은 뇌가 들어 있는 공간 내로의 물질의 반입을 조절하는 여과장치 가운데 하나라고 할 수 있다. 이런 방법을 통해 뇌는 혈액 구성성분의 갑작스런 변화로부터 언제나 보호받게 된다. 뇌의 모세혈관계는 안전장치 없이 뇌에 접근하는 것을 막고자 천연 장벽을 구축하고 있다. 이러한 장벽 장치를 일컬어 뇌혈관 장벽이라 한다.

탈수는 뇌혈관 장벽의 파괴를 야기할 수 있다. 뇌혈관 장벽의 보호 방패를 손상하는 파괴는 어떠한 것이든 대다수 중추신경계 질환을 일으키는 주요인이 된다. 이 장벽이 손상되면, 아주 극미한 출혈에 의한 고형 폐기물이 다발 경화증이나, 파킨슨병, 알츠하이머병 등과 같은 대다수 신경학적 장애의 특질인 플라크로 변환하게 된다. 내 소견으로는 편두통에서도 이와 똑같은 공정이 일어난다고 본다.

상이한 기관과 조직에서도 몸의 민감한 부분을 수화시키기 위해 똑같은 비상수단이 일어날 수 있다. 창자 윗부분 속에서의 출혈이나 근육 조직 내의 출혈이 있을 경우, 그 혈액량의 94%는 물이며, 이 물은 즉시 순환 속에 재흡수된다. 이러한 유형의 신장과 폐 속의 극미한 출혈을 뒷받침하는 이론적 근거는 이 두 기관 모두가 다시 일을 제대로 시작하기 위해서 많은 양의 신선한 물을 필요로 한다는 것이다. 이런 식의 이해만이 몸이 이미 탈수된 상태에서 이들 기관의 필요를 충족할 만한 신선한 물이 들어오지 않고 있을 때의 유일한 논리적 공정이다.

폐와 신장에서의 이러한 극미한 규모의 출혈 공정은 폐-신장 증후군(pulmonary-renal syndrome)이라는 독특한 증상으로 판별된다. 자가 면역 질환 가운데 하나인 루푸스에서도 똑같은 공정을 볼 수 있다. 그와 같은 출혈이 장관 내에서 보다 큰 규모로 보다 자주 일어날 경우에는 위염이나 십이지장염, 궤양성 대장염이라는 진단이 내려지게 된다. 같은 공정이 피하(皮下)에서 일어날 경우에는 자반병(피하의 출혈로 인해 자색의 작은 반점이 생기는 병 — 옮긴이)이라는 이름이 붙게 되는데, 특히 어린이들에게 많이 생긴다.

출혈성 궤양의 경우, 대단히 많은 양의 혈액이 장관 내로 쏟아지게 된다. 이때 혈액 속의 수분은 혈액의 과다 농축과 그에 따른 무서운 합병증인 뇌나 그 밖의 부위에서의 광범위한 혈액 응고를 피하기 위해 재흡수된다. 나는 3천 건이 넘는 위궤양을 오직 물로만 치료하면서 장관 내의 이러한 출혈 현상을 깨달은 바 있다. 이들 가운데 일부 환자들이 출혈성 궤양을 가지고 있었기 때문이다.

나는 얼마 후 장관 내의 출혈 과정에 대해 연구한 끝에, 앞서 설명한 바 있는 메커니즘을 확인했다. 당시 나는 시간당 230$ml$의 강한 설탕물로 출혈이 멈출 때까지 환자들을 치료했다. 이 경우에 내가 설탕을 사용한 이유는 증상을 해결하기 위해 뇌에 훨씬 강한 농축 에너지가 필요하다는 애초의 가정 때문이었다. 두 번째 이유는 설탕으로 인해 분비되는 인슐린의 영향으로, 조직 와해 메커니즘을 조직 형성의 생리기능으로 바꾸기 위해서였다. 효과가 있었다! 출혈은 아주 빨리 멈추었다. 출혈이 멈추고 난 다음에는 단순히 물만을 사용했다. 나는 뚜렷한 이유 없는 출혈을 치료하는 데에 이 방법을 권하고 싶다. 이러한 조직 내의 극미한 출혈 과정은 '맥관염(vasculitis)'이라고 한다.

## 신경전달 물질과 탈수

신경전달 물질은 뇌 화학물질로서, 암호화 정보의 통과 수단인 여러 신경망의 이런저런 신경에서 만들어지고 분비된다. 체내의 신경계는 한 국가 내에서 각지에 송전을 하고 서로 연결하는 케이블과 유사하다. 각각의 케이블 텔레비전 방송은 전신 부호와 파장을 다르게 함으로써 서로 구별된다. 그와 똑같은 방식으로 신경계에 쓰이는 서로 다른 화학물질들이 각각의 뇌 중추의 활동들을 구별할 수 있게 한다.

흥미로운 것은 50년 전까지는 과학자들에게 화학전달 물질의 메커니즘과 역할에 관한 명확한 인식이 없었다는 점이다. 이들 화학전달 물질들은 이런저런 신경들 사이에서, 혹은 신경과 그 통제와 명령을 받는 근육섬유 사이에서도 정보를 옮길 수 있게 한다.

수많은 아미노산들(우리가 먹는 단백질의 구성요소)이 특정 효소에 의해 세포 내에서 파괴되면서 그 부산물들이 화학 전달 물질이 된다는 것은 이제는 잘 알려진 사실이다. 다음에 소개하는 정보는 아주 중요한 것이다. 따라서 이어지는 몇 문장에는 특별히 주의를 기울여야 한다. 설명하게 될 내용은 어째서 우리 자신이 우리가 먹고 마시는 것의 산물인가에 대한 이유이다.

각 가정에 연결되는 케이블 방송망 덕분에, 통신회사와 케이블 방송 배급사가 그들의 전송망을 통해 그 외의 서비스도 제공할 수 있다는 것은 누구나 다 알고 있는 사실이다. 그들은 가정 내의 컴

퓨터 시스템과 연결될 수 있는 인터넷이나 그 외의 정보 시스템과 통신 등의 각종 서비스를 제공한다. 그들이 좋은 호응을 얻을 수 있었던 것은 자신들의 전송망을 멀리 광범위하게 확산하는 데에 성공했기 때문이다. 동일한 전송망이 서로 다르게 암호화된 정보를 통과하는 데에 동시에 사용될 수 있다. 그들이 할 일은 오로지 전자기 에너지의 특정한 파장범위 내에 정보를 담는 것뿐이다.

케이블을 통해 전송될 수 있는 전기적 파동(electrical impulse)의 다양한 범위와 결합을 통해 정보를 담을 수 있는 방법을 개발한 덕분에, 특별히 앞선 통신 능력을 갖기에 이른 것이다. 정보가 발생되는 근원지와 사용자 간의 효과적인 통신과 전달에 의해 미래 사회의 진보와 발전 속도가 결정된다. 그에 따라 사건을 미리 예견하고 가능한 한 적절한 대응을 채택할 수 있게 될 것이다. 기술의 진보에 따라 각각 상이한 정보 꾸러미들이 동시에 같은 전송망을 통해 전달될 수 있게 된다. 이러한 기술 진보와 더불어 미래의 사회 진보를 위한 단단한 기초가 마련되는 것이다.

인체는 신경계 내의 정보 전송을 위해 그와 똑같은 기술을 사용한다. 그 공정을 축소하고, 전기적 파동과 더불어 화학물질을 사용한다. 신경세포는 이런저런 이름의 화학물질인 신경전달 물질들을 만들어내어 신경종말에 저장한다. 그 다음 전기적 파동이 화학물질들이 저장된 채 전기적 촉발 장치에 의해 방출되기를 기다리고 있는 곳으로 신경의 벽을 따라 전해진다.

전기적 파동은 동일한 꾸러미 속에 포장된 다른 신경들과 공유되지 않은 채 혼자서 신경의 벽을 따라 이동한다. 목적지까지 정보가 공개되지 않고 배타성을 유지할 수 있도록 각각의 신경은 원통형의 독특한 외부 절연층을 가지고 있다. 그 절연층은 주로 콜레스테롤에 의해 만들어지는데, 이는 콜레스테롤의 여러 핵심적이고 필수적인 역할 가운데 하나이다. 대부분의 신경 장애의 경우, 신경 절연체의 소실이 가장 큰 발병 요인이다. 바로 이 절연층에 대한 손상에 의해, 일부 특정 상황에서 '다발 경화증'으로 분류되는 다양한 증상들이 야기되는 것이다.

신경계 내의 정교성을 말해주는 또 다른 사실은 밖으로 나가는 정보가 체내의 다른 부분에서 생성되어 들어오는 정보에게 별도의 신경을 통해 전해진다는 점이다. 통증이나 열, 추위, 냄새, 습기, 소리, 빛, 침침한 빛의 방사 등에 대한 감각은 들어오는 정보이다. 신경종말에서 사용되는 상이한 화학물질들은 주요 기능에 대한 중앙기지의 방침을 확인한다. 수많은 주요 신경계와 보조 신경계가 화학적으로 조작된다. 하지만 그 가운데 특히 두드러진 활동을 보이는 5개의 주요 신경 그룹이 있다. 이들 그룹은 다음과 같다.

1. 세로토닌 계(serotonergic system) : 화학작용의 전달물질로 세로토닌 족을 사용한다.
2. 히스타민 계 : 화학 전달 물질로 히스타민을 사용한다.
3. 아드레날린 계 : 아드레날린과 노르아드레날린, 도파민을 '그들만의' 특징적인 화학 전달 물질로 사용한다.

4. 콜린 계(cholinergic system) : 이들의 화학 전달 물질은 아세틸콜린이다.
5. 아편 계 : 엔도르핀과 엔케펄린(뇌하수체에서 만드는 진통 작용 물질-옮긴이)을 화학 전달 물질로 사용하며, 체내의 통증 감소에 관여한다.

이들은 인체 내에서 가장 고도로 특화된 최대 규모의 통신업체들이다. 보다 작고 활동적인 많은 통신 시스템들이 있는 것으로 여겨지지만, 그들은 주 시스템에 대한 보조 서버로서의 기능을 할 뿐이다.

이들 보조 서버들 가운데 2가지 물질에 대해 언급하고자 한다. 그들은 아스파르트산(酸)(아미노산의 일종-옮긴이)과 글루타민산염(glutamate)을 뇌 속의 전달물질로 사용한다. 이들에 대해 언급하는 데에는 한 가지 의도가 있다. 다른 신경전달 물질들은 복잡하게 제조된 뒤, 신경종말에 배포되었다 사용되는 반면에, 아스파르트산과 글루타민산염은 자신의 존재를 알리기 위해 그러한 변화를 겪지 않아도 된다. 그들은 일부 재생산 시스템의 상태를 조절하는 뇌세포에 직접 작용하는데, 이 뇌세포는 성장 상태도 조절하는 것으로 여겨지고 있다. 아스파르트산은 아스파테임(1981년 FDA에서 승인한 인공감미료-옮긴이)의 직접 부산물이다. 이 아스파테임은 약 5천여 가지의 다양한 제조식품에 사용되는 인기 있는 인공감미료이다.

인공감미료를 일상적으로 섭취하는 많은 사람들은 가짜 공복감을 느끼게 된다. 또한 섭취 후 90분에 이르기까지 음식을 탐하며 평소의 양보다 많이 먹게 된다. 그 결과, 몸무게가 늘어나는 경우가 허다하다. 아스파테임은 또한 유해한 역효과와 더불어 체내의 통신 시스템을 중단시키는 주요 원인이 될 수도 있으며, 일부 당뇨(탈수로 인한 증상) 환자들에게는 설사와 장출혈을 유발하기도 한다.

아스파테임은 장 내에 흡수되기에 앞서, 포름알데히드(방부 소독제―옮긴이)와 메틸알코올을 배출한다. 배출되는 양은 탄산음료나 음식에 사용된 양에 따라 좌우된다. 포름알데히드와 메틸알코올은 시신경 손상을 야기하며, 심지어는 실명을 야기할 정도의 손상을 일으키기도 하는 것으로 밝혀진 바 있다.

이 인공감미료의 사용에 따르는 또 다른 이차적 합병증은 뇌 속의 종양 형성이다. 플로리다 웨스트 팜비치의 H. J. 로버츠(H. J. Roberts) 박사는 아스파테임의 역효과에 대해 많은 연구를 해온 헌신적인 의사이다. 그는 소위 '아스파테임 질환'으로 스스로 일컫고 있는 수많은 증상들을 확인한 바 있다.

2002년 6월 〈의사와 환자를 위한 타운젠드 레터 저널(Journal of Townsend Letter for Doctors and Patients)〉의 기고를 통해 로버트 박사는 아스파테임에 의해 야기되는 많은 신경학적 문제들을 열거하고 있다. 120명의 환자 가운데 43%가 두통을 앓고 있으며, 그 밖에 현기증과 비틀거림 31%, 기억 상실이나 혼동 31%, 졸음 13%, 심한 간질 경련 11%, 가벼운 간질 발작과 건망증 3%, 심하게 어눌한

말투 10%, 손 떨림 등의 부들거림 8%, 심한 '활동 항진' 과 '다리 떨기' 6%, 불규칙한 안면 통증 6% 등의 증세를 나타내고 있다.

이들 환자의 식단에서 문제의 감미료를 중단하고 나자 증상이 호전되었으며, 일부는 완전히 치유되었다고 보고하고 있다. 참고로, 메틸알코올과 포름알데히드가 뇌세포와 시신경에 끼치는 손상은 회복될 수 없다.

## 모든 신경전달 물질의 총책임자, 세로토닌(Serotonin)

트립토판은 뇌혈관 장벽을 가로질러 뇌 측의 경계에 다다르게 되면서, 그 즉시 신경전달 물질로 변환된다. 트립토판에서 생성되는 물질 가운데 가장 잘 알려진 전달 물질은 세로토닌이다. 세로토닌은 신경전달 물질들이 연주하는 뇌 활동이라는 오케스트라의 전속 총지휘자이자, 신체 기능의 최종 관리자이다.

한편, 트립토판의 부산물인 멜라토닌은 시중과 언론의 분노를 사고 있다. 수면제로 쓰이고 있음에도 불구하고, 처방전 없이 일반 구매가 가능하기 때문이다. 과거에는 트립토판 자체가 수면제로서 사용되었으나, 프로작이라는 항우울제가 도입되면서 시장을 빼앗기고 진열대에서 사라지게 되었다.

트립토판이 훨씬 싼 비용으로 많은 세로토닌을 만들어내지만, 세로토닌이 신경 틈새에서 분비되면서 급속히 중화되자, 이를 막기 위해 프로작이 강매되는 것이다. 우울증 환자들은 뇌의 세로토닌 수치가 낮기 때문이다.

인체 생리기능의 많은 문제들과 체내의 스트레스 형성은 일부 물질이 뇌에 불균형하게 이송된 결과이다. 어떤 경우에는 뇌의 화학전달 물질 제조에 사용되어야 하는 일부 아미노산이 뇌에 부족하게 전달되거나, 제때에 도달하지 못하기도 한다. 주 재료가 부족하게 전달되는 것은 용도가 다른 각각의 아미노산에 대한 남용과 탈수라는 2가지 주요 요인 때문이다. 탈수는 뇌혈관 장벽을 넘는 수송 공정에서 문제를 야기한다.

트립토판은 인체에 아주 중요한 필수 아미노산으로, 세로토닌과 트립타민, 인돌라민, 멜라토닌을 생성한다. 트립토판은 몸에서 만들어지지 않으므로, 음식물로 섭취되어야 한다. 필수 아미노산이라는 이름이 붙은 이유도 그 때문이다. 한편, 또 다른 필수 아미노산인 티로신은 아드레날린과 노르아드레날린, 도파민을 생성한다. 통증이나 천식이 유발될 정도로 탈수가 진행되면, 6개의 신경전달 물질과 1개의 호르몬 겸 전달 물질(멜라토닌)이 영향을 받게 된다. 이러한 핵심 요소들이 소실되는 이유는 간단하다.

몸의 해독은 조직의 적당한 배수와, 최종적으로는 소변 배출을 통해 이루어지는데, 이때 해독에 필요한 물이 부족하게 되면 간이 이들 두 아미노산을 항산화제로 사용하게 된다. 항산화제란 무엇인가? 배수관이나 배수로 없는 노천 화장실을 사용하는 것에서 가장 가깝고 간단한 예를 들 수 있다. 이런 시설에서는 탱크가 배설물로 가득 차서 펌프로 비워낼 때까지 오랫동안 계속 반복하여 변소를 사용하게 된다. 변소의 배설물 탱크에는 이렇게 쌓여가는 내용물을 탈취 소독하고 위생 처리하는 화학물질이 들어 있다.

간 또한 독성물질들을 몸 밖으로 씻어낼 만한 물이 부족한 상태에서, 화학반응의 부산물을 해독하기 위해 트립토판과 티로신을 항산화제로 사용한다. 이렇듯 간의 기능과 배설물 탱크의 기능 사이에는 서로 유사한 점이 있다. 이러한 방법은 탈수로 인해 뇌에 심한 손상이 야기될 수 있는 가장 잔인한 방법이다. 심지어는 뇌에 필요한 원재료를 구할 수 없게 됨으로써 뇌의 기능 부전을 유발하기도 한다. 또한 산소가 부족할 경우에는, 간은 트립토판을 분해하여 간세포의 기능에 필요한 극소 '산소'를 방출하기도 한다!

## 우리 몸의 최우선 신경전달 물질, 히스타민(Histamine)

정자가 여성의 난자에 수정하여 새로운 생명체가 형성되기 시작하면, 이 생명체는 히스타민의 능력을 빌리게 된다. 히스타민은 그 생명체에 대한 여러 '양육'의 임무를 가지고 있기 때문이다. 자라나는 세포를 돌보는 물에 젖은 유모라고 할 수 있다. 히스타민은 혈액과 혈청의 순환을 늘리는 직접적인 영향력을 통해 새로운 세포에게 물과 영양분을 가져다주게 된다. 새 세포에게 율동적으로 칼륨을 '펌프질해 급식' 하는 일도 하게 된다. 이러한 급식 프로그램 덕분에 새로운 세포가 분열에 분열을 거듭하며 자라나, 태아 형태의 새로운 생명체로 존재하게 되는 것이다. 따라서 히스타민은 우리 몸의 가장 고귀한 요소라고 할 수 있다.

또한 히스타민은 체내의 항균과 항바이러스, 외부 병원체에 대한 방어 체계 등도 관장하고 있다. 체내 수분 함량이 정상 수준일 경우에는 이러한 활동이 감지되지 않거나 과장되지 않은 상태로 유지된다. 그러나 몸이 탈수될 경우에는 많은 히스타민이 생성되게 된다. 면역체계의 활성화로 인해 히스타민 생성 세포로부터 과도한 양이 방출되기 때문이다.

과도한 히스타민은 고갈 관리 프로그램을 위해 저장고에 보관되지만, 히스타민에 의해 자극을 받은 면역체계는 요구량보다 훨씬 많은 작용물질을 방출시키게 된다. 그에 따라 히스타민 생성 세포는 자신이 보유 중이던 히스타민을 방출하고, 이렇게 방출된 히스타민은 즉시 새로운 히스타민 생성 세포를 분열하고 만들어내기 시작한다. 이제 보다 많은 세포가 형성되면서 보다 많은 히스타민이 만들어져 즉시 방출되기에 이른다. 이러한 메커니즘은 비상시의 수분 부족이나 면역체계 활동에 대처하기 위해 고안된 것이다. 물이 어느 한 구역에 당도하게 되면, 그와 함께 그 밖에 필요한 모든 물질들도 함께 전달된다. 물은 모든 조절 체계를 표준화하는 공통 인자이다.

용제가 보다 묽은 경우에는 히스타민 생성 세포가 자신의 히스타민 알갱이를 잃어버리고 당분간 제조를 멈춘다는 사실이 입증된 바 있다. 그러므로 물은 가장 효과적인 천연 항히스타민제라 할 수 있다. 천식과 알레르기 등의 증상에서 주로 문제가 되는 것은 히스타민의 과도한 활동이다. 이들 증상은 수분 섭취와 관련된 것이며, 주의를 기울여 단호하게 수분 섭취를 늘림으로써 조절하도록 해야 한다.

과도한 히스타민에 대한 천식과 알레르기 반응을 막아주는 천연 물질로는 아드레날린이나 그것의 화학 대체물질이 있다. 천식 발작이나 알레르기 반응을 피하기 위한 천연의 예방 절차는 말할 필요도 없이 오랜 기간에 걸쳐 몸을 충분히 수화시키는 것이다. 물을 충분히 섭취하게 되면 히스타민의 과다 생성이 줄어들게 된다.

한두 잔의 물로 최소한 90분 동안 아드레날린을 분비하는 교감신경계를 자극할 수 있게 된다. 이것이 바로 물이 히스타민의 과잉 활동에 즉각적으로 대응하는 방법이다. 또 하나의 해결 방법은 운동을 통해 아드레날린의 자연스러운 활동을 다시 강화시키는 것이다. 아드레날린은 과도한 히스타민 생성에 대응하는 천연 해독제이기 때문이다.


**뇌의 에너지원, 물**


몸의 외부 피부는 비교적 건조하고 단단하다 해도, 몸의 내부에는 물이 배어 있어야 한다는 점을 깨달아야 한다. 몸의 모든 세포들은 바다의 소금물 속에 있는 것처럼 살고 있다. 몸의 온갖 기능은 자연의 해상법을 따라야 한다. 세포 안팎의 모든 수송과 통신 시스템은 바다 속의 물고기 서식처와 거의 마찬가지로 주변의 수분 상황에 바탕을 두고 설계되어 있다.

 몸의 모든 기능은 물과 물을 퍼 올리는 펌프 장치와의 기본 관계에 따라 좌우된다. 강 근처의 시골 지방에 살고 있는 사람들을 상상해보자. 또한 기술이 상당히 진보해서 각 가정마다 강에 설치된 자체의 소형 수력 발전 시스템을 갖추고 있다고 가정하자. 강물의 흐름은 수차의 터빈을 돌려, 각 가정에 필요한 전기를 생산해낼 힘과 능력을 가지고 있다. 현재, 이러한 용도로 만들어진 터빈은 수차와 별도로 설치되어 있다. 터빈은 건조한 곳에 있어야 하며, 거기에서 생성되는 전기는 가정으로 '송전' 되고 배포되어야 한다. 한편, 인체는 세포의 기능을 위해 수력전기를 사용함에 있어서 상상을 뛰어넘는 진보된 기술을 갖추고 있다. 이는 우리 사회의 전력 시설이 가장 부러워할 만한 업적이다. 인체가 설계한 특별 터빈은 수차 자체 내에 설치되어, 수로 속에 깊이 잠겨 있다.

 이런 방식으로 터빈을 축소함으로써 체내 동력 생산에 있어 또 다른 획기적 발전을 이루어 냈다. 그러한 축소 설계 덕분에, 수력전기 에너지를 필요로 하는 곳에 각각의 터빈을 설치하는 것이 가능해진 것이다. 그로 인해 수력전기 에너지원을 통해 온몸에 에너지를 공급하는 데에 전선이나 절연체를 사용하지 않아도 되는 경제적 효과를 이룰 수 있게 된다. 터빈의 에너지 생성 배터리는 기능 수행을 위해 에너지가 필요한 곳에 설치된다. 이들 수력 에너지 생성 장치의 이름은 양이온 펌프라고 하며, 에너지 생성 외에도 그 밖의 수많은 기능을 수행한다.

인체가 이루어낸 업적 가운데 또 하나의 부러운 기술이 있다. 일반적으로 산업 시설의 경우에는, 전력을 생산하는 지점과 기능을 수행하기 위해 모터를 돌려 전력을 사용하는 지점이 서로 분리되어 있기 마련이다. 그러나 수분 의존적인 체내에서는 에너지 생성 구성 요소와 작업 수행 기능 세력이 같은 장치 내에 설치된다.

작업 부하가 과하지 않으면서 에너지 생산율이 필요량 이상일 경우에는, 여분의 에너지를 저장하여 경제성을 더욱 높인다. 수분 유입률이 적정량 이상일 경우에 생산된 여분의 에너지가 배터리에 저장된다. 마치 석탄이나 코크스 집적장이 전기를 생산하고 분배하는 전력 기지 옆에 마련되어 있는 것과도 같다. 여분의 에너지를 보유한 채 널리 흩어져 있는 배터리들은 아데노신3인산(ATP)과 구아노신3인산(GTP)이라고 한다. 에너지가 저장되어 있는 세 번째 구역은 세포 내의 칼슘 집적장이다. 이들 구역을 일컬어 세포질 망상(소포체)이라고 한다.

가정의 지하실이나 배에 고인 더러운 오수를 퍼내는 펌프를 상상해보자. 펌프는 물 높이가 상승하면서 전압을 직접 받게 되며, 시스템을 통한 물의 흐름으로부터 자체의 에너지를 생산할 수 있게 된다. 이제 그 물이 맑지 않고 다른 물질들이 떠다니고 있다고 상상해보자. 상상의 영역에서 한 발만 더 나아가 생각해보자.

만약 우리가 바다 한가운데의 복잡하게 설계된 집안에 살고 있는 물고기이며, 우리의 모든 소지품이 둥둥 떠다니고 있다고 생각해보자. 우리가 유난히 체계적이어서, 집을 깔끔히 정리해놓은 채 너무 여러 가지 요소들로 집안이 어질러지는 것을 원치 않는다고 가정해보자. 그 경우, 수력전기에 의해 작동되는 집안청소 자동화 시스템을 설치할 것은 당연한 일이다. 인체는 각각 수억, 수조에 이르는 세포의 설계 속에서 이러한 모든 단계를 거쳐왔으며, 일종의 '오수 펌프'라 할 수 있는 양이온 펌프를 사용하고 있다.

양이온 펌프는 세포 내부의 균형을 유지한다. 그들은 자신을 통과하는 물의 흐름을 통해 수력전기 에너지를 생성한다. 이 에너지는 세포 외부의 몇몇 요소들을 포획하고, 필요한 요소들을 세포 속으로 이송하도록 돕는 데에 사용된다. 그들은 또한 세포에 전기 에너지를 공급하기 위해 자신의 일에 필요한 양 이상으로 전력을 만들어 낸다. 이러한 여분의 에너지는 저장되었다가 나중에 쓰이게 된다. 여분의 에너지가 생산되기 위해서는 물의 공급과 압력이 충분해야만 한다. 뇌의 모든 기능은 주로 이 에너지 공급원에 의해 좌우된다.

신경세포를 포함한 모든 세포의 수로에 있는 미세소관은 서로 사이가 좋은 양이온 펌프들로 만들어져 있다고 생각된다. 미세소관의 외부에서 내부로 밀려들어온 물이 미세소관을 이루고 있는 모든 에너지 의존성 양이온 펌프를 돌리는 이유에 대해 이제는 이해할 수 있을 것이다.

뇌의 효율적인 업무 진행을 위해 가장 중요한 물질은 산소이며, 그 다음은 바로 물이다. 물은 모든 뇌기능과 정보전달을 위한 주요 영양소이다. 뇌의 85%가 물인 것도 바로 이 때문이며, 뇌에 아주 특별한 '물주머니'가 들어 있는 것도 이 때문이다. 이 물주머니는 척수를 따라 허리까지 내려간다. 양이온 펌프의 사용은 신경계 내에만 국한되지 않는다. 그들은 체내 모든 세포의 내부는 물론, 세포 외부의 막과 내부의 막에서도 사용된다.

몇 년 전, 어느 여성으로 받은 편지에 대해 언급할까 한다. 지금은 다 나았지만 당시 그녀는 귀앓이 문제로 편지를 보내왔다. 만성 탈수와 신경 손상에 대한 설명에 좋은 예가 될 것이다. 그녀는 젊은 사고를 지닌 71세의 전문 콘서트 음악인으로서, 지방대학에서 학생들을 가르치고 있었다. 건강에 상당히 신경을 썼던 그녀는 음식은 적게 먹었지만, 물을 하루에 두 잔밖에 마시지 않았고 녹차를 즐겼으며 소금은 섭취하지 않았다. 물론 운동은 하고 있었다.

어느 날 그녀는 왼쪽 귀가 제대로 들리지 않고, 미세한 소리를 구분할 수 없다는 것을 깨달았다. 그녀는 두 군데 병원에서 청력 검사를 받았다. 두 곳 모두 그녀가 약간의 신경농(nerve deafness)으로 고생하고 있다는 결론을 내렸지만, 보청기를 끼어야 할 정도로 증상이 진행되지는 않았다. 그녀는 침 치료에 대해 궁리한 끝에 6번의 시술을 받았으나, '도움이 되지 않았다.' 그 무렵 라디오를 통해, 만성 탈수가 많은 건강 문제의 주요인이라고 설명하는 나의

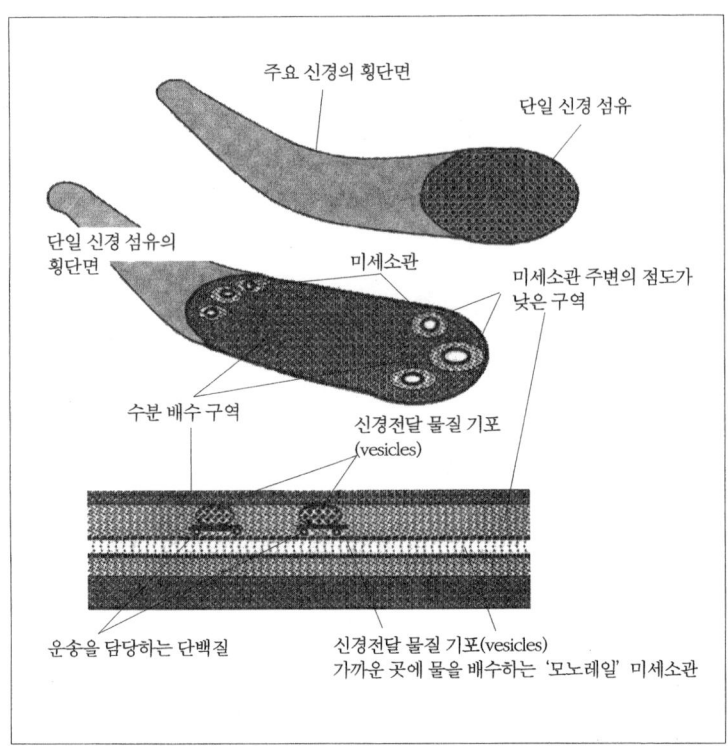

그림 10.1 가로질러 절단한 단일 축색돌기(A single axon)를 통해 미세소관과 보다 유동성 있는 구역들을 볼 수 있다. 미세소관의 길을 따라 '떠다니는' 운송 시스템의 존재가 보인다.

인터뷰 내용을 듣게 되었다. 그녀는 나의 저서《당신의 몸은 물을 원하고 있다》를 구입하여 읽고난 뒤 물을 좀더 많이 먹기 시작했다. 그녀는 결과를 이렇게 말하고 있다. "약 한 달쯤 지나자, 왼쪽 귀로 시계가 똑딱거리는 것을 들을 수 있다는 것을 알게 되었고, 지금도 역시 잘 듣고 있습니다."

중요 기능의 상실을 걱정하고 있던 한 사람이 '신경 회복'에 관해 언급한 간단한 내용이다. 이 간단한 언급을 통해 만성 탈수가 어떻게 파괴적인 결과를 야기할 수 있으며, 탈수를 제때에 바로잡게 될 경우, 영구적인 병인이 될 문제를 어떻게 반전시킬 수 있는지 잘 알 수 있다.

## 뇌졸중의 원인, 탈수(Dehydration)

영구적인 병인에 대해 말이 나오니, 나의 여동생 샤알라의 이야기를 소개할까 한다. 우리 남매 사이는 아주 가까웠으며, 둘 사이에 유달리 깊은 유대감이 있었다. 나이는 거의 열세 살이나 차이가 났다. 우리가 부모와 고국을 떠나 영국에서 공부했을 때, 나는 그녀를 돌보아야 했다. 나이가 들어 어른이 된 후에도 진지하게 결정해야 할 문제가 있을 때면 그녀는 언제나 나와 상의했다. 1979년 호메이니 옹이 정권을 잡으면서, 이란은 신권정치의 독재체제가 되었다. 우리 가족은 고국인 이란에서의 생활이 위태로워지게 되어 미국으로 이주했다. 대부분의 가족이 버지니아 북부에 자리를 잡았다.

샤알라는 매우 열심히 일했고, 회사 내에서 가장 신뢰받는 중역이었다. 망명으로 인해 자신의 인생에 많은 격변을 겪었음에도 불구하고, 그녀는 밝고 열정적인 모습을 잃지 않았다. 그러나 나의 충고에도 불구하고 당시 그녀는 담배를 피우기 시작했다. 또한 이따금씩 적포도주를 한 잔씩 즐기곤 했다. 그녀가 버지니아에 온 것은 그 지역의 개발자로서 명성을 얻은 나의 남동생과 일하기 위해서였다.

1989년 여름, 정서적으로 많은 소요를 겪고 난 샤알라는 휴식을 취하고 싶어했다. 그녀는 자신의 아파트 단지의 수영장에서 잠시 시간을 보내기로 했다. 당시 그녀는 체중을 줄이려고 애쓰는 중이기도 했다. 이래저래 대부분의 여유시간과 주말을 햇빛이 비치는 수영장의 물가에서 보내곤 했다. 또한 물가의 매트에 앉아 쉬면서 이따금 포도주를 마시기도 했다. 그야말로, 조용하고 한가로운 휴일을 소망하는 모든 사람의 이상이라고 할 만했다.

수영장 옆에서 주말을 지내고 난 월요일 아침, 사무실에서 일하고 있던 그녀는 왼팔의 얼얼한 감각을 인지했다. 점차 몸의 왼쪽 부분이 무거워지면서, 마음같이 잘 움직여지지 않았다. 겁이 난 그녀는 내게 전화를 걸었다. 그녀는 사무실을 떠나 집으로 차를 몰았다. 내가 도착했을 무렵에 그녀의 왼팔과 왼쪽 다리는 부분적인 마비 상태에 있었다. 그 부분은 잘 움직일 수도 없었다. 그녀는 완전히 두려움에 사로잡혀 있었다.

신속하게 진찰을 하고 의사 친구에게 전화를 걸고 나서, 나는 그녀에게 억지로 물을 먹이기 시작했다. 가까스로 주전자 2개 분량의 물과 한 주전자의 오렌지주스를 약간의 소금과 함께 먹일 수 있었다. 거의 5 $l$ 에 달하는 수분이었다. 그녀의 불안이 가라앉기 시작했다. 의사가 도착했을 즈음, 팔의 무기력함은 눈에 띄게 호전되어 있었고, 다리의 근육 또한 약간의 움직임을 보였다.

아마도 내가 앰뷸런스를 불러서 그녀를 병원 응급실로 보냈어야 했다고 생각할 수도 있을 것이다. 하지만 나는 그러지 않았다. 그녀에게 약간의 액체를 공급하기 위해 똑똑 떨어지는 정맥주사를 맞는 것 외에는, 의사의 보살핌을 기다리는 동안에 다른 손상을 입게 될 것이라고 생각했기 때문이다. 어쨌든, 그녀는 점점 더 호전되어갔다. 거의 저녁에 가까울 무렵, 그녀는 완전히 회복하기에 이르렀다. 하지만 우리는 뇌에 어떠한 근본적인 국부적 병인이라도 있는지를 알아내야만 했다. 몸의 한 부분이 근육의 무기력을 드러내면서 병인이 있다는 신호를 보내고 있을지도 모를 일이었다.

그 지역의 한 신경의학자에게 진찰을 받을 수 있게 되어, 근본적인 진단을 위해 그를 찾았다. 진찰을 끝내고 나서 그는 경미하게 남아 있는 왼쪽 부분의 무기력함을 확인했다. 샤알라는 그 병원에 입원했다. 온갖 혈액검사와 CT나 MRI 촬영 등과 같은 비침습성 진단 절차를 통해 아무것도 밝혀지지 않자, 뇌동맥 내의 누출 동맥류를 가려내기 위해 대뇌의 혈관 조영을 하기로 결정했다.

그 절차는 그 다음날 진행되었다. 그녀의 뇌동맥은 목구멍만큼이나 깨끗했다. 동맥류나, 플라크나 폐색 등, 그녀의 왼쪽 신체의 일시적인 무기력을 설명할 만한 것은 아무것도 없었다. 그녀는 3천 달러의 병원비를 내고 3박 4일 만에 병원을 나섰다. 그때까지도 그녀는 그러한 비용을 충당할 보험을 들지 않고 있었다. 그녀의 건강과 돈을 축나게 한 것은 말할 필요도 없이, 수영장에서 취했던 휴식이었다. 어째서일까? 인체의 작동 원리에 대해 근본적으로 잘못 이해하고 있었던 탓이다.

그녀의 뇌는 알코올 섭취와 태양의 열기, 수분 섭취를 배제한 다이어트, 심한 탈수 상태에서 발동이 걸리는 불리한 생리적 문제 등이 되풀이되면서 심하게 탈수된 상태였다. 그녀의 뇌가 취한 행동은 주요 활동 영역에서의 조업 중단이었다. 그러한 활동 영역이 계속 작동할 경우, 그녀가 손상을 유발하는 행동을 계속할 것이기 때문이다.

심지어 뇌의 한 부분에 생긴 동맥 폐색으로 뇌 조직의 '고사'를 야기하게 된 위험한 상황에서도, 정맥의 충분한 수화로 극적인 회복을 유발한 경우도 있다. 동물 실험을 통해 뇌의 한 부분으로 향하는 대동맥을 폐색시킨다면, 피를 공급받지 못한 부분의 약 20% 정도는 영구적으로 파괴될 것이다. 그러나 한 시간 이내에 정맥 주사액을 투여할 경우, 고사하는 부위가 현저하게 감소될 것이다. 이렇듯 심지어 뇌의 일부에 고의적으로 산소와 순환을 박탈할 경우에도, 물은 그것을 되살릴 수 있다. 그것이 물의 힘이다.

바로 이러한 이유에서 샤알라의 집에 도착하자마자, 나는 그녀에게 억지로 물을 먹인 것이다. 설사 주요 뇌동맥 가운데 하나에 응고가 생겼을지라도, 그녀가 마신 물은 주변의 모세혈관이 열리도록 하는 데에, 그리고 이미 응고가 생긴 부위 이상으로 문제가 확대되지 않도록 하는 데에 도움이 되었을 것이다. 마찬가지로, 만약 그 신경적 증상이 혈관의 경련으로 인한 것이었다면, 물이 동맥의 수축을 완화해주었을 것이다. 샤알라의 경우 실제로 그랬다. 그 상황에서는 기다리며 살펴볼 만한 시간이 없었다.

 샤알라가 근육 무기력 증세를 일으키고 그것이 점차 확대되는 것을 보였던 그 순간에는 신속한 결정과 행동이 생명을 좌우할 정도로 중요했다. 현재 그녀는 아무 이상없이 잘 지내고 있다. 이제는 더 이상 담배를 피우지도 않고, 특별한 행사를 제외하고는 포도주도 마시지 않지만, 물은 열심히, 왕성한 활동력을 얻을 만큼 충분히 마시고 있다.

 내 사무실의 관리 부장의 남편인 에드먼드는 아주 젊은 나이임에도 샤알라와 똑같은 증세의 마비를 일으켜 병원으로 실려 갔다. 아내 조이는 이 엄청난 소식을 가족을 통해 듣게 되었다. 그녀가 그러한 연락을 받고 있을 때 마침 나는 그녀 근처에 있었다. 나는 그녀에게 에드먼드가 물을 충분히 마시고 있었는지 물어보았다. 당연히 그는 거의 물을 마시지 않고 있었다. 나는 그에게 즉시 많은 물을 마시게 하여 뒤에 이어질 손상을 막도록 하라고 일렀다. 그녀는 그 말에 따랐고 그는 완전히 회복되었다. 벌써 4년 전의 일이다. 이들 이야기를 통한 교훈은 뇌졸중 가능성을 보이는 사람에게는 물을 많이 주라는 것이다. 가능하다면, 실제로 응고가 일어나고 그에 이어 신경적 증상이 나타나기 이전에 마시는 것이 좋다.

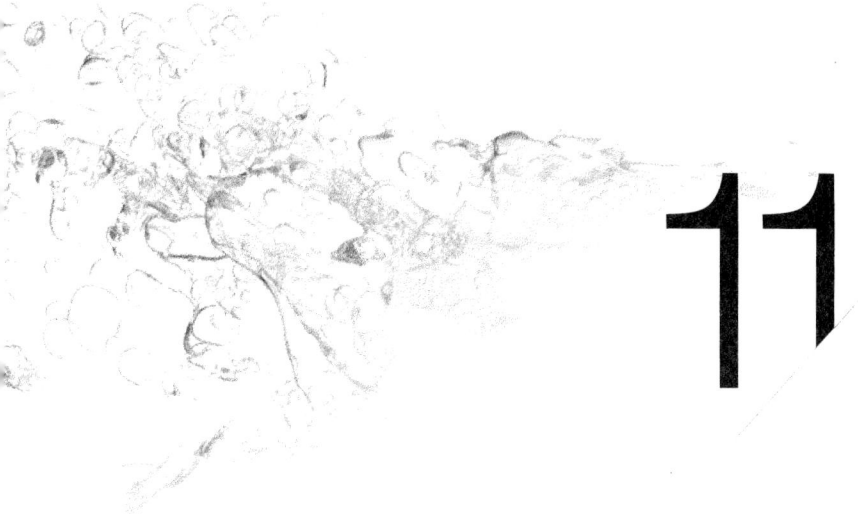

# 11

## 호르몬과 탈수

인체가 받는 스트레스는 즉시 탈수로 연결된다. 다시 말해, 스트레스가 곧 탈수이며, 탈수가 곧 스트레스인 것이다. 2가지 모두 동일한 계열의 생리적 단계에서 위기관리를 위해 시작된다. 몸이 '전투기지'를 마련할 수 있도록 즉각적이고도 자동적인 조치가 취해지는 것이다. 물과 음식이 생성해내는 체내의 유효 자원들은 전투기지의 요구에 따라 분배될 것이다.

이러한 일은 어떻게 진행되는가? 5개의 주요 조절 물질들이 시스템의 작전 요원이 되는 것이다. 이들 조절 물질들에게는 개별적인 암호가 있으며, 그러한 암호는 자신들의 화학반응 계층을 통해 이런저런 행동양식을 암시하게 된다. 마치 전쟁터의 사령관에게 중앙의 작전명령이 전달되는 것과도 같다.

## 바소프레신(Vasopressin)

일부 세포 내의 수분 부족과 우선순위에 따른 수분 전달 배급량을 지시하는 것은 바소프레신이다. 바소프레신은 세포막의 작은 구멍들을 열고 막을 통해 강제로 물을 들여보낸다. 따라서 바소프레신에 민감한 세포들은 유효 수분을 공급받는 데에 있어 보다 유리하다. 이러한 수분 공급을 통해 뇌와 신장, 간, 기타 기관들은 효율성을 유지할 수 있게 되며, 특히 근육과 지방이 분해되어 혈액이 보다 농축되어 있을 경우에 도움이 된다. 바소프레신은 몸의 모든 기능이 원활하게 이루어질 수 있을 만큼 물이 풍부하게 공급되었다는 명백한 신호가 있을 때까지 세포 내의 수분 전달을 조절한다. 또한 혈액 용적을 압축하여 혈관 속의 혈청을 빼내기 위해 동맥계를 조이기도 한다. 여기서 얻은 혈청 속의 일부 수분을 세포막 구멍을 통해 탈수된 세포 내로 들여보낸다.

일단 분비되고 나면, 바소프레신은 코르티손의 방출을 강력하게 조정하는 자극제로 작용한다. 바소프레신은 코르티손의 아주 강력한 방출인자이다. 바로 바소프레신의 그러한 작용으로 인해 지속적인 탈수가 대사 문제로 변환되면서, 몸의 필수 요소 보유고에 심각한 파기를 야기하게 되는 것이다(그림 7.3 참조).

## 코르티손(Cortisone) 방출인자

코르티손 방출인자는 신장 위에 위치한 아드레날린 샘을 통한 호르몬 분비를 촉진한다. 코르티손은 단백질과 지방, 저장된 전분을 분해하여 주요 성분이 되도록 촉진하며, 이들 성분의 일부는 뇌에서 사용할 당으로 변환된다. 이러한 과정을 통해 몸이 비축하고 있던 트립토판과 티로신 등의 일부 필수 아미노산들이 마침내 고갈되기에 이른다. 그 결과, 고질화된 탈수에 따르는 많은 건강 문제들이 발생하게 되기도 한다. 코르티손은 몸의 면역체계를 직접적으로 억압한다.

몸이 탈수되어 계속 그 상태를 유지하게 될 경우, 결국 면역 시스템이 억압을 받게 되는 것은 바로 이러한 메커니즘에 의한 것이다. 면역체계의 핵심 활동 물질인 인터페론과 인터루킨-2의 활동이 코르티손에 의해 억제되기 때문이다.

소실된 필수 요소들은 쉽게 대체될 수 있는 것이 아니다. 이 경우, 몸의 단백질 제조에 필요한 가장 필수적인 일부 아미노산이 부족해지기도 한다. 이러한 소실의 일부는 회복할 수 없는 경우도 있다. 설사 나중에 원재료들을 만들 수 있게 된다 해도, 전과 동일한 상태의 생리기능을 되찾을 수는 없게 된다. 따라서 스트레스로 인한 손상 효과를 피하기 위해 반드시 근육활동을 해야만 한다. 그래서 걷고, 걷고, 또 걸어야 하는 것이다.

그 외에, 스트레스의 생리적 손상을 피하기 위해 한층 더 중요한 일은 수분 섭취를 늘리는 일이다.

### 엔도르핀(Endorphins)

엔도르핀은 우리 몸의 천연 아편이다. 전투시의 통증을 즉각 완화해주는 엔도르핀은 싸움이나 비행 과정에서 몸의 효율성을 강화해준다. 엔도르핀은 몸이 부상을 당하게 되거나 심한 스트레스를 받게 될 경우에 방출된다. 출혈이나 심한 통증 또한 엔도르핀의 방출을 재촉한다.

엔도르핀이 통증 역치를 높임으로써 몸은 육체적 외상에도 불구하고 고통을 견딜 수 있으며, 마지막 순간까지 효과적으로 기능을 계속할 수 있게 된다. 장거리 달리기 선수들은 계속되는 엔도르핀의 방출에 힘입어 끝까지 마라톤 경주를 완주하게 되는 것이다. 한편, 부상이나 외상이 없을 경우에 방출되는 엔도르핀은 행복감과 만족을 가져다준다.

여자들은 통증을 완화하는 데에 훨씬 더 엔도르핀에 의존하곤 한다. 특히 임신으로 인한 육체적 고통과 출산의 경우에 도움을 받는다. 세대를 거듭하면서 여자들은 엔도르핀 암호를 표현하기 위한 강한 능력을 자손에게 전수해왔다. 그것이 모든 생물에게, 특히 인간에게 있어서 여성을 위한 염색체 암호의 보다 강력한 일부가 되었다. 이것이 여자들이 남자보다 통증을 견디는 능력이 훨씬 더 뛰어난 이유인 동시에 더 오래 사는 이유이다.

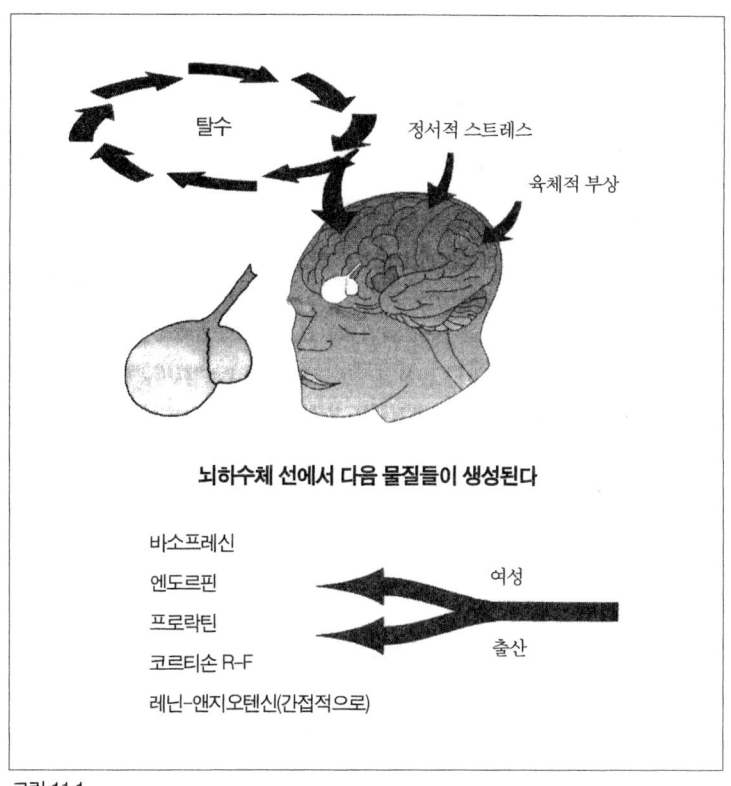

그림 11.1

알코올은 탈수를 유발하는 원인 물질이다. 게다가 바소프레신의 완전하고 광범한 활동을 억제함에 따라 더욱 탈수를 야기한다. 여성의 경우 알코올에 의해 엔도르핀이 방출되기 시작한다. 알코올을 많이 섭취하면 할수록, 세포 탈수에 따르는 결과로 더 많은 엔도르핀 황홀감을 경험하기에 이른다. 알코올의 중독 특성은 탈수를 확립해가는 과정에서 엔도르핀을 방출하는 데에 따르는 결과로 볼 수 있다.

비록 남녀 모두가 똑같은 중독 과정을 거친다 해도, 여자의 경우는 그 과정이 보다 강력하고 신속하게 진행된다. 여자들은 알코올에 의한 스트레스를 통해 엔도르핀 제조 시스템과 방출을 보다 빠르게 활성화시키는 능력을 가지고 있기 때문이다. 아마도 이것이 남자의 경우 알코올 중독이 되기까지 7년 정도의 시간이 걸리는데 반해 여자는 고작 2~3년만이 걸리는 이유일 것이다.

### 레닌-앤지오텐신(Renin-Angiotensin, RA)

RA계는 세포 외부의 물기가 많은 부분 내에 억지로 염분을 탐하고 모으게 하는 작용에 의해, 체내의 수분 섭취와 보유 및 분배를 위한 암호를 정한다. RA계는 주변의 일부 혈관을 폐쇄하는 일을 관장하므로, 정해진 우선순위에 따라 보다 핵심적인 부분으로 순환을 돌리는 일을 할 수 있다.

소변 배출을 줄이는 일 또한 RA계에서 맡고 있다. RA계가 생성되는 곳은 몸의 수분 보존 역할을 하는 신장이다. 제약업계는 고혈압 억제 요법과 관련하여 RA계에 관심을 집중하고 있다. 그들의 요법은 RA계가 신장을 빠져 나가도록 더 많은 물을 주는 것이 아니라, RA계에 의한 인체의 소금 보유 충동을 방해하기 위해 몸속에 화학약품을 공급하는 것이다.

## 프로락틴(Prolactin)

프로락틴은 유선(젖샘) 세포를 자극하여 젖을 생산하도록 암호를 지정한다. 또한 다른 호르몬제들과 협력하여 몸의 재생산 기관들이 제 기능을 유지하도록 관리한다. 젖을 생산하는 조직인 수분 분비샘은 젖과 수분 분비 능력을 유지해야 한다. 샘 세포들은 활성화되어야 하며, 분비 본능을 갖추어야만 한다. 이러한 세포들이 이미 형성되어 있고 기능을 하고 있는 경우에는, 그들의 활동이 유지되어야만 한다.

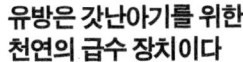

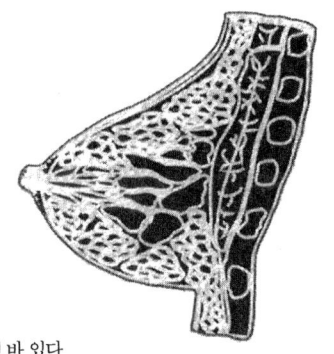

**유방은 갓난아기를 위한 천연의 급수 장치이다**

탈수와 스트레스, 과도한 아스파탐(다이어트 탄산음료) 섭취로 인해 체내의 프로락틴 분비가 증가한다

프로락틴이 과다할 경우 생쥐에게 유선 종양이 야기된다는 것이 입증된 바 있다

그림 11.2

수분 배급 체계가 실시되면서 몸이 스트레스를 받는 경우에도, 자손에게 수유할 수 있도록 유방의 기능은 유지되어야 한다. 스트레스가 아주 심한 상태에서는 프로락틴의 이러한 모유 분비 본능이 부족해질 수 있으며, 모유 생산이 중단될 수도 있다. 여기에는 수급 조정 메커니즘이 관여되어 있다.

만성 탈수나 낮은 단계의 스트레스가 진행중인 상태에서는 스트레스에 의해 프로락틴 생산량이 증가함에 따라 유방 조직에 지속적인 진전 효과를 미치게 될 수도 있다. 그에 따라 유방이 이미 완전히 발육되어 있고 과거에 모유 생산의 경험이 있는 경우에는 샘 세포가 확대되는 결과가 초래될 수 있다. 만약 유방 조직이 아직 성숙하지 않거나 모유 분비를 끝낸 지 오랜 기간이 경과한 경우에는, 스트레스로 인한 프로락틴 생산의 증가로 낭성 종이 형성되기도 한다.

오랜 시간이 거듭되면서 스트레스나 탈수로 인한 프로락틴의 생산 증가에 따라, 결국에는 선종 조직이 암으로 변하게 되는 결과를 낳게 될 수도 있다. 이때쯤에는 탈수에 따르는 그 외의 손상 효과로 인해 다른 여러 가지 통제 체계와 항암 세포의 방어 체계가 이미 불능이 되어 있는 상태이다. 너무 많은 코르티손이 방출된 결과, 면역체계는 억압되어 있고, 인터페론(바이러스 증식을 억제하는 물질 – 옮긴이)의 생산은 감소되어 있다. 내 소견에 의하면, 대다수 여성의 유방암은 스트레스와 관련된 만성 탈수의 결과이다.

## 우울증과 만성 피로 증후군

이미 언급한 바와 같이, 뇌가 사용하는 엄청난 양의 전기 에너지는 에너지 생성 펌프의 물 조종에 의해 생산된다. 탈수 상태에서는 뇌 속의 에너지 생성 수준이 떨어진다. 에너지의 ATP 저장고는 서서히 고갈되어가며, 일부 활동적인 부분은 다른 부분보다 더 심하게 고갈된다. 수력전기 에너지에 의존하는 뇌의 많은 소리없는 기능들은 그 효율성을 잃게 된다. 이러한 기능 부족 상태를 깨닫게 될 때, 그것을 우울증이라는 이름으로 부르게 된다.

인체에 있어 카페인은 엔진의 보조 연소 장치와 거의 똑같다고 할 수 있다. 보조 연소기는 연료를 더 빠르게 연소시키기는 해도, 과도한 속력으로 자동차나 비행기를 추진하기에는 비효율적이다. 그와 마찬가지로 카페인은 ATP의 소모를 억지로 증가시킨다. 커피나 차, 그 외의 음료에 들어 있는 카페인은 뇌에 의해 생성된 ATP에너지를 과소비하도록 강요한다. 뇌는 비상시를 위해 언제나 약간의 에너지를 비축해둔다. 마라톤 선수들이 체력을 비축하여 마지막 지점에서 속력을 올리는 것과 같은 이치이다.

카페인은 또한 몸을 탈수시킨다. 커피나 차 한 잔, 혹은 알코올 음료 한 잔을 마실 경우, 어느 것이든 실제 섭취한 수분량보다 더 많은 소변을 배출하게 된다. 그뿐 아니라, 뜨거운 차나 커피로 인해 올라간 체온을 식히려는 과정에서 땀을 통해 또다시 수분이 소실된다. 차에 중독된 사람은 늘 갈증을 느끼면서도 계속 차를 마시게 된다.

보통 ATP가 적은 경우에는, 에너지 수준이 낮은 데에 대한 지속적이고도 일관된 신호가 나타난다. 배터리 측정치가 낮다는 이러한 신호에 따라 시스템은 감시를 당하게 되고, 세포 내에 저장된 ATP 에너지를 남용하지 못하게 된다. 이에 따라 각각의 세포는 자체의 피로 신호를 갖게 된다. 이들 피로한 세포를 충전시키기 위해서는 전보다 훨씬 더 강력한 자극제를 복용해야만 한다. 결국, 세포의 ATP 에너지 풀에 대한 접근이 불가능해지면서, 의식의 기능은 효율성이 떨어지게 된다. 심지어는 기능을 수행하고자 하는 의지조차도 상실한다. 명심할 것은 ATP 저장고에서의 에너지 소비와 소비된 에너지의 재생산 사이에는 시간차가 있다는 사실이다. 따라서 당분간은 뇌가 정상 이하의 비효율적인 활동을 하거나, 활기없는 움직임을 보이게 될 것이다.

카페인과 그 밖의 화학적인 흥분제들은 소모된 ATP가 등록해놓은 자신의 배터리 저 용량 신호 수치를 더욱 낮게 변경시키는 것 같다. 결국, 이러한 흥분제들은 ATP 소실의 저해 세력을 극복하지 못할 수도 있다. 심지어 세포 외부에서 찾아 쓸 ATP는 거의 남아 있지 않는 때가 올지도 모른다. 이제 세포가 할 수 있는 일이라고는 살아남기 위해 대부분의 기능을 중단하는 것이다. 몸은 점점 더 정신적으로나 육체적으로 일을 하기 위해 뇌의 에너지를 사용할 능력을 상실하게 되고, 몸의 주인은 식물적인 방식의 사회 행위 속에서 수동적 인간으로 변하게 된다. 이제 피로가 일반화되면서 우울증이 시작된다. 이러한 정신적인 피로에 만성 탈수 문제가 더해지면, 여러 가지 상이한 증상을 유발하는 단계의 거대한 집성체가 탄생되기에 이른다. 그 집성체의 일반적인 이름은 '만성 피로 증후군(CFS)'이다.

CFS는 일련의 절망적인 증상과 징후들을 설명하기 위해 만들어진 이름이다. 전세계 여기저기에서 같은 계열의 증세들이 '바이러스 감염 후 증후군(postviral fatigue syndrome)'이나, '신경성 근 무력증(neuromyasthenia)', '근막 신경성 뇌척수염(myalgic neuroencephalomyelitis)' 등등의, 말하기도 알아듣기도 힘든 이름들로 분류되어 있다. 이러한 CFS의 원인은 당초에는 엡스타인-바(Epstein-Barr) 바이러스로 간주되기도 했지만, 후에 적확하지 않은 가정으로 판명되었다.

생활방식과 관련된 스트레스들은 몸의 대사 균형과 생리적 균형의 혼란을 초래한다. 이들 스트레스와 소위 CFS라는 증세 사이에는 분명한 관계가 있다. CFS를 한결같이 바이러스 질환으로 믿고 있는 사람들에게,《천식과 알레르기, 루푸스에 관한 기초 지식》의 루푸스 편을 읽어볼 것을 권한다. 초기 탈수의 작용으로 인해 일부 세포의 DNA가 어떻게 작은 입자로 분열되는지 알 수 있을 것이다. 지금껏 바이러스로 분류되어 왔던 것은 바로 이러한 작은 입자들이다(그림 7.3 참조).

몸은 화학적 체계의 집성체라는 사실을 결코 잊어서는 안 된다. 원재료들을 재활용하기 위한 수단으로, 새로운 조직을 만들거나 이미 형성된 구조를 분해할 수 있다는 뜻이다. 뇌를 제외하고는 몸의 어떠한 부분도 불가침의 성역이 아니다. 심지어 근육 조직조차도 분해되어 조직의 아미노산 풀을 내어주게 된다. 끊이지 않는 긴장된 만남과 생활양식 속에서 바로 이런 일이 일어나게 되는 것이다. 그러한 긴장(스트레스)이 정서적인 경험에서 연유하는 것이든, 바이러스 감염에 맞서 싸우는 데에서 연유하는 것이든 결과는 마찬가지이다. 나는 '탈수와 스트레스, 운동을 배제한 채 행하는 외모를 위한 다이어트' 등이 CFS의 근본 원인이라고 생각한다. 특히 몸에 필요한 물을 대신하여 커피나 알코올과 같은 흥분제를 마실 경우에는 더욱 그러하다.

몸의 주요 필수 물질 가운데 하나는 소금이다. 탈수나, 염분 섭취를 배제한 다이어트 행위의 경우, 몸은 염분 고갈 상태가 된다. 염분은 근육과 신경 활동에 꼭 필요한 요소이다. 뜨거운 기후로 땀을 너무 흘리게 되면 염분 결핍이 야기되며, 이로 인해 흔히 볼 수 있는 증상 가운데 하나는 어떠한 활동도 해내기 어려울 정도의 에너지 부족이다. 또 다른 증상은 근육통과 경련(쥐나는 현상-옮긴이)이다.

CFS로 고생하는 사람들은 수분 섭취를 늘리는 동시에 염분 섭취 증가를 시험해야 한다. 더불어 카페인이 함유된 모든 흥분제들을 멀리해야 하는 것은 물론이다. 그들이 ATP 보유고를 채우고 신경 섬유 내의 전달 체계를 완전히 회복하기 위해서는 다소간의 시간이 지나야만 한다.

## 눈이 건조하고 따가운 증상

눈의 정상적인 기능을 위해서는 눈물 생산이 절대적으로 필요하다. 어떤 사람들의 경우에는 이러한 눈물 생산 기능이 부족하여 눈이 따가운 것을 느끼기도 한다. 눈물샘의 순환을 촉진하기 위해 눈을 자주 깜박거리게 되는 경우도 있다. 이러한 행동이 효과가 없을 경우에는 수분 중발을 막기 위해 눈이 강제로 감겨지게 된다. 나 자신이 그랬듯이 안면 신경 마비(Bell's palsy, 안면 신경의 장애로서, 그로 인해 장애 부분의 얼굴 근육 또한 마비되는 중상)의 경험이 있는 사람들은 한쪽 눈의 눈물 형성에 곧잘 문제가 생기곤 한다.

심지어 부분적으로 근육이 회복되는 경우에도, 마비된 쪽의 눈이 나머지 한쪽 눈보다 건조하게 된다. 내가 개인적으로 경험한 바에 따르면, 눈을 비벼도 눈물이 생기거나 눈이 촉촉해지지 않는 반면에, 물 두 잔이면 증세가 상당히 신속하게 완화된다는 것이다. 몇 분 뒤에는 눈의 따가움이나 통증도 사라진다. 인공눈물이나 얼굴을 자주 씻는 것, 눈에 물을 흘려 넣는 것도 도움이 된다.


## 혈중 콜레스테롤

오늘날 콜레스테롤의 상승에 대해서는 누구나 동맥 장애에 따르는 심장과 뇌의 잠재적 질환의 표시로 의식하고 있다. 1987년, 그리스에서 개최된 암 연구 과학자들의 국제 회합을 통해, 나는 체내의 콜레스테롤 생산 증가가 어째서 만성 탈수의 직접적인 결과인지, 그 이유를 밝힌 바 있다.

환경적 상황이 유리하지 않을 경우, 각 세포는 그들의 유전적 구조에 의해 독립적인 활동력을 부여받는다고 보아야 한다. 인체의 세포들은 박테리아와 똑같은 능력을 가지고 있어서 자신의 세포막을 바꿈으로써 환경에 적응한다. 일례로, 인체의 세포들은 세포막의 콜레스테롤 함량을 변경하여 자신의 내부 영역 안팎의 수분이 자유롭게 침투하지 못하도록 방해한다. 일반적인 경우, 느리기는 해도 정확한 속도로 물은 세포 속으로 스며들게 되어 있다.

세포는 또한 과다한 물을 제거하기 위한 메커니즘을 가지고 있다. 하지만, 주변환경이 상대적으로 건조해지고 있어서, 세포의 물이 내부에 머물러 있어야 할 경우에는, 세포막이 잘 밀봉되어 있어야 한다. 세포막 구조 내에 비축되어 있는 콜레스테롤이 세포막을 봉하는 공정을 수행한다. 물을 확산시켜주는, 바로 그 기공이 봉해지는 것이다.

보통, 음식이 섭취되면 위와 장 속으로 물과 효소가 들어간다. 효소는 음식 입자들을 부수어, 단백질 구조 및 집단을 이루는 아미노산의 많은 접합점 하나하나마다 물 분자 하나씩을 삽입하여 작은 덩어리로 만든다. 이러한 활동이 진행되는 데에 여분의 물이 다 사용되고 만다. 그 결과 몸에 남은 물은 줄어든 데에 반해, 용해할 고형 물질들은 더 많아진 가운데, 이들 고형 물질은 이제 상당히 물이 고갈된 혈액과 림프의 순환을 통해 운반되어야 한다.

이러한 소화 공정으로 인해 장을 떠나 간을 통과하는 혈액이 농축되기에 이른다. 혈액은 이들 음식 적재량의 일부를 간에다 덜어낸 뒤, 그 나머지와 함께 심장의 오른쪽으로 쏟아져 들어간다. 이 오른쪽 심장의 입구에서 장에서 온 림프 또한 혈액 속으로 쏟아져 들어간다. 이제 순환을 시작하는 이 농축된 혈액이 처음으로 방문하는 곳은 폐조직이다. 이곳에서 호흡 과정을 거치면서 순환 혈액 속의 많은 물이 수증기 형태로 소실된다.

이제 이 농축된 혈액은 심장의 왼쪽으로 들어가며 지칠 대로 지치게 된다. 혈액은 다시 심장에 직접 양식을 공급하는 동맥을 거쳐서 뇌의 동맥으로 갔다가, 그 다음에는 대동맥이라고 불리는 몸의 기관 동맥으로 가게 된다. 이 농축 혈액이 몸의 삼투 조절을 관장하는 뇌 중추에 이르게 되면, 중추는 의식에게 몸에 물이 부족하다는 신호를 보낸다. 그에 따라 갈증에 대한 경보가 발령되고, 물을 마시고자 하는 충동이 느껴지게 되는 것이다.

간세포와 동맥세포 내벽이 농축된 혈액에 노출되는 것과, 갈증을 통해 물이 몸속에 공급되는 것 사이에는 상당히 긴 시간차가 있다. 음식과 농축 혈액의 탈수 영향으로 인해 수분을 섭취하기까지 시간이 경과하는 동안, 콜레스테롤이 쌓이게 되고, 농축 혈액과 접촉하게 되는 세포들, 즉 간세포와 동맥 내벽 세포 등이 활동을 시작하게 된다. 조만간에, 혈관 내벽의 콜레스테롤 제조와 비축을 위한 생리적 경로가 발생하기에 이른다. 콜레스테롤을 형성할 수 없는 세포들이 스스로를 보호할 수 있는 유일한 길은 순환중인 콜레스테롤을 취하여 자신의 세포막에 비축하는 것뿐이다.

콜레스테롤이 상승하는 것은 세포가 보다 강력한 혈액의 삼투 세력에 맞서 방어 메커니즘을 전개했다는 신호이다. 일반적으로 농축된 혈액은 세포막을 통해 물을 계속 밖으로 빼내려 한다. 세포막 틈새에 흘러든 콜레스테롤은 일종의 천연 방수 점토나 마찬가지로서, 세포막의 구조를 본래대로 유지하도록 돕고 과다한 수분 소실을 막아준다.

만성 탈수의 경우에는 콜레스테롤이 간세포에 의해 계속 추가 생산되어, 모든 세포가 공통으로 사용할 수 있도록 순환 내로 몰려 들어가게 된다. 이들 세포는 콜레스테롤을 직접 제조할 능력이 없기 때문이다. 콜레스테롤이 늘어나면서, 정상적으로 충분히 수화된 세포 내에서 자연적으로 생겨난 물줄기 또한 세포벽에 스며들지 못하게 된다.

동맥 내벽 세포와 간세포에 지나치게 콜레스테롤이 비축되는 것을 막기 위해서는, 음식을 섭취하기 30분 전, 풍부한 양의 물을 규칙적으로 마셔야 한다. 식후의 농축 혈액에 맞서기에 앞서 몸의 세포들을 충분히 수화시키도록 하는 조처이다. 또한 이를 통해, 혈관 내벽의 세포 내에 들어 있는 물을 빼내오지 않고도, 소화와 호흡 공정에 필요한 물을 충당할 수 있게 될 것이다.

한동안 일일 수분 섭취량을 조절함으로써 점차적으로 세포가 완전히 수화되고 나면, 콜레스테롤 방어 체계의 필요성이 줄어들면서 그 생산도 감소하게 될 것이다. 이러한 사실에 비추어볼 때, 정상적인 혈중 콜레스테롤의 범위는 현재 예시되고 있는 수치보다 훨씬 낮게 판명되어야 할 것으로 간주된다. 이제 순환 혈액의 콜레스테롤 수치를 효과적으로 감소시킬 경우, 이미 비축되어 있는 콜레스테롤을 제거하는 활동 또한 촉진될 수 있다는 것이 분명해지고 있다.

한 40대 초반의 남성과 이야기할 기회가 있었다. 그는 혈관조영을 통해 자신의 관상동맥이 부분적으로 막혀 있다는 것을 알게 된 참이었다. 그 장애물로 인해 그는 흉부 통증을 겪고 있었다. 나는 우회로 조성수술(bypass surgery)을 하기 전에, 보수적인 요법으로 증상을 치료해보라고 그에게 충고했다. 그는 자신의 일일 수분 섭취를 조정하고, 정확히 매 식사 30분 전에 두 잔의 물을 마시는 것부터 시작하기로 했다. 나는 또 그에게 아침저녁으로 1시간씩 걸을 것을 권유했다. 처음에는 20~30분씩 걷기 시작하여 점차 1시간까지 늘리도록 했다.

호르몬에 민감한 지방 소화 효소는 걷기 시작한 지 1시간 후에 활성화되어, 12시간 동안 활동을 지속한다는 것이 연구를 통해 입증되었다. 그에게 그 사실을 설명해 주었다. 하루에 두 번을 걸어야 하는 이유는 규칙적으로, 또한 누적적으로 작용하도록 지방 연소 효소를 활성화시켜야 하기 때문이다. 3개월 후, 그는 최종검사와 더불어 우회로 조성수술이 필요하다는 데에 합의하기 위해 휴스턴의 유명한 검진센터를 방문했다. 그러나 새로 찍은 혈관조영도에는 동맥 폐쇄의 흔적이 나타나지 않았다. 그는 수술할 필요가 없었다.

## 관상 심장 질환(Coronary Heart Disease)

이와 관련된 기초 지식은 앞서 관상동맥의 콜레스테롤 형성과 비축에 관해 설명한 바와 같다. 추가할 내용도 그다지 많지 않다. 심장 질환의 또 다른 기본 원인은 지속적인 고혈압과 농축된 순환 혈액의 전단력이다. 그 사실을 덧붙여 참작한다면, 관상 심장 질환과 뇌 손상, 뇌졸중 등의 나머지 근본 원인에 대해서는 앞서와 동일한 설명이 적용된다.

    이러한 내용은 각 기관의 모든 세포에 적용된다는 사실을 명심해야 한다. 탈수가 일어나게 되면, 모든 기관의 온갖 세포가 문제를 감지하게 되는데, 일부는 특히 더 심하게 의식하게 된다. 그들은 비상 수분 주입 체계에 의해 보다 중요한 세포들이 수화되기 시작하면서 비로소 안심하게 된다. 심장 역시 탈수와 관련된 문제에서 제외되지는 않는다. 완전히 무능해진 심장은 기능 부전을 나타내기 시작한다.

    흔히 경련과 더불어 시작되는 이 과정은 작은 동맥의 영구 폐색으로 이어진다. 초기의 경련에는 통증이 수반된다. 바로 그 순간에 물을 마시게 되면, 경련은 가라앉게 되며 동맥의 영구 폐색이 뒤따르지 않을 수도 있다. 어떠한 경우든 간에 다른 어떤 약보다도 즉시 물을 공급하는 것이 중요하다. 물을 마심으로써 적어도 손상 정도라도 줄일 수 있을 것이다. 높은 콜레스테롤 치는 또한 골밀도 소실을 나타내는 징후일 수도 있다. 자세한 정보는 혈중 콜레스테롤과 골다공중에 관한 부분을 참조하기 바란다.

## 열감(Hot Flashes)

이미 설명한 바 있듯이, 얼굴의 신경 감지기의 순환이 주목을 받는 것은 뇌세포의 경우와 똑같다. 정보 수집과 직접적으로 연관되어 있기 때문이다. 뇌 쪽에 있는 얼굴 신경 감지기는 세로토닌이 조절하는 신경계와 연결되어 있는데, 동시에 이들 신경계는 몸의 호르몬 균형 조절도 관장하고 있다. 트립토판과 세로토닌의 체내 활동 수준은 물의 조절 역할에 의해 직접적으로 영향을 받는다.

노화에 따라 갈증 감각이 소실되고 지속적인 탈수가 자리잡게 됨으로써, 누구나 인생의 어느 시점에서는 자연히 탈수로 인해 몸의 호르몬 균형에 영향이 미칠 것이다. 여성의 경우, 이러한 호르몬의 불균형은 결국 갱년기 증상과 더불어 그 대표적 징후인 열감으로 이어지게 된다. 사료에 의하면, 70대에 아이를 출산한 여성들도 있다고 한다. 그러므로 갱년기가 확립되는 나이에 대한 확실한 기준이 있는 것은 아니라고 할 수 있다. 올바른 생활방식과 균형

잡힌 영양을 취한다면, 갱년기를 늦추고 그 증상을 완화하는 일이 가능할지도 모를 일이다.

열감을 치료하기 위해서는 몸을 충분히 수화시켜야 한다. 또한 균형 잡힌 아미노산 식단을 취함으로써 뇌의 세로토닌 활동을 강화해야 한다. 영양 보충제를 통해 비타민 B6를 복용하는 것도 중요하다. 비타민 B6는 아미노산의 변환과 직접적으로 연관되어 있기 때문이다. 즉, 트립토판이 세로토닌과 멜라토닌, 트립타민, 인돌라민 등으로, 티로신이 도파와 도파민, 노르아드레날린, 아드레날린 등으로, 히스티딘이 히스타민으로 변환하는 과정에 관여한다. 이러한 신경전달 물질들은 몸의 호르몬 기능 균형과 또한 수분 섭취 조절을 위해 필수적인 요소들이다. 탈수 상태에 처한 사람들은 모두 비타민 B6와 아연이 결핍되어 있다. 날마다 100㎎의 비타민 B6를 추가로 섭취하게 되면 열감을 예방하고 월경 증후군을 완화할 수 있을 것이다. 이렇게 세심한 예방책을 취할 경우, 너무 범위가 확대되어서 여기서 다루지 못하는 그 밖의 다른 문제들까지도 바로잡게 될 것이다.

### 통풍

몸에 요산이 쌓이기 시작하고, 이 물질이 관절통을 유발하면서 몸의 일부 관절에 나타나게 될 때, 이러한 증세를 통풍이라고 한다.

단백질의 불완전 대사로 인해 생기는 요산은 보다 진전된 탈수 합병증들과 관련이 있는 것으로 보인다. 지금까지의 나의 임상경험으로는 소변이 계속 맑은 무색을 보일 때까지 물의 섭취를 늘림으로써 통풍의 발병을 피할 수 있다. 요산 결정체가 형성되어 관절에 몰리는 것은 만성 탈수로 인한 직접적인 결과라 할 수 있다.

## 신장 결석

물을 부족하게 섭취하여 소변이 농축됨으로써, 요산이 형성되고 신장 조직에 칼슘이 비축되는 것으로 간주된다. 일단 이러한 요소들의 기본적인 결정(結晶)이 형성되고 나면, 새로운 비축이 이루어지고 더욱 큰 조각들로 발전되어, 마침내 폐색을 야기할 정도로 커지게 된다. 감염된 소변은 이러한 결석의 형성을 부추기게 된다. 만약 신장 결석이 형성되어 빠져나가게 되면, 장기적인 탈수의 영향으로 고통받고 있는 중이라는 것을 깨달아야 한다. 절대로 결정체의 초기 씨앗이 형성될 정도로 소변을 농축시켜서는 안 된다. 신장 내의 작은 결정이 신장 내에 큰 결석으로 자라날 수 있기 때문이다.

## 피부와 탈수

몸이 탈수된 상태에서 물 보호 구역으로 규정할 첫 번째 대상은 피부이다. 피부는 체온을 식히거나 조절하기 위한 발한 능력을 가지고 있다. 탈수가 있게 되면, 피부의 수분 보유량은 수분이 소실되는 것과 같은 속도로 대체되지 않는 채 다 사용될 수도 있다. 그러므로 탈수는 피부를 건조하고 윤기 없게 만드는 주요 요인이다. 우선, 피부가 촉촉함을 잃고 건조해져서 말린 자두처럼 메마르게 된다. 둘째로는, 피부 모세혈관의 순환이 더 적어짐에 따라 본래의 건강한 혈색을 잃게 된다. 보다 건강한 피부를 만들기 위해서는 반드시 물을 충분히 섭취해야 한다.

인간의 피부는 체내의 내부 작업장을 수용하고 있는 조직이다. 피부 세포는 항상 물을 필요로 한다. 이들 세포는 자연환경에 노출되어 있고 표면 증발이나 발한 작용, 땀 등을 통해 물을 빼앗긴다. 이 3가지는 피부 표면에서 각각 다른 속도로 수분을 소실시킨다. 물이 피부 기저부의 순환을 통해 피부에 도달하지 못하면 피부의 회복 속도는 감소될 것이며, 탈수된 세포들이 몸을 덮게 될 것이다.

이것이 바로 자신의 나이 이상으로 이미 노화된 피부를 지닌 젊은 여성들이나, 혹은 얼굴이 온통 깊은 주름(눈꼬리 주름) 투성이인 중년 여성들이 종종 눈에 띄는 이유 가운데 하나이다. 얼굴은 바람과 태양광선에 가장 많이 노출되는 부분이다. 이러한 요소들은 피부 표면의 수분 소실을 부채질한다. 남성의 피부는 여성의 피부보다 더 거칠기 때문에, 탈수로 인한 손상이 여성의 경우처럼 즉시 나타나지는 않는다.

남자들에게는 또 다른 이점이 있다. 얼굴의 수염이 자라는 데 필요한 남성 호르몬에 의해 얼굴 피부에 보다 많은 순환이 이루어진다는 점이다. 그럼에도 불구하고, 탈수가 지속될 경우에는 남성의 얼굴 피부 역시 거칠고 주름지게 된다.

탈수에 의해 생길 수 있는 가장 결정적인 피부 문제는 피부경화증이다. 피부가 위축되고 얇아지거나, 악어가죽처럼 비늘이 생기게 되는 증상이다. 이러한 경화증의 초기 단계에서는 피부가 악어를 닮아가기 시작한다. 밖으로 노출되는 피부 부위들인 팔, 무릎, 정강이, 손, 발 등의 피부가 가장 먼저 이 질병의 조짐을 나타낸다. 피부가 질겨지고 두꺼워지고 비늘처럼 된다. 막바지 단계에 이르면, 피부가 아주 얇아져서 피부 밑의 해부학적 부분을 거의 '수축 포장' 하는 상태가 된다. 이러한 증세가 얼굴에 영향을 미치면, 비록 얼굴색이 희고 밝다 해도 눈, 코, 입 등의 모양이 손상될 수 있다. 그 증상 또한 몹시 고통스럽다.

피부 경화증에 대한 반가운 소식은 초기 단계에 수분 섭취를 증가할 경우, 증상이 호전될 수 있다는 점이다. 한 젊은 여성의 피부가 정상으로 되돌아오게 되어, 그 결과에 너무나 황홀해하는 것을 본 적이 있다. 그녀는 외모상의 불치병으로 보이는 증세가 진전되는 것에 몹시 참담해하고 있던 중이었다. 놀라운 것은 너무도 다양한 인체의 탈수 표현 방법이다. 또 한 가지, 그들 스스로 병명을 붙인 그러한 증세들 속의 물의 역할에 대해 의료계 종사자들이 전혀 깨닫지 못하고 있다는 점이다.

  피부에 가장 일상적으로 해를 끼치는 것은 세탁물에 남아 있는 세제 성분으로서, 여간해서 잘 헹구어지지 않는다. 세제는 땀 속에 용해될 수 있으며, 접촉성 피부염과 심한 경우 두드러기까지도 유발할 수 있다. 어떠한 빨래든 항상 한 번 더 헹구도록 하는 것이 좋다.

## 골다공증

골다공증은 보통 60대에 들어서 자각하게 된다. 하지만 종종 그보다 15~20년 정도 일찍 시작되는 경우도 있다. 골다공증은 모든 인구집단 내의 남녀 모두에게 발생한다. 검사 소견으로는 뼈의 전체적인 질량이 감소하는 것으로 나타난다. 뼈의 재흡수 속도가 형성속도를 초과하며, 그 결과 뼈의 밀도와 부피가 떨어지기 시작한다. 어느 누구도 노화에 따라 골다공증이 일어나는 이유를 알지 못한다. 다음은 골다공증에 대한 내 나름의 관점이다. 아직은 새로운 내용으로서, 과학적 연구 분야에서 일하는 다른 사람들로부터 반드시 동의를 얻고 있는 이론이라고는 할 수 없다.

  골다공증을 만성 탈수와 몸의 콜레스테롤 수치의 점진적인 상승과 연계하는 것은, 용질 측면의 연구를 통해 증상을 고찰하고 있는 많은 동료 의학자들의 분노를 초래할 것이다. 설사 그렇다 해도 이는 나의 과학적 신념이며 공개할 만한 가치가 있는 내용이다.

나의 견해가 널리 보급될 경우, 골다공중에 대한 해결책이 간단해질 것이다. 그 해결책은 대다수의 경우에 있어 가장 현명한 치유라 할 수 있는 '예방' 차원의 문제이다. 골다공중과 탈수 사이의 관계를 밝히기 위해서는 인체 내의 뼈의 형성과정을 이해해야만 한다.

일례로, 건축 현장에서 원재료의 이용이 가능하다고 할 때, 콘크리트를 사용하여 빌딩 골조를 세우는 것이 가장 실용적이고, 오래가고, 경제적인 방법일 것이다. 만약 모래나 자갈, 시멘트가 근방에서 생산된다면, 이들 요소와 겹겹의 철골을 혼합하기 위해 필요한 나머지 한 가지 요소는 물뿐이다. 철골은 시멘트를 잘 지탱하게 해주는 내부의 지지대 역할을 하면서, 견고한 건축 구조물에 꼭 필요한 견고성을 제공한다. 그와 똑같은 원리가 골격 뼈의 제조에도 적용된다.

치밀한 뼈의 건축에는 뒤섞인 콜라겐 섬유가 무수히 많이 사용된다. 단일섬유들과 함께 묶여 세 가닥의 띠로 짜여진다. 이렇게 짜여진 띠들은 나란히 위치하여, 함께 묶이게 된다. 이러한 두꺼운 로프 같은 구조물이 각각의 수많은 칼슘과 나트륨 결정체를 비축하기 위한 '구멍 지대', 혹은 틈새를 생성하는 식으로 뒤섞여 짜여진다.

탄력 있는 콜라겐 섬유질이 칼슘을 위해 내부의 비계발판을 제공하는 동안, 칼슘 자신은 무게를 견디기 위해 뼈가 필요로 하는 견고성을 확립한다. 또한 24%의 체내 나트륨 비축량의 대부분이

(세포 외부의 액체 속에서 용해되지 않는 마그네슘과 같은 기타 미네랄들과 함께) 뼛속에 결정체로 저장된다. 그러므로 뼈의 형성은 칼슘과 나트륨, 또한 소량의 기타 미네랄 비축량에 의해 좌우된다.

나트륨 이야기가 나온 김에 중요한 사실을 일깨우고자 한다. 나트륨과 그에 '붙어 있는' 염화물과 중탄산염은 90%의 온갖 고형물질들로 구성되어 있다. 그들 고형물질은 세포 주변의 액체 속에 용해되어 있는 것들이다. 따라서 나트륨은 세포 외부의 액체 용량을 유지하는 데 가장 중요한 성분이다.

체내 전체 나트륨의 24%는 주로 뼛속에 고형의 결정체 형태로 저장되어 있다. 뼛속에 저장된 나트륨은 몸의 나트륨 보유량을 구성하는 동시에 뼈를 결정체로 만들고 단단하게 하는 데 사용되는 것으로 보인다. 그러므로 나트륨은 그 자체로서 뼈를 형성하는 중요한 기능에 이바지한다고 할 수 있다.

이렇듯 뼈 형성에 있어서의 나트륨의 역할에서 보다시피, 체내의 나트륨 부족은 골다공증이 자리잡는 하나의 요인으로 작용할 수도 있다. 결국 나트륨을 배제한 식단과 이뇨제의 장기 사용은 골다공증의 확립에 유력한 요인이 되기도 한다.

콜라겐 섬유는 직선 방식으로 연결된 아미노산으로부터 생산된다. 몸속의 아미노산 풀은 이러한 섬유들을 조절하는 것으로 알려져 있다. 이들 섬유 실이 칼슘 비축고 속에 깊숙이 묻혀 있으면 효소에 의해 분해되지 않는다. 주위에서 칼슘이 제거되는 즉시 섬유는 효소에 의해 분해될 수 있으며, 섬유 속의 아미노산 성분은 자신의 저장고 속으로 다시 들어갈 수 있게 된다. 몸속의 뼈는 축조와 분해 사이에서 이런 방식으로 균형을 잡아가며 형성된다. 어느 쪽의 상태로 균형이 기울어지느냐에 따라, 구성 중에 뼈가 보다 두텁고 단단해질지, 아니면 약하고 가벼워질지가 결정되는 것이다.

뼈의 재흡수는 어떻게 일어나게 되며, 탈수와는 어떤 관계가 있는 것일까?

골다공증을 유발할 정도로 뼈의 재흡수가 야기되는 데에는 여러 가지 상이한 요인들이 관련되어 있다. 간접적인 결과로서 뼈의 재흡수가 생기는 다양한 증상에 관해서는 다루지 않을 것이다. 나는 골다공증과 탈수 사이에 있을 수 있는 직접적인 관계에 초점을 두고자 한다.

질병의 과정에 있어, 증상이 밖으로 드러나는 시점과 초기 요인이 시작된 시점 사이에는 일반적으로 시간차가 있다는 것을 명심해야 한다. 만성 탈수가 시작되어 그에 따르는 골다공증이라는 결과가 있기까지는 10년 내지 30년이라는 시간차가 있을 수도 있다는 것이 나의 생각이다.

만성 탈수가 자리잡게 되는 가장 큰 원인은 갈증 감각의 소실이다. 이러한 갈증 감각의 소실은 30대부터 아주 서서히 진행되기 시작하는 반면, 골다공증이 나타나는 것은 대개 60대에 들어서이다. 따라서 서서히 시작된 뼈 재흡수 쪽으로 기울어진 균형이 많은 세월에 걸쳐 확고하게 굳어지는 것이다.

비활동적이거나 뼈 구조를 사용하지 않을 경우에는 골다공증의 징도를 한층 악화시키게 된다. 한편 육체적인 활동을 많이 하고 뼈를 충분히 사용하게 되면 칼슘을 비축하고 뼈대를 강화하는 데에 도움이 된다.

골다공증 확립의 주요인 가운데 하나는 뼈의 분해 공정(골용해, osteolysis)으로서, 프로스타글란딘(PGE)에 의해 야기된다. 알다시피, PGE는 신경전달 물질인 히스타민의 명령에 따라 일상적으로 활동하는 종속물질이다. 골수에는 이 히스타민을 만들어내는 비만 세포가 매우 많이 있다.

히스타민에 의한 PGE의 활성이 지연될 경우, 뼈의 분해(골용해)와 뼈에 비축된 칼슘을 제거하는 수단으로 칼슘 보유고를 습격하는 일이 일어난다. 칼슘이 제거됨에 따라 드러난 콜라겐이 완전히 분해되기에 이른다. 이런 식으로, 히스타민의 활동을 조종하는 탈수에 의해 결과적으로 뼈 구조 내의 골다공증이 유발되는 것이다. 골다공증은 뼈 형성과 골용해 사이의 부정적인 결과이다.

히스타민의 조업을 중단시키고 탈수와 관련된 뼈 재흡수를 막기 위한 유일한 방법은 일일 수분 섭취를 8잔(약 235$m\ell$ 잔으로) 이상으로 충분히 늘리는 것이다. 또한 뼈 형성 쪽으로 균형을 기울이기 위해 충분한 운동을 해야 한다. 운동에는 물론 많은 유익한 효과가 있다. 운동은 뼈 자체는 물론 뼈 관절 및 근육과의 연결까지 강화시켜줄 뿐만 아니라, 순환을 촉진하기도 한다. 운동은 모세혈관상(capillary bed)을 더욱 확장시키고 그 흐름을 원활하게 해주며, 보다 큰 혈액 풀(blood pool)을 구축하여 몸에 물과 원재료가 더 필요할 때 끌어올 수 있게 해준다.

 바로 이러한 이점들 때문에 평소 운동을 충분히 한 사람들은 힘든 일과 스트레스 속에서도 별다른 영향 없이 건강을 유지할 수 있는 것이다. 그 외에도 충분하고 균형잡힌 단백질 식단을 통해 아미노산 풀을 관리하는 것 또한 아주 중요하다. 그에 따라 다양한 콜라겐 섬유의 제조율이 최종 결정되기 때문이다.


## 암의 형성

1987년 9월, 나는 한 암 학술회의와 연수회에 초청 연설을 해달라는 부탁을 받았다. 내가 우리 사회의 주요 건강문제인 암에 대해 새로운 해석을 도입한 바 있기 때문이었다. 나는 비자의적 만성 탈수가 어째서 인체의 통증과 암을 포함한 여러 질병의 주요 원인인지를 과학적으로 설명했다. 또한 탈수가 인체의 생리기능에 심한 체계 장애를 유발하며 4가지 주요 혼란을 야기한다는 것을 설명했다.

 이들 주요 혼란은 궁극적으로, 또한 집합적으로 암을 형성하게 하고, 새로운 조직으로 침습 성장하도록 한다. 당시의 강연은 〈항암 연구 저널(Journal of Anticancer Research)〉 1987년 10월호에 발표되었으며, 인터넷 홈페이지인 www.watercure.com을 통해 그 내용을 검색해볼 수 있다. 그 이상의 과학적 정보는 내 논문인 〈신경전달 물질 히스타민 : 대안적 관점(Neurotransmitter Histamine : An

Alternative Viewpoint)〉에서 찾아볼 수 있다. 이 논문은 1989년, 감염에 관한 제3차 인터사이언스 세계대회의(Interscience World Conference on Inflammation)를 통해 발표된 것이다. 2002년 9월, 로스앤젤레스에서 열린 제31회 정기 암 제어 사회 회의(31th Annual Cancer Control Society Conference)에 두 번째 초청을 받아 체내의 탈수와 암 형성에 대한 나의 견해를 밝히게 되었다.

상세한 설명은 이 책에서 다루는 범위에 비해 너무 복잡하지만, 대강의 주요 내용은 다음과 같다.

지속적인 탈수는 몸의 전체적인 생리기능에 있어서 다음과 같은 다중체계 기능 장애를 야기한다.

1. 세포핵 내의 DNA 손상
2. 세포 내부의 DNA 회복 시스템의 비효율성 및 결과적인 소실
3. 세포 수용체 이상과 호르몬 조절 체계의 균형 공정 소실
4. 이상 세포에 대한 자각 능력의 부족과 그러한 세포들을 파괴할 능력의 부족, 체내의 정교한 유전자 풀(gene pool)에서 기형적이거나 미숙한 유전자를 제거하기 위한 여과체계의 소실 등을 야기하는, 심지어 골수까지도 미치는 전반적인 면역체계 압박

요컨대, 인체에 이상이 있을 경우에는 그 정상적인 화학작용을 되찾기까지 임시 공정을 구성하게 된다. 이때, 탈수는 임시 구성된 화학적 결합의 단계적 붕괴에 맞서는 인체의 경쟁력을 서서히 잃

게 만드는 것이다. 인체는 화학적 정련소라 할 수 있다. 몸은 충분한 물과 그 외의 음식에 함유된 성분에 좌우되는 화학반응의 가장 정교한 패턴에 의한 결과물이다.

몸이 그 효율성을 유지하고, 평생 시시각각의 수많은 화학 공법을 운영하기 위해서는 물을 필요로 한다. 이러한 물이 부족하게 공급될 경우, 새로운 화학 경로를 생성하게 하는 원인이 되며, 그에 따라 통증과 질병, 조기 사망이 유발되는 것이다. 암은 조기 사망을 향한 그러한 일련의 화학 공법과 경로의 결과로서 형성되는 것이다. 즉, 앞서 언급한 4가지 경로의 결과라 할 수 있다.

탈수와 DNA 손상의 관계는 쉽게 이해할 수 있다. 모든 세포는 화학반응을 통해 몇몇 산도(酸度)가 높은 부산물을 배출하는 경향이 있다. 물은 세포 외부의 이러한 산성 요소를 씻어내고 부산물을 간과 신장으로 가져가 처리하게 한다. 물이 부족하여 이들 세포까지 순환이 미치지 못할 경우에는, 세포가 배출해낸 산에 의해 세포핵 속에 저장된 DNA 레퍼토리 내의 미세하고도 상세한 전사 원판이 서서히 부식되는 결과가 초래된다. 머지않아 그러한 부식이 영구적이고 파괴적인 것이 되면서, 재생산 능력을 가진 이상 세포를 유발하게 된다. 보다 원시적인 이러한 유형의 세포들은 통제 불능의 재생산 패턴을 작동시킨다.

과학적 지식을 원하는 사람들을 위해 설명하자면, 이러한 유형의 세포 내에서는 정상 세포의 단백질 키나아제 C가 단백질 키나아제 M으로 변환된다. 키나아제 M은 자율적이고 막을 수 없는 보다 작은 효소로서, 한계 범위에 상관없이 세포 재생산을 끊임없이 자극한다. 바로 이러한 이유에서 암세포가 커다란 부피의 덩어리나 혹으로 진행하게 되어, 인근 조직으로 침투하여 그 조직의 정상적 기능을 방해하게 되는 것이다.

DNA 회복 시스템은 복잡하며, 또한 여러 가지 상이한 메커니즘이 관련되어 있다. 이러한 시스템 가운데에는 잘못된 DNA 복제를 잘라내고 재접합하며, 과실을 바로잡는 일에 관여하는 작은 효소가 있다. 1985년 클로드 헬렌(Claude Helen)의 발견으로 세상에 알려진 이 효소는 리신-트립토판-리신(리신, 아미노산의 일종-옮긴이)으로 구성되어 있다.

이미 설명한 바 있듯이 탈수는 몸의 트립토판 보유고를 급격히 감소시킨다. 그에 따라 트립토판이 부족하게 될 뿐만 아니라, 극미하게 탈수된 부분에 대한 아미노산의 전달이 DNA 복제 공정을 야기하는 요인이 될 수도 있으며, 그 공정의 품질 조절 메커니즘에 영향을 끼칠 수도 있다.

단백질 키나아제 효소는 세포 내부의 새로운 단백질 제조에 관여한다. 프로테아제는 단백질의 한 부류로서, 재순환 과정을 위해 효소를 사용해 이미 만들어진 단백질을 분해한다. 이러한 균형 과정은 체내의 모든 세포 내에서 끊임없이 진행되고 있다. 운동을 할 경우에는 새로운 근육을 만들어줄 효소가 활성화되는 반면, 운동을 하지 않으면 이미 만들어진 근육을 분해하는 효소가 활성화된다. 어느 경우든 간에, 물과 그 속에 함께 운반되는 요소들은 그와 같은 균형 공정에서 주요하고도 긍정적인 역할(물과 요소가 부족할 경우에는 부정적 역할)을 맡는다.

탈수는 이러한 요소들에게 또 다른 영향력을 행사한다. 지속적인 탈수 상태에서는 세포 내 프로테아제의 활동과 단백질의 분해가 우세해진다. 그로 인해 세포는 다양한 체내 호르몬들의 생리적 명령을 전달하게 해주는 세포막 수용체의 생성을 점점 줄이게 된다. 수용체 하향 조절(receptor down-regulation)이라는 공정이다.

프로테아제의 활동이 일정 수준에 이르면 단백질 키나아제 M이라는 새로운 부류의 단백질 제조 효소가 생성되는데, 이는 보다 원시적인 세포 기능에 적합한 효소이다. 바로 이 효소에 의해 원시 세포의 끊임없는 재생산 과정이 되풀이되는 것이다. 이에 관한 보다 상세한 정보를 원한다면, www.watercure.com에 게재된 나의 논문 〈수용체 하향 조절(receptor down-regulation)〉를 통해 검토하기 바란다.

불행하게도, 암 연구 분야의 의료 전문가들은 지속적인 탈수에 의해 면역체계가 억제될 수 있다는 것을 이해하지 못하고 있다. 히스타민이 직접, 또한 간접적으로 면역체계를 억제할 수 있다는 사실을 인정하지 않고 있다. 히스타민이 체내의 고갈 관리 프로그램에 참여할 경우, 자체의 직접적 영향력을 면역체계에 행사하며, 그 영향력은 골수에게까지 미칠 정도이다. 이는 아주 중요한 과정이다. 만약 그렇지 않다면, 고갈 관리 프로그램에서의 히스타민의 역할로 인해 면역체계가 끊임없이 과잉반응을 하게 될 것이다. 동시에, 면역이라는 보호장치의 효율성이 떨어지면서, 림프종이나 골수종, 백혈병 등의 증세가 나타나게 되는 것이다.

면역체계가 지속적 탈수에 따르는 히스타민의 과잉 활동으로 방해를 받게 되는 과정은 간단하다. 체내의 모든 백혈구는 히스타민 수용체를 가지고 있다. 한편, 면역체계 통제 메커니즘에 관여하고 있는 2개의 주요 백혈구 집단이 있다. 림프구 헬퍼 세포(림프구 중 B 세포의 생산을 촉진하는 세포-옮긴이)와 억제 세포로 알려진 백혈구들이다. 골수 내에는 헬퍼 세포의 2배에 달하는 억제 세포가 있다. 명칭에서 알 수 있듯이, 억제 세포는 어떠한 골수 제조 과정도 억제한다. 바로 이런 방식으로 탈수 상태에서 면역체계 내의 정상적인 골수 활동이 억제되는 것이다.

탈수가 면역체계에 가하는 또 다른 주요 억제 효과는 코르티손의 강력한 방출인자인 바소프레신의 역할이다. 코르티손의 활동이 늘어나는 것과 더불어 2가지 일이 일어난다. 먼저, 일부 백혈구에 의해 생성되는 화학물질인 인터루킨-1이 생성된다. 그 다음, 이 화학물질은 몸의 단백질 보유고로부터 원재료를 방출하기 위해 조직 분해를 한층 악화시킨다. 또한 코르티손의 활동도 더욱 강화하여, 인터루킨-2와 인터페론의 생산을 억제한다. 이 2가지 요소는 면역체계의 효율적인 방어 기능을 위한 핵심 요소이다. 그들은 감염이나 외부 병원체, 이상 세포(암세포 등)에 맞서 일선에서 싸우는 세포들에게 몸의 정상 조직들을 따르지 말라고 이른다.

인터페론의 기능은 면역체계에 결정적인 역할을 한다. 인터페론은 과산화수소와 오존의 국부적 방출을 야기하여, 박테리아와 암세포를 죽게 만든다.

과학자들은 암 치료에 사용할 인터페론을 제조하기 위해 수년간 노력해왔다. 그러나 공업적으로 대량 생산된 인터페론은 천연의 인터페론만큼 효과적으로 작용하지 않았다. 그것은 당연한 결과이다. 탈수와 그로 인한 면역체계의 여타 충격을 참작하지 않았기 때문이다.

체내 조직 변형과 암 유발에 미치는 탈수의 직접적인 영향력에 관한 이러한 설명에 따라, 나는 암의 약물치료에 있어 물이 세계 최고의 천연 예방약이며 또한 치료제라고 확신한다. 이에 대해 조금이라도 미심쩍은 점이 있다면, www.watercure.com를 통해 기존에 발표된 나의 논문들을 참고하기 바란다.

암과 관련하여 물을 사용하고자 할 경우에는, 대사합병증을 바로잡아줄 성분들도 함께 공급되어야 한다. 대사합병증으로 인해 이들 성분의 원재료 보유고가 고갈되고 있기 때문이다. 또한 몸의 화학적 성질을 보다 알칼리 상태로 전환하도록 해야 한다. 암세포들은 몸이 점점 산성화되어갈 때 생성되기 때문이다.

암세포들은 어느 정도는 무기성 생물이어서 산소를 좋아하지 않는다. 사실, 암세포를 죽이는 것은 산소라고 한다. 체내에 유효 수분이 있어서, 이 물과 함께 온갖 방어 능인과 필요 성분이 공급된다면, 더불어 산소 역시 암세포에 공급될 것이다. 이것이 바로 물이 훌륭한 암 치료제라고 할 수 있는 또 한 가지 이유이다. 보다 많은 정보를 원하는 경우에는 DVD나 비디오로 출시된 〈물과 소금이 이루어낸 건강 기적(Health Miracles in Water and Salt)〉을 참고하기 바란다.

# 12

## 물 치유법, 얼마나 많은 물을 얼마나 자주 마셔야 하는가?

행복과 건강 증진, 질병 예방, 퇴행성 질병의 잠재적인 호전 등을 위해 가장 효과적인 한 가지 처방을 알려주고자 한다. 결국은 세계 최고의 통증 약을 소개하는 것이라 할 수 있다. 이 약에 대한 의사의 처방전은 필요하지 않다. 어디서나 마음대로 사용할 수 있다. 비용도 전혀 들지 않는다. 위험이 따르는 부작용도 전혀 없다. 우리 몸이 스트레스를 받을 때 애타게 원하는 약이다. 그것은 바로 예로부터의 고맙고도 평범한, 자연 그대로의 '물'이다. 물은 우리 몸의 산업 시스템을 위한 현금 자금이다.

  몸은 매 24시간마다 4만 잔의 물에 해당하는 양의 물을 재순환시킴으로써 정상적인 기능을 유지한다. 평생을 통해 하루도 빠짐없이 되풀이하는 일이다. 물의 이러한 대사 패턴과 재순환 공정 내에

시, 그리고 환경적인 상황에 의해서 몸은 하루에 6잔 내지 8잔의 물이 부족하게 된다. 부족한 이만큼의 물은 그날그날 몸에 공급되어야 한다.

자신은 다르다거나 이만큼의 물은 필요치 않다고 생각한다면, 중대한 실수를 저지르고 있는 것이다. 몸은 몸 전체의 물 가운데 6잔 내지 8잔에 해당하는 물을 필수적인 기능에 다 써버린다. 평균적으로 하루에 몸무게 1kg당 약 33$ml$ 이상, 최소한 8잔 내지 10잔의 물이 몸에 필요하다. 한나절에 걸쳐 한 번에 8온스 내지 16온스(약 235~470$ml$) 분량의 물을 일정한 간격을 두고 섭취해야 한다. 차에 기름이 떨어지기 전에, 미리 기름을 채워야만 차가 서지 않고 달릴 수 있는 것과 마찬가지로, 몸이 탈수되기 전에 미리 물을 마셔야만 한다.

- 물은 식사 전에 마셔야 한다. 가장 적절한 시간은 음식을 먹기 30분 전이다. 이로 인해 소화관이 준비를 갖추게 된다. 특히 위염이나 십이지장염, 흉통, 위궤양, 대장염, 가스가 생기는 소화불량 등이 있을 경우에는 반드시 지켜야 할 사항이다.
- 목이 마를 때는 언제든, 심지어 식사중에도 물을 마셔야 한다.
- 식후 2시간 30분이 지난 뒤, 소화 공정을 완수하고 음식물 분해에 의해 야기된 탈수를 바로잡기 위해 물을 마셔야 한다.
- 긴 수면 중에 생긴 탈수를 바로잡기 위해, 아침에 일어나 제일 먼저 물부터 마셔야 한다.

- 운동하기에 앞서 물을 마심으로써 땀의 배출을 돕도록 한다.
- 변비가 있거나 과일과 야채를 충분히 먹지 않는 경우에는 반드시 물을 마셔야 한다.
- 아침에 일어나자마자 마시는 2~3잔의 물은 가장 효과적인 완하제 역할을 한다.

## 물과 그 외의 액체 음료

왜 물을 마셔야 하는지, 왜 현대사회의 기본 식품이 되어버린 입에 붙고 맛있는 음료를 마시지 말아야 하는지 당연히 궁금할 것이다. 어쨌든 그러한 음료 역시 물로 만들며, 갈증을 해소해주기는 한다. 아니, 최소한 그렇다는 느낌을 받는다. 하지만, 실제 건강 문제의 대부분은 이러한 잘못된 인식에서 비롯되고 있다. 몸의 화학작용에 관한 한, 물과 유동액체는 서로 전혀 다른 물질이다. 게다가, 인기 있는 제조음료들은 일부 화학물질들을 함유하고 있어 중추신경계의 통제 센터에서 몸의 화학적 성질을 변화시킨다. 심지어 우유도 물과는 다르다. 우유는 음식이며, 식품으로 취급되어야 한다.

몸이 필요로 하는 것은 물이다. 물을 대신할 수 있는 물질은 아무것도 없다. 커피나 차, 탄산음료, 알코올, 심지어 우유나 주스까지도 물과는 다르다.

## 음료 속의 카페인

- 커피 한 잔에는 약 80mg의 카페인이 들어 있으며, 차나 탄산음료 한 잔에는 약 50mg의 카페인이 들어 있다.
- 초콜릿 또한 카페인과, 그와 유사한 역할을 하는 테오브로민(카카오의 알칼로이드-옮긴이)을 함유하고 있다.
- 카페인은 몸의 탈수를 더 심하게 한다. 음료 속의 수분량보다 더 많은 양이 소변으로 배출된다.
- 카페인은 뇌 속의 멜라토닌 생산을 방해한다. 케네스 라이트 주니어(Kenneth Wright Jr.) 박사는 1994년 카페인의 멜라토닌 억제 효과를 밝혀냈다. 뇌의 송과선에 의한 멜라토닌 생성에 대한 카페인의 이러한 억제 효과는 6시간 내지 9시간 동안 지속되는 것으로 나타난다. 멜라토닌은 수면 시에 몸의 기능을 조절하여 숙면을 취하게 한다. 그러므로 커피가 잠을 쫓는 이유 가운데 하나는 멜라토닌 억제 때문이다.
- 임신 여성이 커피를 일상적으로 마실 경우, 체중 미달아를 분만할 우려가 있다. 심지어 그로 인해 유산을 유발하거나 태아에게 손상을 입힐 수도 있다.
- 카페인은 기억 제조 과정에 쓰이는 효소를 억제하여, 결국에는 기억력을 상실하게 한다. 학습과 기억력 발달 과정에 관여하는 포스포디에스테라제(phosphodiesterase) 효소를 억제하는 것으로 입증된 바 있다.

- 카페인은 뇌세포에 해를 끼칠 수 있다. 일부 식물들은 자신을 보호하기 위한 방어제로서 카페인을 사용하기도 한다. 약탈 동물들이 이 식물을 먹게 되면, 카페인의 독성으로 인해 더 강한 동물에 맞서 생존하기 위한 그들 본래의 능력과 기지가 감퇴된다. 결국 위장하는 방법을 잊게 되어 강자에게 잡혀먹게 된다. 커피 식물은 바로 이런 방법으로 해충을 퇴치한다.
- 노인과 아이들은 카페인을 섭취해서는 안 된다. 그들의 정상적인 뇌기능에 영향을 미칠 수 있으며, 생존을 위한 그들의 기지를 무디게 할 수 있기 때문이다.
- 하루에 대여섯 잔의 커피를 마시는 경우에는 심장마비를 겪게 될 확률이 2배로 높다.
- 카페인은 DNA 회복 메커니즘을 억제함으로써 DNA에 손상을 입히고 비정상적인 DNA의 생성을 야기할 수 있다.
- 카페인은 동식물의 유전적 비정상을 야기하는 것으로 입증된 바 있다.
- 카페인은 뇌세포의 에너지 보유고를 공격하고 그들의 통제 역치를 낮추므로, 뇌세포는 저장해놓은 자신의 에너지를 너무 많이 소모하게 된다. 그들은 에너지가 고갈될 정도로 많은 에너지 소모 기능을 닥치는 대로 작동한다. 카페인의 영향을 받은 뇌세포는 전적인 협조가 요구되는 새로운 상황에 직면할 경우, 에너지 부족을 겪게 된다. 따라서 뇌의 반응도 늦어지게 된다. 카페인을 지나치게 섭취하고 난 뒤에 맥이 풀리고 민감한 상태

가 되는 것은 바로 이러한 이치 때문이다. 또한, 청소년기에 탄산음료를 너무 많이 섭취하게 되면, 그 속의 카페인에 의해 주의력 결핍이 야기된다.
- 물은 그 스스로가 수력전기 에너지를 생성해낸다. 그러나 똑같은 물 속에 함유되어 있는 카페인은 신장을 자극하여, 마신 것보다 더 많은 양의 물을 몸 밖으로 배출하게 만든다. 그 결과 뇌세포에 비축된 에너지가 소진된다.

카페인이 함유되고 인공감미료를 사용한 탄산음료는 일반 설탕이 들어 있는 경우보다 더 위험하다. 인공감미료는 강력한 화학약품으로서 설탕(糖)으로 가장하여 뇌세포를 속인다.

단맛은 일반적으로 몸속에 에너지가 들어오는 것으로 해석된다. 인공감미료는 혀의 미뢰(혀의 미각 감지 기관-옮긴이)를 거치면서 뇌의 소모를 감당할 만큼 충분한 당이 몸에 들어왔으며, 순환을 통해 곧 당도할 것처럼 뇌를 인식시킨다. 뇌는 그에 맞추어 행동을 계획한다. 혈액 속의 당치에 대한 엄격한 통제가 있으므로, 뇌는 단맛의 결과를 계산하고 간에게 다른 원재료로 당을 제조하지 말고 저장해둘 것을 지시하고 프로그램을 설정한다. 그러나 미뢰를 통과해 들어오기로 약속된 당은 어디에서도 발견되지 않는다.

당황한 뇌와 간은 음식을 찾아내어 에너지를 공급하기로 한 약속을 이행하기 위해 공복 감각을 재촉한다. 결과적으로 음식을 갈망하게 되는 것이다. 인공감미료를 사용하는 사람들은 감미료 섭취 후 90분이 지날 때까지 음식을 탐하고, 정상적인 경우보다 많이 먹는다는 사실이 입증된 바 있다. 인공감미료의 섭취는 미국 인구의 37% 이상이 비만인 이유 중의 하나이다.

## 음료 속의 알코올

- 음료에 함유된 알코올은 탈수를 야기한다. 신장이 물을 쏟아내기 때문이다.
- 알코올은 비상 물 공급 시스템을 방해한다. 바소프레신의 활동을 억제하며 뇌세포의 탈수를 야기한다. 몇 잔의 알코올 음료를 마신 뒤 나타나는 숙취는 바로 뇌의 탈수 신호이다.
- 알코올은 중독과 기능적 우울 증세를 초래할 수 있다.
- 알코올은 발기부전을 야기할 수 있다.
- 알코올은 간을 손상하게 한다.
- 알코올은 면역체계를 억압한다.
- 알코올 섭취는 암 발병 확률을 높일 수 있다.
- 알코올은 유리기(산과 유사한 물질)를 생성하는데, 이들이 마음대로 순환하게 될 경우 일부 민감한 조직을 공격하거나 손상시킬 수 있다. 여러 가지 물질 가운데, 이들 유리기를 제거하기 위해 사용되는 것은 멜라토닌이다. 그 결과 체내의 멜라토닌 함량이 부족하게 된다.

- 알코올 중독은 부분적으로 세포막, 특히 뇌세포의 탈수에 의해 야기되기도 한다.
- 탈수는 중독 인자인 체내의 천연 엔도르핀의 분비를 촉진한다.

알코올에 관한 이야기가 나온 김에 대부분의 알코올 중독자들이 실제로 물을 몹시 원한다는 사실을 이야기하고자 한다. 물은 모틸린(소화관의 장 크롬 친화성 세포에 의해서 분비되는 펩타이드 호르몬—옮긴이), 세로토닌, 아드레날린 등 몸의 엔도르핀 활동 증강을 완성시키는 호르몬들을 통해 자연스러운 포만 효과를 가져다준다.

알코올 중독자들은 뇌에 미치는 알코올의 자극적인 탈수 작용과 더불어 엔도르핀이 방출된다는 것을 감지하게 된다. 이런 과정을 통해 중독이 진행되는 것이다. 알코올 중독자가 물 섭취량을 늘리거나, 맥주나 선호하는 독주 대신에 물을 마시게 되면, 알코올에 대한 욕구가 감소하게 되며 의외로 쉽게 습관적인 음주를 멀리하게 될 수도 있다.

알코올이 뇌에 미치는 자연적인 작용은 통증 감지 중추를 포함한 모든 뇌기능을 전반적으로 억제하는 것이다. 가장 먼저 무기력하게 되는 것은 뇌의 억제 중추이다. 알코올 섭취의 기운을 빌어 다른 사람들에게 감정을 쏟아내는 것은 바로 이러한 이유에서다. 이럴 경우에 혼자 있게 되면, 알코올의 영향으로 잠이 들게 될 것이다. 한마디로, 알코올은 '억제제(depressant)'라고 할 수 있다. 따라서 무력감을 느끼는 사람들은 결코 알코올을 섭취해서는 안 된다. 반면에 물은 뇌를 억압하지 않으며, 하고자 하는 일이 무엇이든 그 일을 하는 데에 있어 많은 에너지를 주면서 만족감과 인내심을 더욱 높여주게 된다.


### 주스와 우유

몸이 물을 필요로 할 때에 주스나 우유로 대신할 경우, 각각 다른 문제를 야기하게 된다. 오렌지주스를 너무 많이 먹게 되면 히스타민의 생성을 증가시키고, 어린이나 성인 모두에게 천식을 유발할 수도 있다. 심지어 주스 속의 천연 당(설탕)은 간에 지방 저장 모드를 설정시키기도 한다. 즉, 지방을 구하기 위한 처방을 내리는 것이다.

  우유는 식품으로 간주되어야 한다. 아기에게 모유가 아닌 제조분유를 먹일 경우에는 현재 제조되어 있는 상태보다 훨씬 묽은 농도로 먹여야 한다. 모유를 수유하지 않는 아기의 식단에는 물을 좀 더 많이 포함시키는 것이 좋다. 엄마 젖을 먹지 않은 아기들의 일부 사체 부검을 통해, 심장동맥에 콜레스테롤의 조짐이 있다는 것이 밝혀진 바 있다.

  우유가 건강을 유지하기 위한 액체 형태의 칼슘과 단백질의 훌륭한 공급원인 것은 사실이다. 하지만 몸에 필요한 물을 우유로 완전히 대체해서는 안 된다. 소의 우유는 본래 태어난 지 몇 시간 만에 걷기 시작하는 송아지에게 맞도록 만들어졌다는 사실을 기억해야만 한다. 움직임이 많지 않은 아기나 어린이에게 묽게 희석하지 않은 분유를 먹이게 되면 문제를 자초하게 될 수도 있다. 인체에는 전반적으로나 국부적으로 수분의 필요를 나타내는 여러 가지 뚜렷한 방법들이 있다. 여기에는 천식이나 알레르기와 같은 국부적인 여러 탈수 합병증도 포함된다.

그 밖에 몸이 물을 필요로 할 때 보내는 격렬한 신호로는 흉통이나, 소화불량 통증, 류머티스 관절염, 요통, 편두통, 걸을 때의 다리 통증, 대장염 통증, 그리고 가장 고도의 신호인 협심증통 등의 국부적 만성 통증 등이 있다. 고혈압이나, 알츠하이머병, 다발 경화증, 근육 영양실조, (심장마비나 뇌졸중의 원인이 되는) 동맥의 콜레스테롤 막힘, 당뇨병 등과 같은 합병증 또한 탈수와 연관될 수 있다. 암 역시 근본적으로는 인체의 지속적인 수분 부족과 관계된 주요 질환일 것이라 생각한다.

만성 탈수는 많은 증상과 징후를 유발하여, 결국은 퇴행성 질환으로 발전시킨다. 탈수는 초반에 언급한 바 있는 온갖 문제들을 유발하며, 어떠한 문제든 그로 인한 생리적인 결과는 거의 동일하다. 각각의 인체들은 제각기 다르게 고갈의 초기 증상을 드러낸다. 하지만 처방 약에 의해 기만당해온 지속적인 탈수 상태에서, 하나하나 다른 증상과 징후들이 드러나게 되고 마침내 복합적인 '질병'들도 시달리게 되는 것이다.

의료계 종사자들은 이러한 증세들에 대해 공공연한 '질병'으로 병명을 붙이거나, 상이한 '중후군' 들로 분류해 놓고 있다. 최근 수년간, 일부 중후군들을 (몇 가지 전형적인 혈액 검사를 통해) 분류하여, 자가 면역 질환이라고 명명한 바 있다. 거기에는 루푸스와 다발 경화중, 근육 영양실조, 인슐린 비의존성 당뇨 등이 속한다.

내가 탈수나 탈수 합병증에 의한 상태로 여기고 있는 많은 중세들에 대해, 지금까지 의학계에서는 원인이 알려지지 않은 질병이라는 가정 하에 연구를 진행해왔다. 인류의 건강 문제에 대해 현재 지니고 있는 시각으로는, '치유' 라는 말은 쓸 수 없는 단어이다. 고작해야 문제를 '치료' 하고 '완화' 되기만을 바랄 뿐이다.

내 시각으로 볼 때, 가장 고통스러운 퇴행성 질환은 다양한 패턴을 지닌 국부적 혹은 지엽적인 수분 고갈 상태이다. 일단 고갈을 바로잡게 되면, 탈수에 의한 손상이 확대되지 않는 한, 문제는 자연스럽게 치유되기에 이를 것이다. 나는 또한 수분 결핍을 포함한 결핍 장애를 진단하기 위해, 화학약품 연구에 적용되는 연구 지침을 준수할 필요는 없다고 생각한다. 우리가 해야 할 일은 부족함을 확인하고 결핍을 바로잡는 것뿐이다.

이제 탈수에 의한 온갖 중세에 대해 그 치료는 다 똑같다는 사실이 확연해졌다. 중세는 셀 수 없이 많지만 치료 지침은 하나뿐이다. 정말 훌륭하지 않은가? 한 가지 프로그램이 그토록 많은 문제들을 다 해결하는데도, 비용도 들지 않으며 쓸데없이 몸을 성가시게 할 필요도 없다.

이 치료 프로그램의 제1단계에는 일일 수분 섭취량의 분명하고 단호한 상향 조정이 포함된다. 지속적인 탈수는 또한 체내에 충분히 비축되어 있어야 하는 일부 요소들의 불균형한 소실을 야기한다. 이상적인 치료 원안에는 당연히 관련 대사를 적절히 바로잡는 일이 포함되어 있어야 한다. 요컨대, 수분 결핍으로 인한 일부 조직의 부수적인 결핍을 바로잡는 것도 탈수로 인한 질병 치료에 포함되는 것이다. 탈수로 인해 야기된 이러한 복합적인 결핍 현상은 많은 퇴행성 질환의 근본을 이루고 있다.

생활양식의 변화는 탈수로 인한 모든 장애를 바로잡는 데에 있어서 아주 핵심적인 일이다. 물 치유 프로그램의 근간은 한마디로 충분한 물과 소금의 섭취, 규칙적인 운동, 미네랄이 풍부한 균형잡힌 식단이다. 이 식단에는 많은 과일과 야채, 그리고 세포막과 호르몬의 생성과 신경 고립에 필요한 필수 지방산이 포함되어야 한다. 당연히 카페인과 알코올은 배제되어야 한다. 머릿속의 복잡한 긴장을 풀고 해독하기 위한 명상도 필요하다. 더불어 건강을 위해 반드시 해야만 할 일은 식단에서 인공감미료를 축출하는 것이다.

또한 천식을 통해 나타나는 탈수는 인체 내부에 다른 상흔들을 남긴다는 점을 기억해야 한다. 이 때문에 어린 시절의 천식을 그토록 심각한 문제로 보는 것이다. 천식은 아이에게 혼적을 남겨, 훗날 각기 다른 많은 건강 문제들로 나타날 정도로 아주 지독한 증세이다. 내가 아이들의 천식을 뿌리 뽑기 위해 많은 노력을 쏟아온 이유도 아동기 탈수의 손상 효과가 매우 심각하다는 것을 깨달았기 때문이다.

몸에 필요한 첫 번째 영양소는 물이다. '물은 영양소이다. 에너지를 생성해내기 때문이다.' 물은 모든 미네랄과 단백질, 전분, 그 외의 수용성 요소들을 용해하여, 혈액 상태로 인체 곳곳에 운반하고 배포한다. 혈액을 바닷물이라고 생각해보자. 그 속에는 몇 가지 생물체들 즉 적혈구, 백혈구, 혈소판, 단백질, 효소 등이 목적지를 향해 헤엄치고 있다. 혈청은 바닷물과 거의 똑같은 미네랄 농도와 구성 비율을 가지고 있다.

인체는 끊임없이 물을 필요로 하는 상태에 있다. 숨을 내쉴 때마다 폐를 통해 물을 빼앗기며, 발한과 소변 배출, 매일의 장관 운동을 통해 물을 빼앗긴다. 몸에 물이 필요한지를 알 수 있는 훌륭한 계측기는 바로 소변의 색깔이다. 몸이 충분히 수화되어 있을 경우에는 무색의 소변을 배출한다. 물론 색깔이 있는 비타민제의 복용이나 색소가 첨가된 음식의 섭취는 고려하지 않은 경우이다.

어느 정도 탈수된 상태의 소변은 노란색이며, 완전히 탈수된 상태의 소변은 주황색에 가깝다. 이뇨제를 복용 중이거나, 탈수 상태에 있던 몸에 물을 넘치게 공급한 후 아직 무색의 소변을 기다리는 경우는 당연히 예외이다.

몸은 하루 2쿼트(약 1.9 $l$ —옮긴이) 이상의 물과 반 티스푼의 소금을 필요로 한다. 소변과 호흡, 발한 등으로 소실되는 물을 보충해야 하기 때문이다. 이보다 적은 양을 섭취할 경우에는 신장이 부담을 일으키게 된다. 가능한 한 적은 양의 물로 소변을 집결시키고 화학작용의 독성물질을 배설하려면, 신장이 보다 열심히 일을 해야만 한다. 이러한 과정은 신장 세포에게 상당히 무거운 부담을 주게 된다. 체격이 큰 사람들을 위해 대강의 계산법을 소개하자면, 체중 1kg마다 33$ml$ 정도의 물을 마시면 된다. 즉, 체중이 80kg일 경우, 2.6 $l$ 정도의 물을 섭취해야 한다. 목이 마를 때면 언제든, 심지어 식사 도중이라도 물을 마시는 것이 좋다. 식사 도중에 물을 마시는 것은 소화 공정에 급격한 영향을 끼치지 않지만, 음식을 섭취하는 동안의 탈수는 소화 공정에 영향을 끼치기 때문이다. 또한 아침에 일어나는 즉시, 적어도 2잔의 물을 마셔야만 8시간의 수면을 통한 수분 소실을 바로잡을 수 있다.

# 13

### 건강의 핵심 요소, 미네랄

일부 미네랄은 장의 점액을 뚫고 흡수되기에 앞서, 위(胃)의 산성적인 환경을 통과해야만 한다. 그것은 '아연, 마그네슘, 망간, 셀레늄, 철분, 구리, 크롬, 몰리브덴' 등을 말한다. 내 소견에 따라, 각 요소의 인체에 대한 중요도 순서대로 열거한 것이다. 몸에 가장 많은 양이 필요한 미네랄 요소들은 나트륨, 칼륨, 칼슘, 마그네슘 등이다.

  나트륨은 세포 주변과 외부의 삼투적 요구와 액체 환경의 균형을 향상시키게 되는데, 이는 뇌의 기능을 위해 절대적으로 중요하다. 몸이 지나치게 수화된 나머지, 염분이 다시 대체되지 않은 상태에서 몸 밖으로 배출될 경우에는 뇌세포가 서서히 부어오르게 된다. 그 결과 뇌 손상으로 시달리다가 죽게 될 수도 있다. 이런 일은 규칙적으로 운동하는 사람들 사이에서 이따금씩 일어나곤 한다.

땀을 많이 흘려 염분을 소실한 상태에서, 계속 물만 마시고 소실된 염분을 보충하지 않아 생기는 일이다. 여러 차례 반복했듯이, 소금은 우리 몸에 해롭지 않다. 소금은 혈압을 상승시키지 않는다. 일반적으로 다른 미네랄들이 부족할 경우에, 물은 세포 내에 수용된 채 그대로 있게 되며 그로 인해 혈압이 상승하는 것이다. 사실 다른 미네랄들과 함께 작용할 경우, 소금은 혈압을 정상 수준보다 낮추어 준다.

'칼륨, 칼슘, 마그네슘, 아연 등은 세포 내부의 물 수준을 조절하는 주요 미네랄이다. 이러한 요소들은 세포 내부의 삼투 균형과 정연한 작업 질서를 유지시켜야 한다. 이들은 나트륨과 더불어 혈압이 정상 범위를 유지할 수 있도록 작용한다.'

하루 한 알의 비타민 보충제는 이제 하루에 필요한 (나트륨, 칼슘, 칼륨을 제외한) 필수 미네랄을 제공해주는 편리한 수단이 되었다. 나머지 주요 미네랄들은 우리가 먹는 다양한 음식을 통해 충분히 섭취될 수 있다. 따라서 비타민과 미네랄 보충제는 평소 식단의 내용이 부실하고 과일과 야채가 충분히 포함되어 있지 않은 경우의 일종의 보험이라고 생각할 수 있다.

독성을 가진 미네랄 요소로는 수은, 납, 알루미늄, 비소, 카드뮴, 또한 대량일 경우의 철분 등이 있다. 이러한 미네랄의 섭취는 피해야 한다. 이들은 위의 산도가 정상보다 낮을 경우에 몸속에 보다 잘 흡수된다.

몸이 노화되어감에 따라, 일부에 있어서는 위산의 생산이 점점 더 줄어들기도 한다. 무위산증(achlorhydria)이라는 증세이다. 무위산증이 생기게 되면 체내에 미네랄이 결핍될 수도 있으며, 또한 육류를 소화하는 데에 어려움을 겪게 된다.

예전의 문화에서는 음식과 함께 먹는 피클이 이러한 문제에 대한 예방책이 되어 주었다. 요즘도 주식과 함께 먹게 되는 샐러드에 식초를 사용하게 되면 그와 똑같은 효과를 얻을 수 있다. 주식 속에 많은 육류가 포함될 경우, 위는 보통 소화할 수 있는 작은 입자로 고기를 부수기 위해 많은 산을 분비한다. 이러한 입자들은 그 다음 장 속에서 아미노산 구성요소의 크기로 더 작게 줄어들어 흡수되기에 이른다. 소화에 어려움을 겪는 사람들은 음식을 먹을 때 약간의 레몬이나 피클을 곁들이는 습관을 들이도록 한다.

이런 목적에 어울리는 피클은 잘게 다진 컬리플라워나 그린 토마토, 당근, 샐러리, 양파, 버섯류, 가지, 양배추 등에 소금과 후추를 가미한 것이다. 이들 내용물을 용기에 넣고 양질의 식초를 부은 뒤 며칠 내지 몇 달 정도 두도록 한다. 이것을 먹게 되면, 식초가 스며든 작은 입자들이 위 속에서 음식과 뒤섞여 가까이 있는 효소를 산성화하여 소화를 촉진시키게 될 것이다. 중동 지방의 음식 시장에서는 이러한 종류의 절임 식품들이 포장 판매되고 있다.

## 영원한 의약품, 소금

소금은 살아 있는 모든 생명체들의 생존에 없어서는 안 될 물질이다. 특히 인간의 경우에, 그 가운데서도 천식이나 알레르기, 자가 면역 질환에 시달리는 사람들에게는 절대적으로 필요한 물질이다.

소금은 오랜 세월을 통해 치료자들이 사용해온 '의약품'이다. 일부 문화권에서는 소금이 대단히 귀중하며, 실제로 같은 무게의 금과 교환되기도 한다. 사막 지방에서는 소금을 섭취하는 것을 생명보험이나 마찬가지로 생각한다. 이들에게 있어 소금 광산이라는 말은 금광과 동의어라 할 수 있다.

소금은 무지한 의료 전문가들과 앵무새 언론들에 의해 수년 동안 비난의 대상이었다. 그러나 이제, 보충식품으로서 소금의 중요성이 다시 인정되고 있다. 나는 이러한 변화를 이끌어온 초기 주장자 가운데 한 사람이다.

물과 소금, 칼륨, 이 3가지 요소가 함께 몸의 수분 함량을 조절한다. 물은 각각의 세포 속으로 들어가 세포 내부의 수분 함량을 조절한다. 세포로 들어간 물은 세포 대사의 독성 폐기물을 정화하고 추출해내야 한다. 물이 일단 세포 내로 들어가면, 세포 속의 칼륨 성분이 물을 그 속에 그대로 붙들어 두게 된다. 심지어 식물의 세계에서도 칼륨이 과일 내부에 물을 보유함으로써 과일을 단단하게 한다. 일상의 식단에는 천연 과일이나 야채 등을 통해 풍부한 칼륨이 포함되어 있지만, 천연 소금은 포함되어 있지 않다. 우리의 일상 식단에 소금을 추가해야 하는 것도 이러한 이유에서이다. 주의할 것은 식품 보충제를 통해 칼륨을 너무 많이 복용할 경우에는 문제가 야기될 수도 있다는 점이다.

염분은 일부 수분을 세포 밖의 염분과 함께 있도록 붙잡아둔다(염분에 의한 물의 삼투 억류). 염분은 세포 외부에 수용되어 있는 수분 양의 균형을 맞춘다.

기본적으로 체내에는 2가지의 바다가 있다. 하나는 세포 내부에 수용되어 있는 물이며, 다른 하나는 세포 외부에 수용되어 있는 물이다. 이 두 바다 사이에서 무엇보다도 까다로운 수분 용량의 균형을 얼마나 세심하게 유지하느냐에 따라 건강이 좌우된다. 이러한 수분량의 균형을 이루기 위해서는 물과 소금, 그리고 칼륨이 풍부하고 몸에 필요한 비타민도 함유하고 있는 야채와 과일을 규칙적으로 섭취해야 한다. 이 경우, 정제되지 않은 바다소금을 섭취하는 것이 좋은데, 천연 소금에는 몸에 필요한 몇몇 다른 미네랄들이 함유되어 있기 때문이다. 그러나 바다소금에는 갑상선의 정상적 작용을 유지해주는 요오드가 충분하지 않을 수도 있으므로, 갑상선종이 확대될 수도 있다. 요오드가 함유된 복합 비타민을 반드시 규칙적으로 복용하도록 한다. 말린 해초(다시마, 켈프 등)를 이용한 건강식품을 이용하는 것도 요오드를 섭취하는 한 방법이다.

세포 속에 들어갈 여분의 물이 없을 경우에는, 짭짤한 외부 바다에서 여과된 물이 수분 부족 속에서 과로하고 있는 세포 속으로 주입된다. 이것은 극심한 탈수로 염분이 보유되고 부종이 생기는 상황에서, 주요 세포들에 물을 공급하기 위한 이차적인 수단인 동시에 비상수단이다. 물을 여과하여 세포 내로 주입시키기 위해서는 보다 많은 물을 끌어와야 한다.

우리 몸은 비상시 핵심 세포에 여과하여 주입할 여분의 물 보유고를 갖기 위해 세포 외부 바다의 범위가 확장되게끔 설계되어 있다. 이를 위해 뇌는 신장에게 소금과 물의 보유를 늘리라고 명령한다. 물을 충분히 마시지 않을 경우 이러한 뇌의 명령으로 인해 부종이 생기게 되는 것이다.

체내의 수분 부족 상태가 보다 중대한 지경에 이르러, 점점 더 많은 세포들이 주로 주입에 의해 물을 공급받게 되면, 그에 따르는 주입 압력은 높아질 수밖에 없게 된다. 결국 세포에 물을 주입하는 데에 필요한 압력이 현저하게 높아진 것이 측정되면서 '고혈압'이라는 병명이 붙게 되는 것이다.

몸이 수평 상태로 누워 있는 밤에는 수분 여과 공정과 세포 내로의 수분 전달이 보다 효율적이다. 이러한 자세에서는 낮 동안에는 주로 다리에 몰려 있던 물이 혈액순환을 아래로 끌어당기려는 중력의 힘과 애써 싸우지 않아도 되기 때문이다. 일부 세포는 이러한 긴급 수화 공정에 오랫동안 계속 의존하게 되며, 폐는 밤에 물에 잠기기 시작하여 호흡이 어려워지게 된다. 결국 앉은 채로 잠을 자기 위해 더 많은 베개가 필요하게 된다. 소위 심장 천식(cardiac asthma)이라는 증세로서, 탈수로 인한 결과이다. 그러나 이러한 상태에서는 처음부터 너무 많은 물을 마심으로써 시스템에 과중한 부담을 주어서는 안 된다. 물 섭취량과 같은 비율로 소변 배출이 증가하기 시작할 때까지, 서서히 시간을 두고 물섭취를 늘려야 한다.

물을 마심으로써 투명한 소변을 배출하게 되면, 몸에 저장해 두었던 많은 염분 또한 함께 빠져 나가게 된다. 이것이 바로 몸속의 부종액을 제거하게 되는 방법이다. 이뇨제 복용에 의해서가 아니라, 수분 섭취를 통해 제거할 수 있는 것이다! 물은 현존하는 최고의 천연 이뇨제이다.

부종이 확장되고, 별로 움직이지 않아도 심장이 불규칙하게 혹은 빠르게 뛸 경우 역시 서서히 시간을 두고 물섭취량을 늘리도록 해야 한다. 그러나 물이 배출되지 않은 채 몸속에 보류되어서는 안 된다. 또한 2~3일 동안 소금 섭취를 제한해야 한다. 소금을 보유하기에는 몸이 아직도 지나치게 혹사당하고 있는 상태이기 때문이다. 일단 부종이 없어지고 난 뒤에 다시 식단에 소금을 추가하도록 한다. 심장박동이 불규칙하거나 맥이 빠르고 정신없게 뛰는 한편, 부종 중세가 없는 경우에는 물과 소금, 그 밖에 마그네슘, 칼슘, 약간의 칼륨 등을 늘리게 되면 문제를 완화할 수 있다.


**소금 속에 감추어진 기적**

소금은 단순히 체내의 수분 함량을 조절하는 것 외에 중요한 여러 가지 기능을 가지고 있다.

- 소금은 강력한 천연 항히스타민제로서, 천식을 완화시키는 데에 사용될 수 있다. 한두 잔의 물을 마신 뒤 혀 위에 소금을 올려 두도록 한다. 소금은 아무런 독성도 없이 흡입기와 같은 효과를 낸다. 소금을 혀에 얹기에 앞서 반드시 한두 잔의 물부터 마셔야 한다. '소금을 이런 식으로 사용하는 것은 단지 비상시를 위한 것이다.' 평상시에는 음식에 넣어 섭취하거나 물속에 넣어 마시도록 한다.
- 소금은 몸을 위한 강력한 스트레스 저항 요소이다.
- 소금은 세포 내의, 특히 뇌세포 내의 과도한 산(酸)을 추출해낸다. 알츠하이머병을 면하고자 한다면, 소금 섭취를 제한해서는 안 되며 이뇨제의 장기 복용을 삼가야 한다!
- 소금은 신장이 오줌을 통해 과도 한 산을 씻어내는 데에 있어 핵심적인 역할을 한다. 체내에 염분이 부족할 경우, 몸은 점점 산성화될 것이다.
- 소금은 정서 장애나 반사 장애의 치료에 반드시 필요한 요소이다. 우울증 치료에 사용되는 리튬은 소금의 대체물질이다.
- 소금은 뇌 속의 세로토닌과 멜라토닌 수준을 보존하는 데에 꼭 필요하다. 물과 소금이 천연의 항산화 임무를 수행하며 몸속의 독성 폐기물을 밖으로 내보낼 경우, 트리토판이나 티로신 등의 필수 아미노산이 화학적인 항산화제로 희생당하지 않아도 된다. 몸이 충분히 수화되어 있으면, 트립토판은 뇌 조직 속으로 들어가 저장되며, 그곳에서 세로토닌과 멜라토닌, 트립타민 등

필수적인 항우울 신경전달 물질의 제조에 사용된다.
- 소금은 암의 예방과 치료에도 반드시 필요하다는 것이 나의 견해이다. 암세포는 산소에 의해 죽는다. 암세포는 무기성 유기체로서, 산소가 희박한 환경에서 살아야 한다. 그러나 몸이 충분히 수화되어 있고 소금이 몸속의 모든 부분에 이르도록 혈액의 순환 용량을 확대시킬 경우, 그에 자극된 혈액 속의 활동적인 면역 세포들과 산소가 암 조직까지 닿게 되어 그것을 파괴할 것이다. 앞서 설명한 바 있듯이, 탈수(물과 소금의 부족)는 우리 몸의 면역체계와, 질병에 맞서는 면역 세포를 억제한다.
- 소금은 근육의 긴장 상태와 강도를 유지하기 위해 반드시 필요하다. 방광의 통제력이 부족하여 본의 아닌 요실금이 생기는 것도 염분 섭취가 적은 데에 따르는 결과일 수도 있다. 60대의 도틀리 레이드 씨가 보내온 다음의 편지는 많은 것을 말해준다. 그녀는 계속되는 요실금은 물론 무릎에 생긴 문제를 극복하는 데에 소금이 어떠한 도움이 되었는지를 밝히고 있다. 나는 수백만 미국의 (이뇨제를 복용중일지도 모르는) 노인들과 함께 이 반가운 소식을 나누고자 그녀의 편지를 싣기로 했다. 끊임없이 속옷을 적시게 되는 남모르는 고민을 적당한 염분 섭취를 통해 해결할 수도 있을 것이기 때문이다.

### 뱃맨겔리지 박사님께

1999년 6월 25일, 저는 직장에서 조퇴를 해야만 했답니다. 무릎의 통증이 견딜 수 없게 심해졌기 때문이지요. (몇 년 전, 지압을 받다가 당한 부상인데, 다시 타박상을 입은 적이 있었어요) 너무 아파 걸을 수가 없어 저는 자주 침대에 누워 지내고 있었습니다.

저는 박사님의 책과 테이프를 샀습니다(《당신의 몸은 물을 원하고 있다》). 1999년 7월 3일경, 저는 동네 주변을 걷기로 결심했지요. 그 다음날 저는 그 일을 해냈습니다. 교회까지 한참을 걸을 수 있었던 거예요. 7월 5일에는 7시간 동안 차를 탔고, 도중에 겨우 두 번만 휴게실에 들르느라 섰을 뿐이었습니다. 저는 방광이 몹시 약해서 필요하다 싶으면 아예 여벌옷을 가지고 다닐 정도였답니다. 그런 제가 옷에 단 한 방울의 소변도 적시지 않은 채 도착했을 뿐 아니라, 난생 처음으로 피곤함도 느끼지 않았으며, 심지어 잠자리에 들기 전에 산책까지도 했습니다.

저는 몹시 마른데다 먹지 못하는 음식들도 많았답니다. 그런데 갑자기 몇 년 동안 먹지 못했던 음식들을 먹게 되었습니다. 복숭아며 멜론, 수박, 토마토, 파인애플에다가 심지어 사탕까지도요. 아무런 부작용 없이 맛있게 먹을 수 있었지요.

저는 이전 몇 년 간 물 외에는 아무것도 마시지 않았지만,

소금은 멀리했었습니다. 정말 큰 실수였던 거지요! 제 근육은 정말로 심하게 아팠고 몸 여기저기도 마찬가지였답니다. 아직도 극복해야 할 몇 가지 문제가 있기는 하지만, 저는 지금 제 몸이 하는 말에 귀 기울이는 법을 배워가고 있으며, 가스나 소화, 순환, 알레르기 등의 문제를 더 이상 겪게 되지 않기를 기대하고 있습니다. 또한 요즘 지난 몇 년 동안 보낸 날들보다 한결 컨디션이 좋다고 진심으로 말할 수 있답니다. 박사님의 도움에 대한 고마움은 이루 말할 수가 없을 정도입니다.

- 고혈압을 야기한다는 오해와는 대조적으로, 소금은 불규칙한 심장박동을 안정시키는 데에 아주 효과적이며, 앞서도 말했듯이, 사실은 물과 미네랄과 더불어 혈압 조절에 꼭 필요한 요소이다. 물론 적당한 비율이 중요하다. 물을 많이 섭취하면서 저염도 식사를 하는 사람들 가운데에는, 실제로 혈압이 상승되는 사람들도 있다. 그 논리는 아주 간단하다. 소금을 먹지 않으면서 물만 마신다면, 물은 모든 혈관을 완전히 채울 만큼 혈액순환 속에 충분히 머무를 수 없게 된다. 그에 따라, 졸도하는 일이 생기거나, 동맥을 조임으로써 혈압 상승이 나타나는 경우도 있다. 한두 잔의 물과 약간의 소금으로 줄달음치며 '둥둥거리는' 심장을 신속하고 효과적으로 가라앉힐 수 있을 것이다. 또한 장기간 섭취하게 되면 혈압이 낮아지게 될 것이다. 식생활에

있어서 물과 소금의 알맞은 균형에 대해 담당의사와 상의하는 것이 좋다.
- 소금은 수면 조절에 꼭 필요한 물질이다. 천연의 수면제라 할 수 있다. 물을 한 잔 가득 마시고 나서 몇 알갱이의 소금을 혀 위에 얹고 가만히 놔두게 되면, 자연스럽게 깊은 잠에 빠지게 될 것이다. 물을 마시기 전에는 절대 혀에 소금을 얹어서는 안 된다. 소금만을 되풀이 사용할 경우에는 코피를 흘리게 될 수도 있다. 일상적으로 물을 섭취하고 '식단에 약간의 소금을 추가함'으로써 수면 패턴을 조절할 수 있을 것이다.
- 소금은 당뇨 조절에 절대적으로 필요한 요소이다. 혈액 속의 당 균형을 바로잡고, 혈당 조절을 위해 인슐린을 주사해야 하는 사람들에게 인슐린 의존을 낮출 수 있도록 도움을 준다. 물과 소금은 당뇨로 인한 눈과 혈관의 이차적 손상 범위를 줄여준다.
- 소금은 체내 모든 세포 속의 수력전기 에너지의 생성에 반드시 필요하다. 세포가 에너지를 필요로 하는 곳에서의 지역 전력 생산에 소금이 사용되기 때문이다.
- 인식의 순간부터 죽음에 이를 때까지 뇌세포가 살아 일하는 일생 내내, 소금은 신경세포의 의사전달과 정보 공정에 반드시 필요하다.
- 소금은 장관을 통해 음식 입자들을 흡수하는 데에 꼭 필요하다.
- 소금은 폐 속의 점액 마개들을 풀어 없애고, 끈적끈적한 가래를 씻어내는 데에 반드시 필요하다. 천식이나 폐기종(emphysema),

낭성 섬유증으로 고생하는 사람들에게는 특히 더 필수적인 물질이다.
- 혀 위에 소금을 얹게 되면 마른기침이 계속되는 것을 막을 수 있다.
- 소금은 염증성 점액과 비강이나 구강과 같은 공동의 막힘을 깨끗이 뚫어 없애는 데 꼭 필요한 요소이다.
- 소금은 통풍이나 통풍성 관절염의 예방에 도움이 될 수 있다.
- 소금은 근육 경련(쥐) 예방에 반드시 필요하다.
- 소금은 수면 중에 침이 입 밖으로 흐를 정도로 과다 생산되지 않도록 예방하는 데에 중요한 역할을 한다. 침을 끊임없이 닦아내야 한다면 소금이 부족하다는 신호이다.
- 골다공중은 체내의 수분과 염분 부족으로 인한 결과일 수 있다.
- 소금은 뼈 형성의 구조를 이루는 데 절대적으로 중요한 요소이다.
- 소금은 자신감과 자신에 대한 긍정적인 이미지를 유지하도록 도와준다. 이들 심리적 요소들은 세로토닌과 멜라토닌에 의해 조절되는 개인적 성격의 산물이다.
- 소금은 성욕을 유지하는 데 도움을 준다.
- 소금은 이중 턱을 줄이는 데 도움이 될 수도 있다. 몸에 소금이 부족하다는 것은 몸에 수분이 확실히 부족하다는 것을 의미한다. 침샘은 소금 부족을 감지하고 어쩔 수 없이 침을 더 많이 생산하게 된다. 씹고 삼키는 작용을 원활하게 해야 할 뿐 아니라, 위가 음식을 분해하는 데에 필요로 하는 물을 공급해야 하기 때

문이다. 침샘으로 가는 순환이 증가되고 혈관은 침샘에게 침 생산을 위해 물을 더 많이 공급하기 위해 '누출되게' 된다. 이러한 누출은 침샘 이외의 부분까지 번지면서 턱과 뺨의 피하와 목 속으로 그 부피를 증가시키게 되는 것이다.

- 소금은 다리와 허벅지의 하지 정맥류(varicose)를 예방하는 데 도움이 될 수도 있다.
- 소금은 몸에 필요한 약 80가지 미네랄 요소를 함유하고 있다. 이들 미네랄 가운데 일부는 미량 요소이다. 시중에 판매되고 있는 다른 유형의 소금보다는 정제되지 않은 천연 바다소금을 선택하는 것이 좋다. 슈퍼마켓에서 구입하는 일반 식탁염은 천연 소금에 포함된 성분들이 모두 제거된 것이며, 가루가 뭉치는 것을 방지하기 위해 알루미늄 규산염 등의 첨가물이 들어 있는 경우도 있다. 알루미늄은 우리 몸의 신경계에 아주 해로운 요소이다. 알츠하이머병의 주요 원인 가운데 하나로 연루되어 있다. 단, 바다소금에는 요오드가 풍부하지 않으므로 영양 보충제를 통해 섭취하는 것이 좋다.

소금이 천식에 좋은 것만큼이나 그와는 대조적으로 과도한 칼륨은 천식에 해롭다. 오렌지주스나 바나나, 칼륨이 다량 함유된 스포츠 음료 등을 과다 섭취하게 되면, 천식 발작을 촉진하게 될 수도 있다. 특히 운동전에 그러한 음료나 바나나를 너무 많이 먹을 경우에는 그 가능성이 더 높아지게 된다. 칼륨 과다는 운동으로 인한 천식 발작을 야기하기도 한다. 이러한 일을 예방하기 위해 운동 전에 약간의 소금을 섭취하게 되면 공기 교환을 위한 폐의 용량이 늘어나게 될 것이다. 또한 그렇게 함으로써 땀이 과다하게 배출되는 일도 줄일 수 있을 것이다.

오렌지주스에 약간의 소금을 첨가할 경우, 세포 안팎에서 필요한 수분량을 유지하는 데에 있어서 나트륨과 칼륨의 활동 균형을 맞추는 좋은 방법이 된다. 일부 문화권에서는 멜론이나 그 밖의 과일에 소금을 곁들임으로써 단맛을 더 강하게 하기도 한다. 사실, 이러한 과일에는 주로 칼륨이 함유되어 있다. 따라서 먹기 전에 소금을 뿌리게 되면 나트륨과 칼륨의 섭취 균형이 제대로 이루어질 것이다. 그 외의 주스를 마실 경우에도 똑같은 이론이 성립된다.

어느 날, 본의 아니게 자신의 아들에게 해를 입혔다고 하면서 한 독자가 전화를 걸어왔다. 오렌지주스가 비타민 C의 보고임을 알고 있었던 그는 날마다 아들에게 여러 잔의 주스를 억지로 마시게 했다. 아이는 호흡곤란 증세가 생겼고 수많은 천식 발작을 일으켰다. 대학에 들어가면서 집을 떠나 아버지의 영향권을 벗어난 뒤에야 비로소 천식이 없어지고 호흡도 정상을 되찾게 되었다. 아버지는 아들에게 전화를 걸어 어린 시절 그토록 고통을 겪게 한 것에 대해 사과하지 않을 수 없었다고 했다. 아들이 오렌지주스에 반기를 들면 들수록, 아버지는 더욱 오렌지주스를 먹어야만 한다고 강요했을 뿐 아니라, 많이 마셔야 좋다고 확신했던 것이다.

대략 계산하면, 하루 10잔의 물을 마실 경우 3~4g의 소금을 먹어야 한다. 약 반 티스푼이면 3g이 된다. 좀더 쉽게 계산하자면, 물 900$ml$(1qt)에 소금 1/4 티스푼을 섭취하면 된다(내가 아는 사람 중에는 천식을 다스리기 위해 매일 한 스푼 이상의 소금을 섭취하는 사람도 있다). 소금은 한 나절 내내 조금씩 나누어 먹어야 한다. 만약 운동을 하고 땀을 흘리는 경우라면 소금을 좀더 섭취해야 한다. 뜨거운 기후에서, 피부 표면을 통해 무의식중에 수분을 잃게 될 경우에는 더욱 소금을 많이 섭취해야 한다. 이러한 기후에서는 소금이 생존과 건강, 열탈진(heat exhaustion), 죽음 사이를 오가며 영향력을 발휘하게 된다.

동시에, '절대 주의!' 할 것은 소금을 과잉 섭취해서는 안 된다는 것이다. 몸에 필요한 물과 소금의 비율에 주목해야 한다. 언제든 과도한 소금을 몸 밖으로 씻어낼 수 있도록 반드시 물을 충분히 마시도록 한다. 음식을 지나치게 많이 먹지도 않는데, 어느 날 갑자기 체중이 늘어난다면 소금을 너무 많이 섭취했기 때문이다. 하루 동안 소금 섭취를 억제하고, 소변 배출이 늘어나도록 물을 많이 마심으로써 불어난 것을 없애도록 한다. 식생활을 통한 소금과 물의 정확한 균형을 정하기 위해서는 의사와 상담하는 것이 좋다.

내가 말한 방법에 따라 물을 마시기 시작한다면, 날마다 하루 한 알의 비타민 복용을 통해서도 역시 혜택을 얻게 될 것이다. 특히 운동을 하지 않거나 과일과 야채를 넉넉히 먹지 않는 경우에는 더욱 그러하다. 육류와 생선의 단백질은 셀레늄과 아연의 훌륭한 공급원이다. 만약 스트레스를 받는 상황이라면 그 상황이 종결될 때까지는 비타민제를 통해 섭취할 수 있는 것 외에도 식단에 비타민 B6와 아연을 추가하는 것이 좋을 것이다.

또한 단순 포진(cold sores, 입술이나 눈가의 단순 포진 바이러스)이나 음부 포진(genital herpes)으로 시달리고 있다면, 반드시 아연과 비타민 B6를 식단에 추가해야 한다. 바이러스성 포진은 아연 결핍과 관련 합병증으로 인한 결과임이 거의 틀림없기 때문이다.

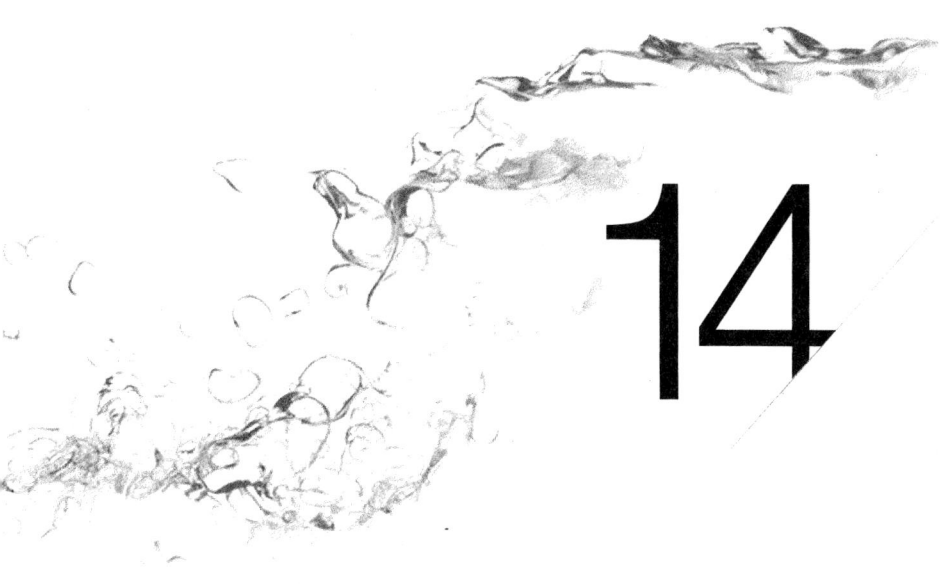

# 14

그 밖의 필수 요소들

물과 소금, 미네랄은 최적의 건강 상태를 위해 없어서는 안 될 것들이다. 또한 우리가 음식을 통해 얻는 영양분들도 중요하며, 규칙적인 운동을 통해 좋은 컨디션을 유지하는 것도 마찬가지이다. 여기서는 최적의 건강과 치유에 필요한 그 밖의 필수 요소들(단백질, 지방, 과일, 야채, 햇빛, 운동)에 대해 간단히 개괄하고자 한다.

## 단백질

많은 전문가들은 체중 1kg당, 일일 1.1~1.4g의 양질의 단백질이 필요하다는 견해를 가지고 있다. 따라서 체중이 80kg일 경우, 근육을 유지하기 위해서는 하루 104g 정도의 단백질을 필요로 한다. 이 정도의 단백질을 섭취하게 되면 몸은 단백질 보유고의 정상적 구성을 유지할 수 있게 되므로, 보유고를 무단 침입하여 일부 아미노산 보유량을 고갈시키는 일은 없을 것이다.

어린이들에게는 체중 1kg당 최소한 약 2.2g의 단백질이 날마다 기본적으로 필요하다.

고단백 식품의 단백질 함량은 공급원에 따라 매우 다양하다는 점을 명심해야만 한다. 예를 들면, 달걀은 약 50g 정도가 나가는데 비해 겨우 6g의 순 단백질량을 가지고 있다. 육류는 100g당 25g, 고형 치즈 역시 100g당 약 25g, 슬라이스 치즈는 100g당 약 11g, 두부는 100g당 약 18g의 순 단백질을 함유하고 있다. 다시 말해, 단백질 식품의 전체 무게가 순 단백질 무게는 아니라는 것이다.

노동력을 바탕으로 증가된 생산에 대한 높은 수요와 더불어 먹을 것이 풍족한 선진사회에서는 일상의 단백질 섭취 권장량이 훨씬 높은 것으로 나타난다. 육체적 활동이 많을수록 몸은 더 많은 단백질 식품을 요구한다. 여분의 단백질은 손상된 조직을 보수하고, 효소와 신경전달 물질을 제조하는 데 쓰이게 된다. 이제 체중 감량 프로그램에 고단백 식단이 유행하고 있다.

## 스트레스와 아미노산

나는 스트레스를 계속 묵묵히 견딜 경우, 몸으로부터 일부 절대 필수 아미노산(특히 트립토판, 티로신, 시스테인, 메티오닌)이 소모된다는 견해를 발표한 바 있다. 몸의 주요 기능들이 조화로운 활동을 유지하려면, 이들 아미노산이 정확한 비율로 존재해야만 한다. 내가 통합 체계로서의 몸의 조절이라고 이야기하는 것의 일부이다. 이들 아미노산이 몸에게 어떤 의미를 갖는 존재인지 몇몇 일면을 알아보도록 하자. 그러면 스트레스의 영향을 이해하고 체내의 주요 스트레스 신호에 대해 경계심을 갖게 될 것이다.

개별 아미노산에 대한 설명에 들어가기에 앞서 몇 가지 기본 지식부터 갖추기로 하자. 각기 다른 20가지의 아미노산이 모여 단백질을 이루고 있다. 또한 각기 다른 단백질들은 아미노산을 선별적으로, 어떤 것은 더 많이, 또 어떤 것은 더 적게 혼합함으로써 만들어진다. 제조된 단백질들은 각각 다른 모양과 크기를 가지고 있으며, 언제나 나선형으로 회전하고 있는 3차원적인 구조를 이루고 있다. 이렇게 나선형으로 회전하는 가운데 그들은 각각 다른 면을 보여주면서 이미 정해져 있는 화학적 파트너의 관심을 끌게 된다. 그 다음 그들이 서로 통합되거나 서로에게 영향을 주게 되면서 바람직한 반응이 일어나게 된다. 바로 이러한 바람직한 반응의 총체적 결과를 통해 모든 생물체의 생명과 활동이 탄생하는 것이다.

우리가 먹는 음식은 기능에 필요한 에너지의 일부를 제공할 뿐만 아니라, 단백질 생산의 원재료인 몇몇 기본적인 아미노산 또한 제공한다. 보다 묽은 용제 속에서 몸의 단백질과 효소는 더욱 활달한 움직임과 자유로운 회전을 보이며, 자신의 화학적 파트너를 찾아 짝을 이루는 데에도 더욱 효율성을 띠게 된다. 따라서 탈수는 이러한 자연스러운 움직임을 부진하게 할 수 있으며, 또한 점차 노화와 탈수가 진행됨에 따라 몸의 반응이 무디어지고 일부 감각이 소실될 수도 있는 것이다.

인체는 20개의 아미노산 가운데 12가지는 다른 원재료를 통해 제조할 수 있지만, 나머지 8가지를 제조하기 위해서는 필요한 단백질과 신경전달 물질을 전량 수입에 의존해야만 한다. 이들 '수입품'을 일컬어 필수 아미노산이라고 한다. 그들이 없거나 확실할 정도로 충분하지 않다면, 몸은 그 기능을 하지 못하게 된다. '확실하게 충분하다'는 말을 사용한 이유는 많을수록 좋다는 것을 나타내기 위해서이다. 이러한 아미노산들이 필수적이라고 해서 그들을 몸에 잔뜩 채워야 한다는 뜻은 아니다. 그것은 아주 위험한 생각이다. 한 가지 아미노산의 흡수율은 양적 균형을 이루고 있는 나머지 아미노산들의 존재에 의해 좌우된다. 한 가지 아미노산이 과다하게 존재할 경우에는 교란 효과가 생길 수 있으며, 나머지 아미노산들의 대사율을 바꿔 놓을 수도 있다. 그러므로 병 단위로 제조 판매되는 아미노산을 사들이는 것은 경계해야 한다.

필수 아미노산은 '이소류신, 류신, 리신, 메티오닌, 페닐알라닌, 트레오닌, 트립토판, 발린' 등이다. 그러나 티로신은 페닐알라닌으로 만들어지고 시스테인은 메티오닌으로 만들어지기 때문에, '티로신'과 '시스테인' 역시 필수 아미노산으로 간주되어야 한다. 또한 '아르기닌'과 '히스티딘'의 제조율에는 한계가 있으므로, 이들 아미노산도 본질적으로 필수 아미노산이라고 할 수 있다. 결국 필수 아미노산은 12가지이며, 몸의 정상적인 기능을 보장받기 위해서는 다양한 발달 단계에 따라 이들을 수입해야만 한다. 이 책에서는 만성 탈수와 스트레스 속의 대사 장애에 관련된 몇몇 국면을 설명하기 위해 이 가운데 몇 가지만을 다루게 될 것이다.

트립토판은 열에 아주 민감한 필수 아미노산이다. 체온이 조금만 상승해도 훨씬 빠른 속도로 회전한다. 트립토판은 물에 의해 유발되는 활성열(heat of activation)에 반응하는 것으로 나타난다. 이것은 몸에 물이 충분할 때, 특히 세포막의 수력전기 펌프 장치를 활성화하여 에너지와 열을 생성하기 위해 물이 꼭 필요할 경우에, 일부 기능을 보다 효과적으로 수행한다.

뇌혈관 벽을 통과하는 트립토판의 경로에 관련된 메커니즘은 복잡하다. 하지만 묽은 편에 속하는 혈액의 농도는 뇌와 뇌 활동의 중추 속으로 향하는 트립토판의 경로에 대단히 도움이 된다. 트립토판은 자신의 부관인 트립타민과 멜라토닌과 더불어 신경전달 물질인 세로토닌을 생성해낸다.

트립토판은 또한 손상당하고 기형적이며 부정확한 DNA 구조를 인식하여 바로잡는 본연의 역할을 가지고 있다. DNA는 하나의 생물체가 다른 생명체를 만들어내는 생명 재창조의 중심이 되는 물질이다. 재창조의 비밀은 몸의 DNA 내용 속에 담겨 있다.

다음 세대가 생겨나기 위해서는, 그것이 기관 내의 딸세포이든 다음 세대의 자손이든 DNA의 정확한 재현이 반드시 필요하다. 내 견해로는, 트립토판의 조절 공정 내의 분열로 인해 DNA 수리 체계에 문제가 생기면서, 딸세포가 새로운 잘못된 세포로 변형된 것이 바로 암세포이다.

조웨드 이크발(Jawed Iqbal) 박사는 영국에 살고 있는 세계적으로 인정받는 암 연구가로서, 이 사실에 대한 과학적 해명을 연구한 바 있다. 여러 번의 면밀한 조사 끝에 그 개념이 유효하다는 것을 인정했으며 그에 관한 많은 논문을 썼다. 그 논문들은 www.watercure.com의 과학 부문에서 찾아볼 수 있다.

이제는 트립토판이 리신 두 단위 및 또 다른 아미노산과 더불어 삼각 팀을 형성할 뿐 아니라, DNA 조립 라인의 품질 조정자로서 활동하는 효소를 형성한다는 사실이 인정되고 있다. 트립토판의 효소 프로젝션은 DNA 조립 중에 손상된 부분을 잘라내고 보수하는 책임을 맡고 있는 것으로 보인다.

뇌가 관련되어 있는 이상, 트립토판은 뇌 측의 순환에 도달하는 즉시, 다양한 신경전달 물질들로 변환된다. 연구에 따르면 인체의 거의 모든 문제는 뇌 중추로 반입되는 트립토판의 양이 부정적인 영향을 받을 때 확립되는 것으로 나타난다. 뇌 중추는 트립토판이 변환하여 파생시킨 신경전달 물질들을 사용하기 때문이다.

나의 연구는 체내의 수분 정도와 뇌혈관 벽을 넘는 트립토판 이송율 사이의 직접적인 관계를 나타내준다. 탈수 상태에서는 뇌혈관 벽을 건너는 트립토판의 양이 더 적다. 뇌 속으로 들어가는 트립토판의 양적 수준이 통증 감각의 강도를 결정한다. 트립토판이 적을수록 통증감각이 보다 강렬하게 입력된다.

반면에, 뇌 속으로 들어가는 트립토판이 점점 더 많아지면서, 통증 감각도 더불어 줄어들다가 결국 사라지게 된다. 체내의 갈증 신호와 갈증과 관련된 통증 감각의 관계는 트립토판의 뇌 반입량에 감소가 있음을 나타내는 것으로 생각된다. 이런 식으로, 탈수가 일정 수준(유효 수분을 배급하고 만성 탈수에 적응하는 역치를 넘어선 수준의 탈수)에 이른 경우의 통증은 탈수 상태에서 통증이 입력되는 방법을 설명해준다.

스트레스 탈수에서는 체내 보유고에서 더욱 많은 자유로운 형태의 트립토판이 방출된다. 간은 자유로운 트립토판에 대한 측정 시스템을 갖추고 있다. 트립토판이 일정 수준에 달하면, 간이 재순환하기 시작하여 트립토판을 파괴하고는 마침내 그 부산물을 치워버린다. 아주 과격하게 필수 아미노산을 제거하는 방법이지만 그렇게 할 수밖에 없다. 몸속에 독성 폐기물을 씻어낼 물이 없을 경우, 자유로운 형태의 트립토판은 대체 청소 공정에 사용되는 등 다른 용도로 사용되기 때문이다.

이런 식으로 사용될 경우, 스트레스로 시작된 트립토판의 분해는 체내의 가장 많은 필수 아미노산 보유고를 고갈시킬 수 있다. 이러한 일을 막기 위해서 어떠한 형태의 스트레스에 대해서도 즉시 많은 물을 마시기 시작해야 하는 것이다. 이 때문에 탈수로 인해 스트레스가 야기되고, 스트레스로 인해 그토록 많은 질병이 유발되는 것이다. 또한 트립토판은 눈 속의 홍채 형성에도 관여한다. 홍채는 망막에 손상을 입힐 수도 있는 강렬한 빛과 자외선에 대해 여과장치 역할을 한다.

트립토판이 적절한 신진대사에 미치는 또 한 가지의 중요한 영향은 근육의 움직임이다. 몸의 커다란 근육들의 대사에서는 20가지 아미노산 가운데 3가지 분점 아미노산인 '발린과 류신, 이소류신'을 탐하는 것이 드러난다.

커다란 근육질들이 운동중이거나 활동중일 때에는 이들 세 아미노산의 에너지 함량이 다 소모된다. 그들은 또한 뇌혈관 벽을 건너는 경로를 두고 트립토판과 경쟁하면서 뇌 속으로 들어간다. 트립토판이 뇌 조직 내에 들어가기를 포기하지 않는 이상 조용하고 평화로운 상태를 기대하기는 어렵다. 운동(최소한 하루 한 시간 걷기)의 중요성은 아무리 강조해도 지나치지 않다. '근육 조직에 의해 이들 트립토판의 경쟁자들이 연소되면서 그 결과, 잘 조절된 생리기능이 몸속에 확립되기에 이르는 것이다.'

인체에서 가장 중요하고도 책임감 있는 또 하나의 아미노산은 바로 티로신이다. 티로신은 아드레날린과 노르아드레날린의 제조에 쓰이는 기본 물질이다. 몸의 행동 지향적인 기능들을 조정하는 신경전달 물질이다. 티로신은 또한 도파민의 제조에도 꼭 필요한데, 이 도파민은 티로이드 호르몬과 피부를 그을리게 하는 멜라닌이라는 피부 색소의 신경전달 물질이다. 또한 티로신은 인슐린 수용체를 포함하는 일부 필수 단백질의 구성에도 반드시 필요한 요소이다.

스트레스 상태에서는 티로신을 분해하는 효소가 과도하게 활성화된다. 이 효소가 계속 티로신의 제조율을 능가하여 몸속의 티로신 보유량을 유린하도록 놔두게 되면, 일부 필수 기능들에 심각한 영향이 미치게 된다. 몸의 탈수 및 긴장 상태에서는 티로신과 트립토판의 파괴가 과도하게 진행되는 것으로 나타난다.

## 양질의 단백질 공급원

달걀이나 우유, 콩류에서는 양질의 단백질이 발견된다. 편두나 잠두, 콩 등의 콩류는 24%의 양질 단백질이다. 야채 또한 양질의 단백질(시금치는 약 13%의 단백질)을 함유하고 있으며, 신선한 칠면조고기나 닭고기, 송아지고기, 쇠고기, 돼지고기, 생선들도 마찬가지이다. '신선하다'는 말을 사용한 것은 육류에 들어 있는 다양한 효소들이 단백질 내의 일부 필수 아미노산을 빨리 파괴하기 때문이다. 산소에 오래 노출되는 것 또한 육류 단백질 속의 필수 아미노산을 파괴한다. 그로 인해 육류 속의 질 좋은 지방은 고약한 냄새를 풍기게 되고 영양가도 없게 된다.

균형 잡힌 단백질 식단 대신에 영양 보충제로 개별 아미노산을 섭취하는 것은 삼가는 것이 좋다. 일부의 경우 농도에 따라 몸의 미네랄과 비타민의 균형에 역효과를 미치게 될 수도 있기 때문이다. 몸속의 아미노산은 서로 알맞은 비율로 재연될 때, 보다 효율적으로 기능할 수 있다.

달걀은 완전식품이다. 달걀의 평균 무게는 50g이며 에너지 값은 80cal이다. 흰자의 무게는 약 33g이며 노른자는 17g이다. 달걀에는 6g의 최고 양질의 단백질이 들어 있으며 탄수화물과 섬유소는 전혀 없다. 달걀의 단백질 성분은 일련의 균형 잡힌 아미노산으로 구성되어 있다. 달걀에는 비오틴 등의 비타민과 망간, 셀레늄, 인, 구리 등의 미네랄이 풍부하다. 또한 노른자는 천연 항산화제인 황(sulfur)을 풍부하게 함유하고 있는데, 황은 현재 건강에 아주 중요한 요소로 인정받고 있다.

달걀의 약 10%는 지질, 혹은 지방 성분이다. 달걀노른자의 지질 구성 요소는 아주 독특하다. 레시틴과 DHA, 2가지 모두가 풍부하게 함유되어 있다. 레시틴은 신경전달 물질인 아세틸콜린의 선구물질이다. DHA는 뇌기능을 유지하기 위한 필수 지방산으로, 뇌세포막과 뇌세포 간의 접속점인 시냅토솜(synaptosome, 동질의 신경세포에서 추출되어 신경 말단을 구성하는 구조물-옮긴이)을 끊임없이 보수하는 데에 사용된다. 눈의 신경 구조는 색깔을 판단하고 우수하고 예리한 시력을 유지하기 위해 많은 DHA를 사용한다. 달걀과는 별개로, 한류에 사는 물고기와 바닷말류에서 DHA를 발견할 수 있다.

달걀을 많이 먹을 경우에도 혈중 콜레스테롤 수준에 영향을 미치지 않는다는 생각이 점차적으로 확산되고 있다. 노년기의 남성이 일주일에 약 24개의 달걀을 수년 간 계속 먹었지만, 임상 결과 눈에 띌 만한 콜레스테롤 수치의 상승은 없었다는 사실이 의학적으로 발표된 바 있다.

다음에 심장 질환의 원인인 '나쁜 콜레스테롤'에 대해 말하는 사람과 마주치면, 이렇게 물어보자. "혈관에서 추출하는 체내 혈액 속의 콜레스테롤 수준을 측정하는 것이 맞나요?" 콜레스테롤 수준이 혈관의 플라크와 폐색의 원인인 것이 사실이라면, 혈류의 속도가 느려짐으로써 콜레스테롤 비축이 더욱 늘어나도록 조장될 때, 혈관이 더 많이 막힌다는 것을 깨달아야 한다. 따라서 콜레스테롤이 '나쁘며' 또한 심장 질환의 원인이라는 가정은 잘못되고 비과학적인 것이다.

심장이나 뇌, 혹은 체내 주요 동맥의 내벽에까지도 콜레스테롤이 비축되는 이유를 다시 한 번 설명하고자 한다. '탈수'라는 용어는 혈액이 정말로 농축되고 산성화되었다는 것을 이르는 말이다. 산성화되고 또한 농축된 혈액은 동맥 내벽의 세포로부터 물을 빼낸다. 그와 동시에, 동맥 내벽의 섬세한 세포는 수분 소실로 인해 쇠약해지고, 농축된 혈액의 끊임없는 독성으로 인해 손상된 상태에서, 혈액의 빠른 돌진으로 인해 미세한 마멸을 일으키게 된다.

콜레스테롤의 많은 기능 가운데 또 한 가지는 일종의 방수 코팅 용도로서, 세포막 내에 손상된 부분이 있으면 그 부분이 보수될 때까지 감싸주는 역할을 하는 것이다. 콜레스테롤은 동맥 내벽이 찢어지거나 벗겨지지 않도록 보호하는 일종의 방수막인 '기름 거즈'로 작용한다.

이러한 관점에서 콜레스테롤을 고찰하게 되면 그것이 정말 얼마나 고마운 존재인지를 깨닫게 될 것이다. 콜레스테롤의 이러한 특별한 작용은 사실상 지속적인 탈수로 인해 몸이 심하게 훼손된 사람들의 생명을 구하기 위해 설계된 것이다.

내 견해로는, 혈중 콜레스테롤 수치에 관한 모든 통계와 심장 질환으로 숨지는 사람들의 숫자는 콜레스테롤 수치의 상승을 야기하는 탈수라는 살인마의 세력 범위를 나타내주는 것이다.

체내 콜레스테롤의 가장 중요한 또 하나의 역할은 나중에 다시 설명하게 될 것이다. 콜레스테롤에 대한 이 새로운 이해에 근거하여, 나는 인체의 필수 식단에 필요한 아주 훌륭한 영양 공급원으로 일말의 망설임도 없이 달걀을 추천한다.

## 우유 제품

우유 제품을 소화할 수 있는 사람에게 천연의 무가당 요구르트는 훌륭한 고급 단백질 공급원이다. 요구르트에는 많은 비타민과 유익한 박테리아가 함유되어 있다. 요구르트 속의 유익한 박테리아는 장관의 건강을 지켜주고 캔디다(아구창의 원인균-옮긴이)와 같은 독성 박테리아나 효모의 숙성을 막는 데에 도움이 된다. 물론, 유제품에 알레르기가 있는 경우에는 요구르트를 먹어서는 안 된다.

치즈 역시 단백질의 훌륭한 공급원이다. 신선하게 조리된 치즈는 소화하기에 보다 수월하며, 내 소견으로는 달걀보다도 더욱 완전식품이라 할 수 있다. 개중에는 우유를 잘 소화하지 못하는 사람들이 있다. 이럴 경우 두유는 훌륭하게 우유를 대체할 수 있다. 만약 두유의 맛을 좋아하지 않는다면 당근주스와 혼합함으로써 더 많은 비타민과 영양소를 얻게 되는 이점까지 얻게 될 것이다. 콩과 당근은 건강과 맛에서 모두 뛰어난 조화를 이룬다.

## 필수 지방산

지방은 몸의 필수 식품 요소에 속한다. 일부 지방과 기름을 이루고 있는 몇몇 핵심적인 지방산은 세포막을 제조하는 데에 주요 물질로 사용된다. 지방은 또한 몸의 많은 호르몬 제조에도 주요 성분으로 쓰인다. 성호르몬의 제조는 많은 비방을 받고 있는 콜레스테롤을 포함하여 일부 체내 필수 지방산의 존재에 의존한다. 신경세포는 끊임없이 소모되는 말단 신경을 다시 제조하기 위해 '이로운' 지방을 필요로 한다.

필수 지방 성분은 오메가 6과 오메가 3이다. 오메가 6은 고도 불포화 지방산으로서 리놀린 산이라는 이름으로 알려져 있다. 오메가 3 또한 초고도의 불포화 지방산으로 알파 리놀린 산이라고 한다. 이들 지방산은 기름의 형태로 되어 있다. 우리 몸은 이러한 필수 지방산을 만들 수 없으므로, 음식물 속의 기름을 통해 수입해야 한다.

보통 평균적인 인체의 경우 하루 6~9g의 리놀린 산이 절대적으로 필요하다. 몸에 가장 필수적인 지방산인 알파 리놀린 산 역시 2~9g을 필요로 한다. 이 2가지 지방산은 특히 뇌세포와 뇌세포 신경에 필요하다. 절연 세포막을 제조하여 신경전달의 흐름과 속도에 대한 방해를 막고 침투당하지 않도록 해야 하기 때문이다. 망막 속의 신경종말은 사물을 인식하고 시각을 명확하게 하는 일에 관여하는데, 이들 필수 지방산 중에 특히 DHA의 높은 회전율을 가지고 있다. DHA는 오메가 3으로 만들어지며 뇌세포의 구성에 핵심적인 요소이다. 신경 장애가 있는 사람들은 DHA가 부족하다는 것이 밝혀진 바 있다.

앞서 말했듯이 달걀, 한류 생선, 바닷말 등은 DHA의 훌륭한 원천이다. 또 하나의 뛰어난 공급원은 아마 씨 유(油)로서, 오메가 3과 오메가 6을 3:1이라는 이상적인 비율로 가지고 있는 이 기름은 냉장 압축하여 짙은 색의 용기에 담아 빛을 피하도록 해야 한다. 그와 유사한 기름으로 포도씨 기름이 있다. 이들 필수 지방산이 짙은 색 캡슐에 담겨 있는 이유는 빛에 의해 파괴되기 때문이다. 또한 참기름은 고도의 바람직한 불포화 특성을 지니고 있으며, 많은 고대 문화권 지역에서 정선된 식용기름으로 사용된다. 카놀라 유 또한 일부 필수 지방산의 우수한 원천이다. 이러한 기름들이 고형 지방보다 더 나은 이유는 정상 체온에서 기름 상태를 그대로 유지하며 끈끈한 비계 기름으로 변하지 않기 때문이다.

필수 지방산과 그에 대한 최고의 공급원에 대한 상세한 정보는 우도 에라스무스(Udo Erasmus) 박사의 《살리는 지방, 죽이는 지방(Fats That Heal, Fats That Kill)》을 참고하기 바란다. 지방을 주제로 한 또 한 권의 권장할 만한 책은 마이클 A. 슈미트(Michael A. Schmidt) 박사의 《영리한 지방(Smart Fats)》이다. 또한 비타민과 미네랄에 대한 책으로는 읽기 쉬우면서도 많은 유용한 정보가 담긴 데니스 모티머(Denise Mortimer)의 《비타민과 미네랄에 대한 종합 지침(The Complete Illustrated Guide to Vitamins and Minerals)》을 추천한다.

버터는 지용성 비타민의 풍부한 공급원이다. 비타민 K, 비타민 A, 비타민 E, 레시틴, 폴산(folic acid) 등이 이에 속한다. 버터는 또한 칼슘과 인이 풍부하게 함유하고 있다. 몸은 일상의 식생활을 통해 얼마간의 지방을 필요로 한다. 무지방 식생활을 계속한다면 오래 살아남지 못한다. 몸은 절연 세포막을 만드는 데 필요한 일부 지방 성분을 제조하지 못하기 때문이다. 몸에서 요구하는 것을 주지 못하게 되면, 몸은 식단 속의 탄수화물 성분으로 필요한 요소를 만들려고 할 것이다.

하지만, 필수 지방산 제조 공정을 완수하지 못하게 됨으로써, 몸은 미완성 제품을 저장하는 일에 착수한다. 바로 이렇게 해서 불균형한 지방을 키우게 되는 것이다. 체중을 줄이고 싶다면 반드시 얼마간의 지방을 섭취해야만 한다. 지방 1g은 우리 몸에 9cal의 에너지를 제공한다. 한편, 최근의 연구들은 체중감량 식단에서 적당량의 지방이 중요하다는 것을 증명해주고 있다.

### 과일, 야채 그리고 햇빛

우리 몸은 또한 과일과 녹색 채소를 날마다 필요로 한다. 과일과 채소는 우리에게 필요한 비타민과 필수 미네랄의 이상적인 공급원이다. 녹색 채소에는 대단히 많은 베타카로틴과 심지어는 뇌에 필요한 일부 DHA 지방산까지도 함유되어 있다. 과일과 야채는 몸의 pH 균형을 유지하는 데 중요한 역할을 한다. 엽록소에는 다량의 마그네슘이 들어 있다. 엽록소에게 있어 마그네슘은, 혈액 속의 헤모글로빈에 있어서의 철분과 마찬가지이다. 바로 산소 운반책이다.

천식이나 골다공증, 암 환자들에게는 햇빛이 약이다. 태양에서 발산되는 빛이 피부에 비축된 콜레스테롤에 작용하여 그것을 비타민 D로 변환시킨다. 비타민 D는 뼈를 자극하여 칼슘을 만들어 뼛속에 가두도록 한다. 비타민 D는 또한 장관 내의 칼슘 흡수를 부채질한다. 칼슘은 체내의 직접적인 산 중화 효과를 가지고 있으며, 세포의 pH 농도 균형을 이루는 데 효과적이다. 결과적으로 천식 합병증을 완화하는 데도 도움이 된다.

날마다 충분한 양의 물을 마시고 필요한 만큼의 소금을 섭취하면서 운동을 (이왕이면 열린 공간에서 햇빛을 받으며) 충분히 한다면, 몸은 에너지를 얻기 위해 스스로 단백질과 탄수화물뿐 아니라 필요한 지방의 섭취를 조정하기 시작할 것이다. 그에 따라 단백질에 대한 필요가 늘어날 것이다. 탄수화물에 대한 필요는 줄어들 것이며, 지방 연소 효소는 평소 섭취되는 지방보다 더 많은 지방을 소모할 것이다. 한 번 비축된 콜레스테롤은 대사될 수 없다는 믿음과는 전혀 달리, 콜레스테롤 역시 깨끗이 없어질 것이다. 동맥 내에 비축된 콜레스테롤을 없애는 데에는 우리가 바라는 것보다는 많은 시간이 걸릴 것이다. 하지만 우리 몸은 콜레스테롤 플라크를 없애기 위한 온갖 화학적 비법을 다 갖추고 있다.

## 콜레스테롤과 골다공증

콜레스테롤이 몸의 생리기능에 있어 핵심 요소라는 것을 잊어서는 안 된다. 무엇 때문에 몸이 평소보다 더 많은 콜레스테롤을 만들어 내는지, 그 이유를 알아내야만 한다. 다음은 이에 대해 내가 찾아낸 여러 이유 가운데 하나이다.

몸속에 물이 부족하게 되면 수력에너지를 많이 생성할 수 없으며, 따라서 그에 의존하는 모든 기능들이 제대로 에너지를 공급받지 못한다. 마치 강에 물이 부족하여 전력을 생산하는 댐에 물이 충분히 공급되지 않는 것과 마찬가지이다. 얼마 후면 댐에는 발전기를 작동시킬 만한 물이 남지 않게 될 것이다. 실제로, 수력전기 댐에서 생산되는 값싼 에너지가 부족할 경우에는, 전기를 생산하기 위해 오염 연료인 기름이나 석탄을 연소하여 발전기를 돌리기 시작한다.

우리 몸에서는 뼛속이나 세포 내의 칼슘 비축량이 에너지의 대체 공급원이 된다. 서로 융합된 2개의 칼슘 분자 속에 갇힌 에너지가 대신 쓰이게 되는 것이다. 2개의 칼슘 원자가 함께 접합되면서 ATP 에너지 한 단위도 또한 갇히게 된다. 몸속의 세포는 접합된 칼슘 원자를 가두어 각기 다른 창고에 가지고 있다. 그 창고가 부서지게 되고 그 속의 에너지가 쓰이는 것이다.

이러한 공정에 따라, 마침내 엉성해진 칼슘 분자가 너무 많아지는 결과가 생길 수 있다. 그들 칼슘 분자는 타고 남은 연료의 재와도 비슷하다. 다행히, 소위 이 칼슘 재는 쉽게 재순환이 되며, 에너지가 있을 경우에는 칼슘 분자가 다시 한 번 서로 접합하여 에너지를 저장한다. 마치 방전된 배터리를 충전하는 것과 같은 공정이다.

햇빛(에너지)은 피부 속의 콜레스테롤을 비타민 D로 바꾸어준다. 비타민 D는 칼슘을 다시 가두거나 세포 속으로 다시 들어가게 하여 뼈를 원래대로 복구시키는 일을 맡고 있다. 비타민 D는 세포막 위의 수용체에 붙어 있다. 이때, 세포막을 통해 세포로 들어가는 과정에 있는 비타민 D의 노출된 꼬리에 칼슘 한 단위가 따라 붙는다. 비타민 D와 그 세포막 수용체에 칼슘이 결합하면서, 그것이 일종의 자석막대와 같은 역할을 하게 됨에 따라, 그 밖의 필수 요소들과 전체 아미노산의 사슬이 노출되어 있는 칼슘에 붙어서 세포 속으로 빨려 들어간다.

이런 식으로, 햇빛의 에너지와 콜레스테롤에 대한 비타민 D 변환 작용은 세포의 급식 메커니즘에 직접적인 생리적 영향을 미친다. 칼슘은 세포 내로 다시 들어가면서 다른 요소들을 함께 끌고 간다. 이런 방법으로 세포는 보수와 에너지 대사에 쓸 원재료를 인수하게 된다. 그와 동시에, 세포 속으로 들어간 잉여 에너지는 칼슘 분자들을 함께 융합시키는 데 사용되어, 다시 한 번 칼슘 접합을 통해 예비 에너지를 저장하게 된다.

일단 체내에서 이루어지는 단계적인 화학작용의 배후 논리를 이해하게 되면, 세포의 건강과 대사를 위해 콜레스테롤이 반드시 필요하다는 사실을 깨닫게 될 것이다. 보다 많은 비타민 D를 만들기 위해서, 또한 몸속의 세포가 보다 나은 기능과 충만한 에너지로 일을 하도록 부추기기 위해서는 체내의 콜레스테롤 수준을 더욱 높이는 것이 좋다. 이제 햇빛을 이용하여 콜레스테롤을 낮추고 보다 치밀한 뼈의 형성을 촉진시키도록 한다. 이러한 설명과 표현에 대해 즉각 부정적인 반응을 보이며 흑색종을 우려할 수도 있을 것이다. 그러나 내가 세심하게 검토한 바에 따르면, 체내의 암은 탈수와 활동 부족, 잘못된 식생활에 의해 야기된다. 나는 20년이 넘도록 일주일에 6번, 3시간씩 한낮의 테헤란에서 뜨거운 햇빛을 받으며 테니스를 쳤다. 하지만 어떠한 형태의 암도 걸리지 않았다.

사무실의 인공조명을 받으며 책상 앞에 앉아 일하는 상태로는, 정상 수준의 콜레스테롤과 골밀도를 기대할 수 없다. 이러한 상황에서 아마도 건강 전문가를 찾게 되겠지만, 그는 햇빛 에너지 전환의 메커니즘과의 상호관계를 깨닫지 못하고 있을 것이다. 결국 불완전한 신진대사의 연쇄로 인한 당연한 결과에 대해 '질병'이라고 이름 붙일 것이다. 핵심 요소인 콜레스테롤 또한 '나쁘다'는 꼬리표를 얻게 될 것이다.

햇빛은 뼈가 변형된(구루병) 어린이들이 햇빛을 쬐어 기형을 바로잡게 되면서 처음으로 약으로서의 효과를 나타나게 되었다. 사람들은 그것을 일광욕 요법이라고 불렀다. 나는 콜레스테롤의 많은 역할에 대한 과학적 이해를 통해, 노화에 따라 콜레스테롤이 점진적으로 상승하는 것으로 해석하고 있다. 또한 간에 의해 콜레스테롤의 생산이 증가되는 것은 골밀도가 점진적으로 감소하는 것과 연관되어 있다고 본다.

'나는 저밀도 콜레스테롤의 상승이 골다공증의 시작을 알리는 중요한 징후라고 생각한다.' 점진적으로 아침 햇빛에 몸을 맡겨 뼈의 칼슘 흡수를 늘리게 되면, 골다공증을 자연적으로 예방될 것이다.


## 운동

생존을 위한 가장 중요한 인자는 공기 다음에 물, 소금, 음식, 그리고 운동이다. 운동은 개인의 건강에 있어 취미 생활이나 여흥, 그 밖에 즐거움을 줄 수 있는 어떠한 일보다도 더 중요하다. 운동이 건강과 무병장수를 위해 그토록 중요한 이유는 다음과 같다.

- 운동은 근육 조직 속의 혈관계를 확장시키고, 고혈압의 예방에 도움을 준다.
- 근육 조직 속의 모세혈관을 열어 주며, 동맥계 내의 혈류 저항을 낮춤으로써 혈압과 혈당을 정상으로 떨어뜨린다.
- 운동은 (긍정적인 질소 균형으로) 근육질을 만들어주며, 근육이 연료로서 분해되지 않도록 막아준다.
- 운동은 지방 연소 효소의 활동을 자극하여, 근육 활동을 위해 끊임없이 에너지를 만들게 한다. 몸을 단련하는 가운데, 사실상 근육 활동을 위한 에너지의 원천을 바꾸고 있는 것이다. 즉, 근육과 그 외의 다른 부분들의 지방 저장고를 향해 순환 중인 당을 에너지 공급원으로 변환하는 것이다.
- 운동을 하면 근육은 일부 아미노산을 태워 추가 연료로 사용하게 된다. 이렇게 태우지 않을 경우, 이들 아미노산은 체내에 해로운 독성물질로 바뀌게 된다. 이러한 아미노산들이 혈액 속에 정상보다 훨씬 많게 되면(보통 늘 앉아서만 지내는 경우에), 일부 분점 아미노산들이 다른 주요 아미노산들을 급격하게 파괴하거나 소진시킨다. 이렇게 폐기되는 일부 필수 아미노산들은 신경전달 물질의 제조를 위해 뇌에게 끊임없이 필요한 것들이다. 이들 2가지의 필수 아미노산은 트립토판과 티로신이다. 뇌는 트립토판을 사용하여 세로토닌과 멜라토닌, 트립타민, 인돌라민을 만드는데, 이들은 모두 항우울제이며 혈압과 당 수준을 조절한다. 또한 티로신은 아드레날린과 노르아드레날린, 도파

민의 제조에 사용된다. 이들은 싸움이나 달리기, 스포츠 등 육체적인 행동을 취해야 할 경우, 인체 생리 조정에 아주 중요한 물질들이다. 티로신의 고갈은 또한 파킨슨병의 주요 요인이기도 하다.

- 운동을 하지 않을 경우에는 근육이 분해된다. 몸에서 근육 부분이 빠져나가면, 그에 따라 아연과 비타민 B6 보유고 또한 소실된다. 이들 비타민 B6와 아연의 소진이 일정 단계에 달하게 되면, 몇몇 정신 장애와 신경계 합병증이 발생한다. 실제로, 루푸스나 근육 영양실조를 포함한 자가 면역 질환 속에서 이러한 일이 일어난다.
- 운동을 하면 근육 속에 보다 많은 물을 저장할 수 있게 되며 혈액이 더 이상 농축되지 않게 된다. 운동을 하지 않아 혈액의 농축이 심해지게 되면 혈관 내벽이 손상을 입게 될 것이다.
- 운동은 당뇨 환자들의 혈당을 낮추고 인슐린 주사나 약의 필요를 줄여준다.
- 운동을 하게 되면 간은 혈액 속에 저장되어 있거나 순환하고 있는 지방으로 당을 만들게 된다.
- 운동은 관절의 가동을 증가시키고, 관절 공동(cavity) 내부에 간헐적인 진공상태를 만들어낸다. 이때 진공의 힘으로 인해 공동 내로 물이 빨려들어 오게 된다. 관절 공동 내의 물은 그 속에 용해되어 있는 영양분들을 연골 내의 세포에게 가져다준다. 연골의 수분 함량이 증가됨에 따라 그 유연성이 더 좋아지게 되며,

서로 접한 관절뼈들의 움직임이 더욱 부드러워 지게 된다.
- 종아리 근육은 보조 '심장' 역할을 한다. 똑바로 서거나 움직일 때의 종아리 근육의 수축과 이완에 의해 다리 근육이 중력의 힘을 극복하게 되는 것이다. 그들은 다리로 보내진 혈액을 정맥계 속으로 펌프질한다. 혈관 내의 압력 차단기와 단방향(일방통행) 밸브 덕에, 다리 혈관 속의 혈액은 다리 근육의 잦은 수축에 의해 중력에 맞서 위쪽으로 밀려 올라간다. 이런 방법을 통해 다리 근육은 몸의 혈관계를 위한 일종의 심장 역할을 한다. 이러한 운동의 가치를 깨닫고 있는 사람은 많지 않다. 다리 근육은 또한 림프계 내의 흐름에 있어서도 똑같은 효과를 야기하여, 다리의 부종을 없애준다.
- 운동은 뼈를 강화해주고 골다공증을 예방하도록 돕는다.
- 운동은 온갖 핵심 호르몬들의 생산을 증가시키면서, 성욕을 강화하고 성기능을 증대시킨다.
- 1시간 동안의 걷기는 지방 연소 효소를 활성화시키게 되며, 또한 이 효소는 12시간 동안 활동을 지속한다. 하루 두 번, 아침과 오후에 걷게 되면 이들 효소의 활동이 24시간 내내 지속될 것이며, 몸속에 저장되어 있는 지방뿐 아니라 동맥계 내에 비축된 콜레스테롤까지 제거될 것이다.
- 운동은 아드레날린에 의해 활성화되는 교감신경계의 활동을 강화시킨다. 아드레날린은 또한 히스타민의 과잉 분비를 감소시켜, 결과적으로 천식 발작과 알레르기 반응을 예방할 것이

다. 물론 몸이 완전히 수화되어 있을 경우를 전제로 한다.
- 운동은 몸의 천연 아편이라 할 수 있는 엔도르핀과 엔케팔린의 생산을 증가시킨다. 이들이 생성해내는 황홀감은 마약 상용자들이 약을 통해 얻으려 하는 것과 똑같은 수준이다.

가장 좋은 운동은 무엇인가?

스피드 운동이나 과도한 근력 운동보다는 지구력 운동이 좋다. 운동을 선택할 경우에는, 운동의 수명 가치를 고려해야 한다. 장거리 주자는 노년기에 접어들어서도 장거리 달리기의 운동 가치를 누릴 수 있다. 반면에 단거리 질주는 나이 든 후에도 계속할 수 있는 운동으로는 적합치 않다.

  가장 좋은 운동은 걷기이다. 걷기는 노년층에도 이로우며, 관절에 손상을 입히지 않는 운동이다. 지구력을 늘릴 수 있는 그 밖의 운동으로는 수영과 골프, 스키, 스케이팅, 등산, 테니스, 스쿼시, 에어로빅 등이 있다. 운동을 선별할 때는, 지방 연소 효소를 얼마나 오래 활성화시킬 수 있는지를 평가한다. 실내보다는 야외에서 하는 운동이 우리 몸에 보다 유익하다. 자연과 더욱 친화될 수 있기 때문이다.

# 결론

**활기찬 건강을 위한 4가지 지침**

건강 증진을 위해서는 '물'과 '소금'의 균형, 뇌기능의 효율성을 향상시키기 위한 근육 '운동', '탈수'를 일으키고 몸을 더욱 중독시키는 '음료와의 결별', 단백질이 20%, 야채, 콩류, 과일 및 가능한 한 적은 양의 전분과 당 등이 80%를 이루는 '균형 잡힌 식생활'이라는 가장 핵심적인 4가지 조치가 필요하다.

전분과 당 함량이 높은 식생활을 하면 살이 찌게 된다. 그러나 '단백질과 지방 함량의 높은 식생활을 할 경우에는 살이 찌지 않는다!

이러한 권장 사항들을 잘 지킨다면 여간해서 병이 나는 일은 없을 것이며, 오래도록 생산적인 삶을 살 것이라고 확신한다.

이 책에 담긴 정보를 부디 다른 이들과 함께 나누기 바란다.

# 찾아보기

## 【ㄱ】

가수분해 48~49, 66, 97
간병 의료 체제 25, 46
간질 207, 216
갈증 감각 44, 61, 76, 78~82, 125, 131, 154, 168, 176, 179, 198, 200, 251, 259
갑상선 113, 117, 143~145, 287
강직성 척추염 88, 162
걷기 191, 202, 249, 278, 292, 308, 323~324
고혈압 48, 53, 87, 101, 113, 116~118, 130~132, 134~136, 138, 141~142, 193~194, 199, 238, 250, 278, 288, 293, 321
골관절염 192~193, 196
골다공증 64, 196, 251, 256~260, 295, 316~317, 320, 323
골수 58, 60, 106, 260, 262, 265~266
공복 61, 167, 198, 200, 216, 274
과일 85, 116, 143, 154, 273, 280, 284, 286~287, 297~298, 301, 316, 325
관상동맥 75, 138, 196, 249~250
관절 굴절 190
관절 통증 186
구강 건조 21~22, 25, 47, 79, 124, 198
구리 283, 310
구아노신3인산(GTP) 223
귀앓이 27, 203, 225
근육 영양실조 36, 159, 278~279, 322
글루타민산염 215
기름 270, 312~315, 318

기억력 61, 138, 272
기존 의료 체제 25, 46
기침 102, 110, 121, 127, 295
꽃가루 106~107, 118
꿈 99

## 【ㄴ】

나트륨 62~63, 65, 137, 142, 144, 257~258, 283~284, 297
노르아드레날린 94, 214, 218, 252, 308, 321
노화 23, 60~61, 136, 169, 251, 254, 256, 285, 304, 320
녹내장 60
농축 49, 51, 74~75, 78, 123, 211, 234, 247~248, 250, 253, 311, 322
뇌 경동맥 184
뇌 모세혈관 184, 289
뇌졸중 59, 138, 140, 142, 196, 227, 231, 250, 278
뇌척수액 37, 208
뇌혈관 92, 184, 209~210, 217~218, 305~308
눈물샘 106, 245
눈이 건조하고 따가운 증상 245
뉴잉글랜드 의학 저널 42
느낌 80, 86~87, 91~93, 95, 97~98, 271

【ㄷ】

다발 경화증(MS) 62, 159~160, 165, 179, 196, 207, 210, 214, 278~279
다이애나 왕비 175
단백질 43~44, 50, 52, 63~66, 74, 83, 142~144, 148, 160, 167, 173, 190, 200, 212, 226, 235, 246, 253, 261, 263~266, 277, 281, 298, 301~304, 309~310, 312~313, 317, 325
달걀 143, 302, 309~314
당뇨 23, 36, 53, 87, 101, 110~112, 122, 145~148, 196, 199, 204, 216, 278~279, 294, 322
당신의 몸은 물을 원하고 있다 95, 140, 226, 292
대식증 88, 162, 175~176
대장염 88, 162, 168, 183, 210, 270, 278
데니스 모티머 315
도틀리 레이드 291
도파민 94, 214, 218, 252, 308, 321
동맥 폐색 75, 230
두통 92, 184~185, 204, 216

【ㄹ】

런던대학 18, 29
레닌-앤지오텐신 48, 52, 134, 137, 237~238
레닌-앤지오텐신-앨도스테론 51, 53
레몬 285
루게릭병(ALS) 62, 159, 179, 196, 207
루푸스 108, 158~160, 210, 243, 279, 322
류머티스 관절염 36, 53, 88, 162, 185, 187, 190~192, 278
리파아제 201~202
림프종 60, 114, 266

【ㅁ】

마그네슘 102, 142~144, 258, 283~284, 289, 316
마이클 A. 슈미트 315
만성 탈수 11, 19, 24~25, 27, 36, 40~41, 81, 85, 88, 107, 119~120, 123, 131, 136, 138, 141, 146, 156, 168~169, 172, 187, 225, 227, 240, 243, 246, 248, 253, 256, 259, 261, 278, 305, 307
만성 피로 증후군(CFS) 113, 241, 243
망간 283, 310
맥관염 211
맹장염 156~157
메티오닌 303~305
멜라토닌 60, 93, 217~218, 252, 272, 275, 290, 295, 305, 321
면역체계 58, 61, 105~106, 112, 160, 220, 235, 240, 262, 265~267, 275, 291
모세혈관 49, 129, 131~132, 184, 208~209, 230, 254, 260, 321
몰리브덴 283
무위산증 285
물 섭취 78, 112, 114~115, 118, 120, 122, 124~125, 130, 136, 141, 152, 157, 176~177, 276, 289
물 치유 96, 115, 123, 138, 269, 280
물고기 222, 224, 310
물과 소금이 이루어낸 건강 기적 268
묽은 중탄산염 용제 149~151, 173~174
미국 임상영양학 저널 142

【ㅂ】

바소프레신 48, 51~53, 71~72, 133, 160, 234, 237, 266, 275
반신불수 207
발기부전 275
방출인자 160, 234, 235, 266
백혈병 60, 266

뱃맨겔리지 박사 109, 139~140, 202~203, 292
버터 315
변비 59, 88, 101, 140, 155~156, 183~184, 271
복부 통증 31~32, 34, 112, 157, 167~168
본태성 고혈압 130, 135~136, 141~142
부종 134, 136, 144~145, 200, 287~289, 323
분노 97, 217, 256
분자생리학 11, 28, 46, 53
불안 60, 92, 156~157, 228
비만 53, 80, 196~200, 202~204, 206, 260, 275
비만 : 죽음을 부르는 탈수의 병 206
비자의적 19, 24~25, 158, 261
비타민 A 315
비타민 B6 252, 299, 322
비타민 C 297
비타민 D 316, 318
비타민 E 315
비타민 K 315
비타민 281, 284, 287, 298~299, 310, 312~313, 315~316
비타민과 미네랄에 대한 종합 지침 315

【ㅅ】

삼투성 49, 63
상반신이나 하반신의 한쪽 마비 207
샤알라 227~231
섬유근통(섬유근막 통증) 113, 162
성급함 97
성욕 61, 180, 295, 323
성장호르몬 75~78, 153
세로토닌 60, 93, 145~146, 214, 217~218, 251~252, 276, 290, 295, 305, 321
세인트메리병원 의과대학 18, 29, 99
셀레늄 283, 298, 310
소금 섭취 116, 127, 139, 289~290, 298
소변 40, 77~78, 93, 108, 123, 126~127, 134, 136, 141~142, 158, 164~165, 200, 218, 241,

253, 272, 281, 289, 292, 298
소화불량 36, 88, 150, 162, 166~167, 169, 174, 177, 179, 182~183, 270, 278
소화성 궤양 31~33, 166~167, 169, 176, 181
수돗물 32, 126~127, 169
수력 발전 64~65, 222
수면 60~61, 73, 75~76, 96, 99, 113, 176, 217, 270, 272, 282, 294, 295
수분 배급 104, 240
수분 조절 39, 52~53, 67~69, 76~78, 107, 134, 160
수소 이온 163, 165
수용체 하향 조절 265
수축기 혈압 128
수화 42, 49~50, 52, 64, 77, 82, 91, 95, 97~98, 108, 133~134, 169, 171, 188, 191~192, 200, 203, 208, 221, 230, 248, 250, 252, 281, 283, 288, 290~291, 324
숙취 92, 275
숨 가쁨 102
스트레스 32~34, 38~39, 60, 69~70, 83, 98, 113, 117, 133, 141, 146, 154, 160, 167, 169, 177, 185, 199, 218, 233, 235~238, 240, 243~244, 261, 269, 290, 298, 303, 305, 307~309
시스테인 303, 305
식단 76, 99, 127, 140, 142, 147, 152, 183, 217, 252, 258, 261, 277, 280, 284, 286~287, 289, 294, 299, 302, 309, 312, 315, 316
식도 열공 탈장 172
식전 68, 176
식초 285
식후 166, 199, 248, 270
신경세포 72, 208, 213, 224, 294, 310, 313
신경 장애 160, 175, 214, 314
신경 회복 227
신경계 159, 179~180, 182, 201, 207, 210, 212~214, 221, 225, 251, 271, 296, 322~323
신경전달 물질 44, 52~53, 60, 62, 77, 91, 93~94, 103, 105, 134, 145, 183, 212~213, 215, 217~219, 226, 252, 260~261, 291, 302,

304~306, 308~310, 314, 321
신경전달 물질 히스타민 : 대안적 관점 261
신장 11, 48, 59~60, 77, 108, 111, 119, 125, 129,
134~136, 142, 152, 165, 210, 234~235, 238,
253, 263, 274~275, 281~282, 288, 290
실어증 207
심장 질환 250, 311~312
심장마비 59, 140, 142, 273, 278
심장박동 61, 289, 293

【ㅇ】

아데노신3인산(ATP) 49, 63, 198, 223
아드레날린 93, 201, 214, 218, 221, 235, 252, 276, 308, 321, 323
아마 씨 유 314
아메리칸 생리학 저널 45, 47
아미노산 44, 66, 69, 93~94, 102, 146~149, 182, 190, 212, 215, 218, 235, 244, 246, 252, 258, 261, 264, 285, 290, 302~310, 318, 321
아세틸콜린 215, 309
아스파르트산 215
아스파탐 114, 239
아스파테임 215~216
아연 102, 178, 252, 283~284, 298~299, 322
아침 입덧 68~69, 88, 162
아편 98, 215, 236, 324
안면 신경 마비 245
알레르기 42, 53, 77, 87, 101~103, 105, 107~108, 110, 113, 117~118, 120~121, 123, 125~128, 158, 180, 221, 243, 278, 286, 293, 312, 323
알렉산더 플레밍 29
알루미늄 113, 177~179, 204, 296
알츠하이머병 61, 159~160, 165, 177~179, 196, 207, 210, 278, 290, 296
알코올 45, 62, 68~69, 71, 92, 98, 108, 119, 185, 216~217, 230, 237~238, 241, 244, 271,

275~276, 280
암 27, 58, 61, 115~116, 156, 196, 240, 246, 261~267, 275, 278, 291, 306, 316, 319
앤드류 J. 보만 107~109, 118
앤지오텐신 III 135
앤지오텐신 변환 효소(ACE) 135
앨버트 아인슈타인 27, 141
야채 99, 116, 143, 271, 280, 284, 286~287, 298, 301, 309, 316, 325
약학 28
양이온 49~50, 52, 63, 223~225
에너지 공급원 224, 321
에빈교도소 31, 33
에이즈 159~160, 196
엔도르핀 98, 215, 236~238, 276, 324
여과장치 72, 132, 209, 308
역삼투 51, 72, 132, 134, 136, 138
염분 37, 108, 127, 134~137, 140~142, 144, 146~147, 152, 188~189, 203, 205, 208, 238, 244, 283~284, 287, 289~291, 295
영리한 지방 315
영양 보충제 115, 143, 252, 296, 309
완하제 59, 271
요오드 143~145, 287, 296
요통에 대처하는 방법 187
용질 37~38, 47, 57, 256
우도 에라스무스 315
우울증 93~94, 218, 241~242, 290
우유 73~76, 112, 126, 143, 271, 277, 309, 312~313
울혈 제거 136
월경 증후군 252
위궤양 질환에 대한 새로운 천연 치료 방법 9
유당정 94
유방암 240
유아 돌연사 73~74, 76
의료비용 28, 47
의사와 환자를 위한 타운젠드 레터 저널 216
이뇨제 35~36, 54, 135~136, 138, 258, 281, 289~291

이란 의학협회 저널 34
이중 턱 295
이화 공정 52
인공감미료 215~216, 274~275, 280
인돌라민 93, 218, 252, 321
인슐린 23, 87, 110~112, 117, 122, 146~147, 149~153, 159, 205, 211, 279, 294, 309, 322
인터루킨-1 266
인터루킨-2 235, 266
인터루킨-6 152, 160
인터페론 235, 240, 266~267
일일 수분 섭취 170, 183, 248~249, 260, 279
임상 위장병학 저널 10, 34, 157, 181
임신 61, 68~69, 71, 88, 162, 236, 272

【ㅊ】

참기름 314
천식 19, 27, 36, 42, 53, 74, 77, 87, 101, 102~104, 107~108, 110, 113, 117~123, 125~128, 158, 218, 221, 243, 277~278, 280, 286, 288, 290, 294, 296~298, 316, 323
천식과 알레르기, 루푸스에 관한 기초 지식 108, 158, 243
철분 283~284, 316
체온 184~185, 241, 254, 305, 314
체중감량 143, 201~205, 302, 316
축색돌기 226
췌장 23, 87, 147, 149~151, 159, 173~174, 205
침전 61, 129, 178~179

【ㅈ】

자가 면역 질환 27, 87~88, 101, 153, 158~159, 210, 279, 286, 322
자폐증 207
저염도 141, 293
점액 105, 113, 117, 125, 127~128, 144, 170~171, 173, 283, 294~295
정수 필터 127
제1형 당뇨 151
제2형 당뇨 87, 101
제산제 169, 177~178, 181
제조음료 24, 39, 45, 77~78, 98, 271
조웨드 이크발 306
주스 109, 126, 154, 228, 271, 277, 296~297, 313
주의력 결핍증(ADD) 60, 207, 274
증류수 127
지구력 324
지방 분해 201
진통제 36, 157, 162, 185, 188, 193~194
짜증 86, 92, 97

【ㅋ】

카놀라 유 314
카페인 24, 39, 62, 98~99, 108, 110, 114, 116, 119, 126, 139~140, 241~242, 244, 272~274, 280
칼륨 62~63, 65, 126, 142~144, 147, 149, 154, 208, 219, 283~284, 286~287, 289, 296~297
칼슘 63~64, 126, 142~144, 223, 253, 257~258, 260, 277, 283~284, 289, 315~316, 318~320
코르티손 234~235, 237, 240, 266
콜레스테롤 196, 214, 245~251, 256, 277~278, 310~313, 316~320, 323
콜린 계 215
크롬 276, 283
클로드 헬렌 264

【ㅌ】

타액 22, 124
탄산음료 45, 68, 77, 98, 109~110, 126, 139, 154, 216, 239, 271, 272, 274
트립토판 93, 147, 182~183, 217~219, 235, 251~252, 264, 290, 303~309, 321

흉통 36, 42, 53, 88, 162, 166~168, 170~172, 174~177, 180, 270, 278
히스타민 169, 180~181, 184~185, 198~199, 214, 219~221, 252, 260~261, 265~266, 277, 323

【ㅍ】

편두통 36, 53, 88, 95, 162, 184~185, 210, 278
포도씨 기름 314
프로락틴 237, 239~240
플라크 178~179, 196, 210, 229, 311, 317
피로 회복 60, 65
필수 아미노산 44, 93, 182, 218, 235, 290, 303~305, 307, 309, 321
필수 지방산 280, 310, 313~315

【ㅎ】

하인츠 발틴 47~50, 52~53
항암 연구 저널 261
항우울제 217, 321
항히스타민 53, 103, 106, 126, 180, 221, 290
해독 206, 218~219, 221, 280
혈액순환 129, 132, 155, 184, 190, 196, 209, 288, 293
협심증통 53, 88, 162, 278
호르몬 48, 60~61, 70~72, 75~78, 98, 133, 143, 152~153, 160, 178, 180, 189, 200~202, 205, 218, 233, 235, 239, 249, 251~252, 255, 262, 265, 276, 280, 308, 313, 323
호흡 75, 96, 102, 104, 113, 120, 125, 128, 145, 247~248, 281, 288, 297
확장기 혈압 128~129

## 몸 마음 영혼의 쉼터, 물병자리의 책들

### 마음, 명상

**오직 모를 뿐**
숭산 스님 / 현각 편집 / 무산본각 옮김 / 값 12,000원
한국 불교 세계화의 선구자, 숭산 큰스님의 서한집. 다양한 사람들의 인생에 대한 고민거리가 담긴 편지와 그들이 안고 있는 문제의 핵심을 바로 찌르는 해결책을 담은 답신을 엮은 서한 가르침이다.

**오직 할 뿐**
무량·무심 외 지음 / 무산본각 옮김 / 값 8,500원
1987년 숭산 스님의 회갑을 맞아 그와 인연을 맺었던 승려, 제자, 수행자들이 소중한 추억담을 모았다. 세계 각국의 푸른 눈을 가진 제자들은 숭산 스님이 35개국에서 펼친 포교활동을 생생한 일화로 전하면서 숭산 스님의 소탈하고 친근한 모습을 추억한다.

**아는 것으로부터의 자유**
지두 크리슈나무르티 지음 / 정현종 옮김 / 값 8,500원
1980년대에 폭발적인 명상 붐을 일으켰던 20세기 최고의 영적 지도자, 크리슈나무르티의 대표적인 저서. 최근의 에세이 형태의 가벼운 명상서적들이 담고 있는 공허한 메시지와는 달리, 현대인들의 불안을 직접적으로 대면하고 치유해 준다는 점에서 꾸준한 관심을 받고 있다.

**지구별 어디로 가고 있는가**
지두 크리슈나무르티 지음 / 김기호 옮김 / 값 9,500원
크리슈나무르티는 이 거대한 세계가 어떻게 움직이는지를 개인과 사회 사이의 심리적 분리선이 사라진 상태에서 관찰하라고 말한다. 세계에서 일어나는 일들이 곧 내면에서 일어나는 일이므로, 불안정하고 혼란스러운 세계를 본다는 것은 자신을 바라보는 것과 같다고 말한다.

**마음을 다스려 나를 경영한다**
김정빈 지음 / 값 9,500원
붓다의 명상법인 위빠사나를 토대로 나의 마음을 객관적으로 바라보고 잘 다스리기 위한 心테크의 노하우를 소개한다. 위빠사나 명상은 위에서 언급하였듯이 통찰명상이기에 집중과 통찰로 이루어진다. 처음은 집중을 통해 마음의 깨끗함을, 이어서 자신과 자신을 둘러싼 것들을 객관적으로 바라볼 줄 아는 통찰로 나아간다.

**스즈키 선사의 선심초심**
스즈키 순류 지음 / 정창영 옮김 / 값 10,000원
초심(初心)이란 모든 가능성에 대해 열려 있는 마음이다. 이 책은 초심을 어떻게 유지할 것인가에 대한 명쾌한 해답을 찾게 해 줄 스즈키 선사의 명강의록. 또한 높은 경지에 이른 고승들의 깨달음을 쉽고 명쾌하게 풀어내, 누구나 일상에서 선을 수행할 수 있도록 돕는 가장 대중적인 선 입문서다.

**예언자** (원문수록)
칼릴 지브란 지음 / 정창영 옮김 / 값 10,000원
1923년에 출간되어 20개 이상의 언어로 번역된 칼릴 지브란의 대표작. 이 책은 우리 시대의 가장 사랑받는 고전 중의 하나다. 시카고 포스트 지는 이 책에 대해 이렇게 말했다. "이 책을 읽고 한 위대한 인간의 철학을 조용히 받아들일 수 없고, 그의 내면에서 탄생한 가슴의 노래로 들을 수 없다면 그는 삶과 진실에 대해서 죽은 자이리라."

**초감각적 세계 인식**
루돌프 슈타이너 지음 / 양억관 외 옮김 / 값 10,000원
현자들이 우리 삶의 고차원적인 수수께끼를 얻는 방법에 대해, 또 신비 수행에 입문하는 적절한 길에 대해 소개한다. 초감각적인 세계를 인식하는 수행을 해 나가면 자신이 전일적 생명의 일부임을 깨닫게 된다.

### 색채의 본질
루돌프 슈타이너 지음 / 양억관 외 옮김 / 값 8,000원
우리 눈에 보이는 색채는 '색이 부착된' 물체가 흡수하기를 거부하여 튀어나온 진동하는 빛의 파장에 지나지 않는다는 색채 유물론에 대해 슈타이너는 영학적 논리로서 오히려 물질이야말로 색에 의해 생성되는 것이라는 색채령 주도론, 즉 물체 종속론을 펴고 있다.

### 신지학
루돌프 슈타이너 지음 / 양억관 외 옮김 / 10,000원
인지학 연구를 집대성한 책. 감각적 존재를 넘어선 예지, 인간의 사명과 본질을 밝히는 예지를 '신의 예지' 즉, 신지학(神智學)이라 한다. 우주와 삶의 영적 활동을 고찰하는 학문을 영학(靈學)이라 하는데, 여기서는 영학 가운데서도 특히 인간의 영적 본질에 접근한 신지학적 세계를 다루었다.

---
**치유, 건강**
---

### 치유 예술로서의 춤
안나 할프린 지음 / 임용자 외 옮김 / 값 20,000원(부록:CD)
암 환자들을 춤으로 치유하는 방법을 워크샵 형태로 구성한 책. 이 책은 뛰어난 춤꾼이자, 암환자였던 안나 할프린이 지난 15여 간간 암과 에이즈 환자들을 치유하면서 얻은 통찰과 지혜의 서(書)이다. 동작과 이미지를 이용한 치유 방법에 대한 실제적인 접근을 아홉 세션으로 나누어 실제 워크샵 형태를 띠며 환자의 내면으로 접근한다.

### 춤·동작 치료와 심층심리학
조안 초도로우 지음 / 임용자 외 옮김 / 값 13,000원
융 분석심리학의 기본 개념을 예술치료와 관련지어 그 정수(精髓)를 개관한 책. 또한 심리치료에 매우 중요한 정서이론 및 발달이론 등 최근 이론을 통합하여 요약하였고, 실제적인 측면에서 동작의 주제들을 체계적으로 접근하였다.

### 요가, 나만의 라이프 스타일
이희주 지음 / 값 16,500원(부록:동영상 CD)
바쁜 직장 여성들을 위해 가장 효과적인 요가 자세만을 집약시킨 책. 60여 개의 다양한 요가 자세들은 초보자에게 적합하며, 300여 컷에 달하는 풀샷 사진이 시원시원하게 편집되어 사진만으로도 쉽게 요가를 따라할 수 있다. 부록으로 실린 동영상 CD로 동작과 호흡을 병행해 가면서 따라한다면 무리없이 수련할 수 있다.

### 물, 치료의 핵심이다
F. 뱃맨갤리지 지음 / 전세일 감수 / 값 13,500원
거의 모든 질병의 원인이 체세포의 수분 손실에서 비롯되었다는 연구발표로 미국 의학계를 발칵 뒤집은 뱃맨겔리지 박사의 저서 국내 첫 출간. 현대인들의 만성질환인 천식과 알레르기, 고혈압, 당뇨, 변비, 소화성궤양, 두통과 편두통, 류머티스 관절염, 요통, 비만, 뇌졸중 등이 탈수에서 비롯되었다고 하는 것이 핵심 포인트다.

### 척추변형을 바로잡는 정체운동
이남진 지음 / 값 12,000원
우리의 몸이 얼마나 어떻게 비뚤어져 있는지 150컷의 사진으로 정확하고 구체적으로 보여주고, 혼자서 바로잡는 운동법을 소개한 책. 저자가 20여 년 동안 약 3~4만 사례를 진단하고 치료한 임상결과를 토대로 구성되었다.

### 명당 만들기
설영상 지음 / 값 7,000원
누구나 쉽게 자기 집을 명당으로 만들 수 있다. 전통 풍수론의 관점이 명당을 찾는 데 있다면, 만드는 명당은 새로운 발상의 전환이 아닐 수 없다. 꼴(형상) 에너지를 이용하여 수맥파와 살기 등을 차단하는 실제적 접근법이 담겨 있다.

### 사이킥 셀프 디펜스
조곡쉬 지음 / 서강익 옮김 / 값 9,500원
다른 사람의 생각과 느낌은 분명히 당신에게도 보이지 않는 영향을 끼친다. 그들이 보내는 부정적인 에너지는 그것이 의도적이든 의도적이지 않든 간에 당신의 마음의 평화를 깨트릴 것이기 때문이다. 이 책은 우리가 살아가면서 무방비 상태로 노출되는, 주변 사람들의 생각과 느낌에 의한 사이킥 공격을 다루는 방법을 알려주고 있다.

### 당지수(GI)로 당뇨병, 비만, 심장질환을 잡는다

제니 브랜드 밀러 외 지음 / 강재헌 감수 / 값 12,000원

음식이 혈당수치에 미치는 영향을 측정한 값, 즉 당지수(GI, Glycemic Index)에 관한 전반적이고 과학적인 내용을 다룬 책. 당지수란 섭취한 음식의 탄수화물이 혈당수치에 미치는 영향을 객관적으로 표시한 지수. 당지수는 실컷 먹으면서 간간하게 스스로 식단을 짤 수 있는 마술적인 방법이다.

### 우울증을 없애는 행복의 기술 50가지

폴 빈센트 지음 / 김무겸 옮김 / 값 8,900원

참신하고 실용적인 내용으로 영국 독자들과 정신과 전문의들의 찬사를 받은 우울증 지침서. 정신의학 이론에 집착하기보다는 다양한 인지행동적 기법들과 심상훈련법, 이완과 자기 암시를 통해 부정적인 사고방식의 긍정적인 변화를 꾀하기 위한 실질적이면서도 누구나 쉽게 실천할 수 있는 방법들을 다양하게 소개.

### 풍수 유어 라이프

제이미 바렛 지음 / 서강익 옮김 / 값 22,000원

나와 가족, 친구, 직장 동료들의 꿈과 목표, 행복을 끌어오는 집과 사무실로 만들기 위한 매우 실용적인 생활 풍수의 원리 제공. 알기 쉽고 간단한 설명으로 풍수에 대한 안목을 길러주며, 창조적으로 응용할 수 있는 아이디어를 풍부하게 담고 있다. 저자는 이 책을 위해 인테리어 디자이너 17명과 함께 작업하였으며, 150여 장의 컬러 사진을 통해 풍수 원리를 쉽게 이해할 수 있도록 도왔다.

---

#### 자기계발

---

### 돈을 끌어오는 마음의 법칙

사나야 로만 외 지음 / 주혜명 옮김 / 값 8,500원

돈을 벌고 부를 축적하는 방법이 변화하고 있다. 돈의 영적인 법칙을 따를 때, 돈과 풍요는 더 많이 흘러들어와 축적되고 당신에게 더 충만한 기쁨을 가져다준다. 이 책은 당신에게 돈의 영적인 법칙을 가르쳐줄 것이다.

### 성공을 끌어오는 마음의 법칙

쉬브 케라 지음 / 백지연 옮김 / 값 8,500원

세계적 경영 컨설턴트인 쉬브 케라가 여러 나라의 유수한 기업이나 정부기관에서 했던 강의의 에센스. 읽기 쉽고 상식적이며 실용적이다. 저자가 인용하는 글들은 재미있고 감동적이며, 공감과 성공에 대한 의욕을 불러 일으킨다.

### 내 직업을 찾는 마음의 법칙

데보라한 스미스 지음 / 홍성정 옮김 / 값 7,000원

100가지 이상의 직업을 두루 경험한 특이한 이력의 소유자인 저자 자신이 거쳐온 다양한 경험과, 그리고 여러 직업을 전전하면서도 새로운 가능성에 도전해서 만족하는 직업을 얻고 정신적, 물질적 생활도 윤택해진 사람의 사례를 이야기하고 있다.

### 비즈니스 의식 혁명

프레드 코프맨 지음 / 강도은 옮김 / 값 18,000원

조직의 변화를 간절히 원하는 리더들에게 가장 실질적인 도움을 주는 책. 이 책에 소개된 사례들은 저자가 15년간 마이크로소프트, 야후, EDS, 시스코, 구글, 제너럴 모터스, 크라이슬러, 셸, 시티뱅크, 유니레버 같은 수많은 기업 내 수천 명의 리더들에 의해 현실 속에서 세련되게 다듬어지고 검증된 것이다.

### Yes, I Can!

설기문 지음 / 값 10,000원

이미지트레이닝이라는 원리와 방법을 통하여 '끌어당김의 법칙'을 실천적으로 적용하고 실현할 수 있도록 하는 실용적 지침서. 일상생활에서 쉽게 활용이 가능한 다양한 이미지트레이닝의 기법을 소개하는 이 책을 통해 꿈과 성공에 더 가까이 다가갈 수 있다.

---

#### 교육

---

### 교육은 치료다

루돌프 슈타이너 지음 / 김성숙 옮김 / 값 10,000원

교육의 황폐함이 밝혀진 현 시점에서 교육 사상은, 단순한 개별적 교수법이 아닌 가장 본질적인 부분,

즉 인간 존재와 정신의 실존에 대한 진정한 모습을 바라볼 것을 강조하고 있다.

## 교육의 기초로서의 일반인간학
루돌프 슈타이너 지음 / 김성숙 옮김 / 값 14,000원
인간의 존엄을 다시 한 번 되찾게 하려는 교육이 페스탈로찌, 프뢰벨, 슈타이너 교육사상의 핵심이었다면, 이 책은 바로 전대미문의 방법으로 그 핵심을 구체적이고 상세하게 논하면서 진정한 전인 교육을 가능케 한다.

## 오이리트미 예술
루돌프 슈타이너 지음 / 김성숙 옮김 / 값 12,000원
단순히 신체를 통한 동작 표현이 아닌, 그것을 '보이는 언어 예술'인 오이리트미는 발도르프학교(슈타이너학교)의 필수과목이다. 모든 교육에 있어 '내적 체험을 통한 자기 교육'을 목표로 하는 슈타이너의 교육철학을 실제적으로 담고 있다.

## 교육 예술 1
루돌프 슈타이너 지음 / 김성숙 외 옮김 / 값 13,500원
슈타이너는 올바른 교육을 위해 인간에 대한 근원적 이해와 인간 발달 단계에 대한 인식이 선행되어야 한다는 것을 강조하였으며, 교육에 있어서 예술의 역할을 누구보다 중시하였다. 모든 교육자는 예술가이자 수행자가 될 필요가 있다고 일깨웠다. 이 책은 교육 예술을 주창한 슈타이너의 교육학 저서 중 가장 직접적이고 실제적인 커리큘럼이다.

## 무지개 다리 너머
바바라 J. 패터슨 지음 / 강도은 옮김 / 값 10,000원
평생을 좌우하는 중요한 시기인 0세에서 7세까지의 아이들을 위한 발도르프 교육 지침서. 인간 영혼에 대한 오랜 탐구와 아이에 대한 최선의 교육으로의 끝없는 연구 끝에 탄생한 발도르프 교육법. 우리의 아이들을 삶의 목적과 방향을 스스로 찾는 자유로운 인간으로 키울 수 있도록 돕는다.

## 척추가 바로서야 공부를 잘한다
이남진 지음 / 값 9,800원
잘못된 자세와 습관으로 한창 자라나는 성장기 청소년들의 몸이 얼마나 비뚤어져 있는지를 알아보고, 스스로 바로잡는 운동법을 만화로 소개한 책. 일선에서 아이들을 가르치는 선생님과 성장기 자녀를 둔 부모뿐만 아니라, 청소년과 어린이들도 쉽게 이해하고 재미있게 읽을 수 있도록 구성되었다.

## 자녀를 수학 천재로 키우는 인도 수학
사쿤달라 데비 지음 / 김인수 옮김 / 값 9,000원
일상 속에서 수학을 즐기는 것이야말로 수학에 대한 거부감과 두려움을 없애고 자연스럽게 능력을 개발하는 지름길이다. 이 책은 수학을 단순히 공부해야 할 하나의 과목으로 보고 있지 않다. 수학은 의사소통의 혁명으로써, 그리고 삶의 질서 속에 숨겨진 조화의 방정식으로써 세상을 보는 제3의 눈을 뜨게 만든다.

## 신비세계

### 그리스 신화 타로 - 해석사전
줄리엣 샤먼 버크, 리즈 그린 지음 / 주혜명 외 옮김
타로 카드란 인간사에 나타나는 길흉화복을 그림으로 풀어보는 일종의 점술 카드이다. 타로 카드는 미래를 예언하기보다는 순간순간을 묘사해주는 일련의 이미지로, 우리가 순간순간을 어떻게 살아가야 할지를 놓고 스스로 답을 구하는 하나의 창조적인 길잡이 역할을 한다.

### 그리스 신화 타로 덱
트리샤 뉴웰 그림(카드 78장)
그리스 신화 타로를 바탕으로 만든 78장의 타로 카드 풀세트가 별도로 제작된 것이다. 타로 카드 덱은 22장의 메이저 카드와 56장의 마이너 카드로 구성되어 있으며, 64페이지의 상세하고 재미있는 설명서가 포함되어 있다. 타로 카드를 통해 자신의 내면과 만나는 흥미로운 여행을 만끽하게 될 것이다.

### 위치 틴 타로
아라우네 지음 / 문 가디스 그림(카드22장, 주머니 풀세트)
전세계 타로 유저들이 가장 많이 사용하는 라이더 웨이트의 22장 메이저 카드를 새로운 스타일로 창작. 메이저 카드만으로 이미지 리딩이 가능하기 때문에 초보자들에게 더욱 추천할 만하다.

## 타로 카드 한 권으로 끝내기
아라우네 지음 / 값 9,800원
타로 카드의 입문서이자 실전 매뉴얼. 기존의 타로 서적에서 소홀히 다루어졌던 마이너 아르카나의 해석까지 충실히 담아냈다. 기본적으로 타로 카드에 내재된 상징을 풀어내는 동시에, 오랫동안 타로 상담과 강좌 경험을 가진 국내 저자의 현장 노하우가 더해져 국내 타로유저들을 만족시켜 줄 것이다.

## 타로 카드 100배 즐기기
레이첼 폴락 지음 / 이선화 옮김 / 값 16,500원
이 책에 소개된 50여 종의 타로 카드와 700장이 넘는 사진과 그림들은 지금까지 경험해본 적 없는 환상적인 세계로 안내한다. 이 엄청난 자료를 200페이지도 안 되는 책 속에 능수능란하게 풀어 놓은 저자 레이첼 폴락은 현재 타로를 가장 현대적으로 해석하고 있다는 평가를 받고 있다. 이미 전세계 타로 매니아들의 가슴을 설레게 한 그녀의 저서가 국내에 소개되기는 이 책이 처음이다.

## 마법 입문
스티브 세이브다우 지음 / 조하선 옮김 / 값 18,000원
고도의 형이상학 체계인 카발라에 이론적 바탕을 두고, 근대 서양 마법의 원천이라 할 수 있는 황금새벽회의 체계를 중심으로 다루는 마법 입문서. 일반인에게는 교양서로서, 마법에 관심을 갖기 시작한 이들에게는 입문서로서, 더할 나위 없이 좋은 책이다.

## 마법의 이론과 실전 모던 매직
도널드 마이클 크레이그 지음 / 김태항 옮김 / 값 32,000원
마법에 관한 체계적이면서 총론적인 개념서. 20년 넘게 카발라를 비롯한 많은 오컬트 주제들을 연구하고 강의해온 저자의 통찰은 '마법은 경험적인 것이지 정신적인 것이 아니다' 라고 설파한다. 그 철학은 독자들한테도 그대로 경험케 해주는데, 마법의 이론적 배경과 의식(ritual)을 적당하게 혼합하여 먹기 좋게 제공하고 있다.

## 별들에게 물어봐
정창영 지음 / 값 15,000원
별자리를 통해 개인의 성격과 기질을 풍부하게 이해할 수 있는 책. 저자의 생생한 강의 경험을 고스란히 담아내 가장 쉽고도 흥미진진하게 천문해석을 접할 수 있다. 어려운 용어는 장기간의 베타 테스트를 통해 가장 쉬운 표현으로 정제하였으며, 또 한 일목요연하게 볼 수 있는 200여 개의 도표와 컷이 이해를 돕는다.

## 나의 출생차트를 해석한다
스티븐 아로요 지음 / 정창영 옮김 / 값 12,500원
출생차트란 어떤 사람이 태어난 날, 태어난 그 자리에서 볼 때 하늘의 별들이 어디에 자리잡고 있었는지를 2차원 평면에 옮긴 도표를 말한다. 이러한 별의 배치는 유일무이한 차트를 만들어, 인간 내면의 동기나 개인의 의식의 질이나 체험을 그 어떤 이론이나 기법보다 명확하고 단순하고 정확하게 보여준다.

## 펜듈럼 길라잡이(개정신판)
시그 론그렌 지음 / 부록 · 고급 펜듈럼, 주머니 / 값 18,000원
움직이는 진동추로 수맥을 찾거나 미래 예지, 기(氣) 측정, 숨겨진 비밀 찾기, 건강 진단을 하는 고대 기술인 펜듈럼 다우징의 세계를 국내 최초로 소개하는 책. 부록 펜듈럼과 다양한 그림 차트를 통해 직접 배워서 활용할 수 있다.

## 카발라
찰스 폰스 지음 / 조하선 옮김 / 값 10,000원
서양 비교철학 전통의 중심에 있는 유대 신비주의 체계 카발라의 모든 것을 알 수 있는 책. 오컬트와 정신세계 탐구에 꼭 필요한 최상의 입문서.

## 수정 에너지의 신비
윤용규, 강정태 지음 / 값 7,000원
열병이나 더위, 오염된 도시에서 몸을 지키기 위한 도구로 사용되어온 수정의 신비를 소개한 책. 수정이 무엇인지를 먼저 밝히고 이어 생활 속에서 활용하는 방법, 수정으로 치유하는 방법, 수정 명상과 수정을 통한 정신력 개발을 안내하고 있다. 갖가지 수정 제품들도 소개하고 있다.